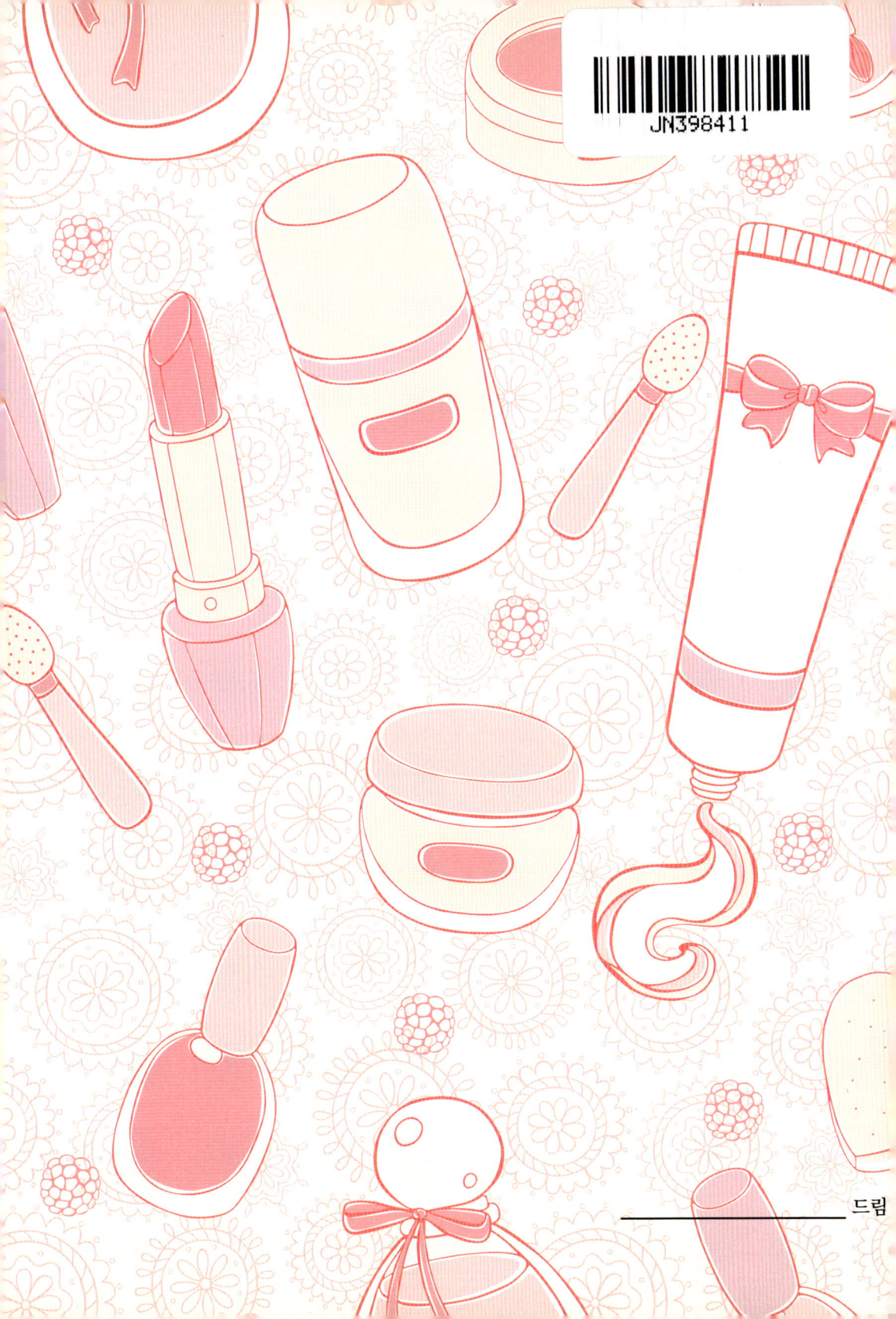

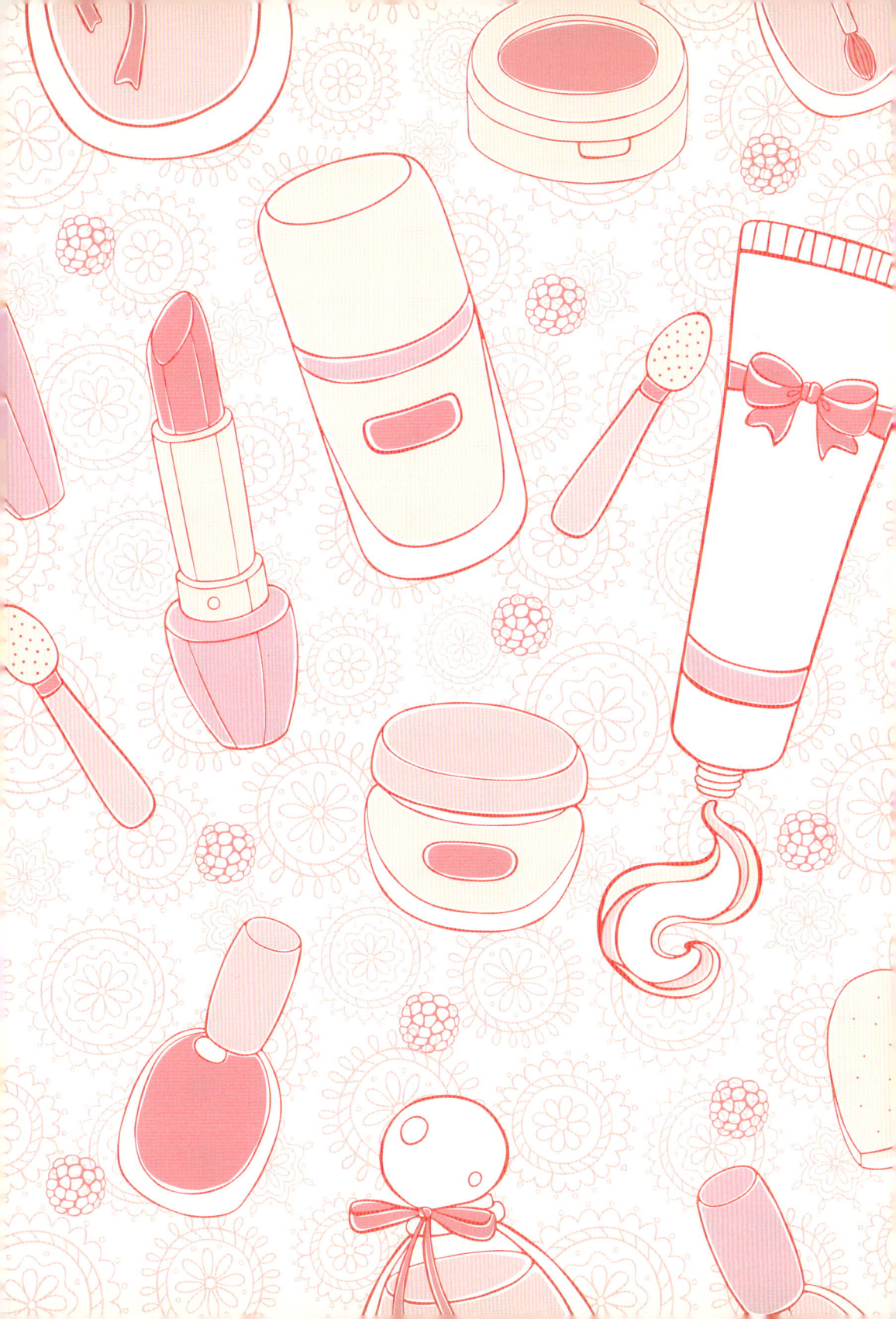

ONE POINT
원 포 인 트   메 이 크 업
MAKE-UP

ONE POINT
원포인트 메이크업
MAKE-UP

초판 1쇄 발행 2013년 5월 31일
초판 2쇄 발행 2014년 4월 17일

지은이 박미화

발행인 장상진
발행처 (주)경향비피
등록번호 제2012-000228호
등록일자 2012년 7월 2일

주소 서울시 영등포구 양평동 2가 37-1번지 동아프라임밸리 507-508호
전화 1644-5613 | **팩스** 02) 304-5613

ⓒ 박미화

ISBN 978-89-6952-005-0 13590

· 값은 표지에 있습니다.
· 파본은 구입하신 서점에서 바꿔드립니다.

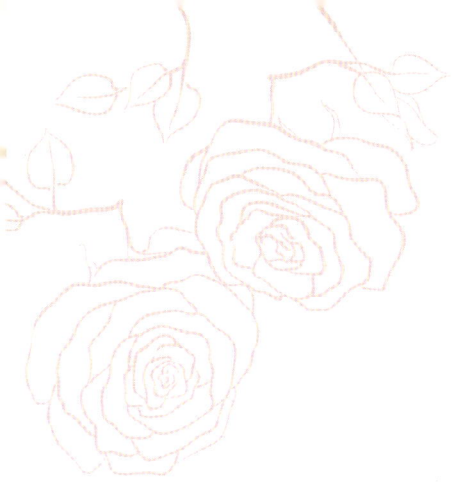

ONE POINT
원 포 인 트 메 이 크 업
MAKE-UP

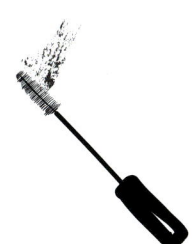

메이크업 아티스트 박미화 **지음**

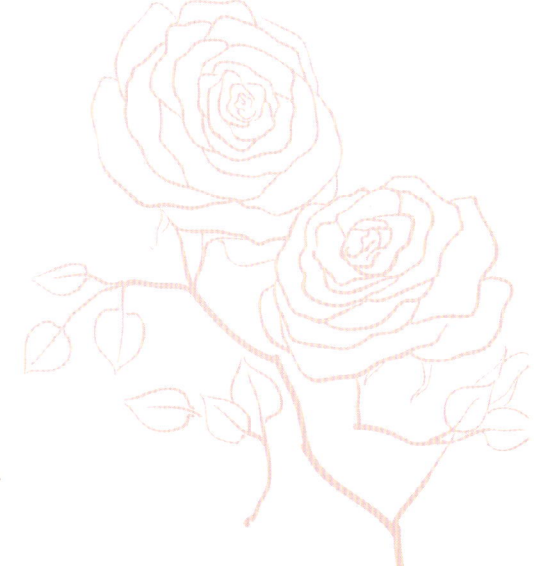

경향BP

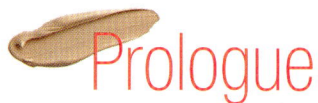
Prologue
프 롤 로 그

안녕하세요. 하코냥입니다. 처음으로 제 이름을 단 책이 나오게 되니 설렘 반 두려움 반이네요. 미대 재학 중 우연찮은 기회로 메이크업을 접하게 되었고 마치 홀린 듯이 메이크업에 빠져들었습니다. 그 후 메이크업 포에버 아카데미를 졸업하고, 프리랜서 메이크업 아티스트로 메이크업만 생각하며 지낸 지가 어느덧 6년째입니다.

블로그를 시작하게 된 시기도 그즈음인 듯해요. 아티스트로 일하며 수없이 많은 화장품을 눈으로 보고, 손으로 써보고, 느껴봤습니다. 그리고 그 사용법을 저 혼자만 알고 있기에는 아깝다는 생각이 들어서 블로그를 시작하게 되었지요. 시간이 지나며 블로그는 저의 자료실이자 포트폴리오가 되었고 스킬을 담은 저장소가 되었습니다. 그리고 블로그에 담겨진 내용이 어느덧 이렇게 책으로도 만들어졌네요. 저의 블로그를 찾아주시고 사랑해주신 많은 분께 깊은 감사를 드립니다. 메이크업 포스팅을 할 때도, 또 지금처럼 책을 출판하면서도 가장 중요하다고 생각하는 것은 '블로그나 책을 보고 독자가 스스로 할 수 있게 표현하자'였습니다. 그래서 상세하게 내용을 담고 크고 선명한 사진으로 보여 드리려 노력해 보았습니다.

또한 조금은 불편할 거라는 것을 알면서도 사용한 제품 정보는 넣지도 추천을 하지도 않았습니다. 오랫동안 프리랜서 메이크업 아티스트로 지내면서, 또 4년 연속 네이버 파워 블로그로 선정되면서 느낀 것이 있었거든요. 많은 분이 메이크업 방법을 접한 후 한두 번 따라 해 보고 원하는 만큼 결과가 안 나오면 내가 이 제품을 가지고 있지 않아서라고 여깁니다. 그래서 아티스트가 사용한 제품을 사서 다시 해보기도 합니다. 그리고 그런데도 모습에 변화가 없으면 그제야 자신의 부족함을 돌아보지요. 이 책 안에서 사용된 제품과 컬러는 블로그를 보고

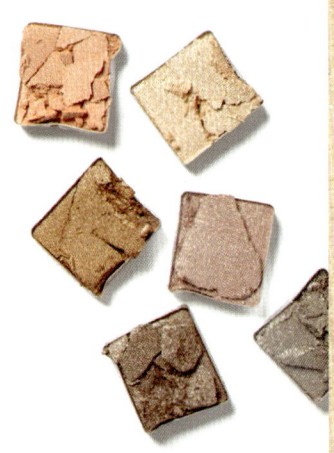

　따라하시던 분들이라면, 또 평소에 메이크업을 조금이라도 하신 분들이라면 분명 화장대에 있는 것들일 겁니다. 제품보다는 스킬이 우선이라는 생각에 고민 끝에 제품 정보는 넣지 않았습니다. 좋은 제품, 좋은 브랜드……. 물론 가지고 있으면 좋습니다. 하지만 가장 중요한 것은 자신에게 맞는 화장법입니다. 평소에 흔하게 쓰던 제품이지만 방법을 조금 바꾼다면 훨씬 더 아름답게 자신을 표현할 수 있거든요. 그 방법을 찾는 데 도움이 되길 바라는 마음으로 이 책을 엮었습니다. 이 책이 메이크업을 어려워하는 많은 분께 자신만의 화장법을 찾는 계기가 되었으면 하는 바람을 가져봅니다.

　메이크업은 여자라면 누구나 할 수 있는 여자만의 특권입니다. 하지만 누군가의 메이크업을 무조건 따라하는 것보다는 자신에게 맞는 메이크업을 하는 것이 중요하지요. 또한 '나는 예쁘지 않아'라고 포기하지 말아야 합니다. 누구나 자신만의 아름다움을 가지고 있고 메이크업은 자신이 가진 아름다움을 찾아내 더욱 돋보이게 해주는 것입니다. 더 아름답고 당당한 자신이 되기 위해 이제 스스로 자신을 더욱 아끼고 사랑하는 사람이 되길 바랍니다. 그리고 이 책에 실린 메이크업을 보며 자신의 매력을 한껏 살린 메이크업을 만들어 낼 수 있길 바랍니다.

　마지막으로 내가 좋아하는 일을 할 수 있도록 항상 옆에서 응원해주고 힘이 되어준 나의 가족, 나의 남편에게 감사합니다.

메이크업 아티스트 **하코냥 드림**

4	프롤로그
8	메이크업을 시작하기 전 준비물
11	메이크업 브러시 종류와 세척 방법
17	기초 화장품 바르는 방법과 순서 및 클렌징
20	메이크업 초보를 위한 셀프 눈썹 그리기
22	마스카라 종류와 선택법
26	속눈썹 붙이는 방법

PART 1
스킨 포인트 메이크업

31	내추럴 메이크업
35	윤광 메이크업
39	물광 메이크업
43	세미 매트 메이크업
46	**TIP** 리얼 쌩얼 피부 표현법

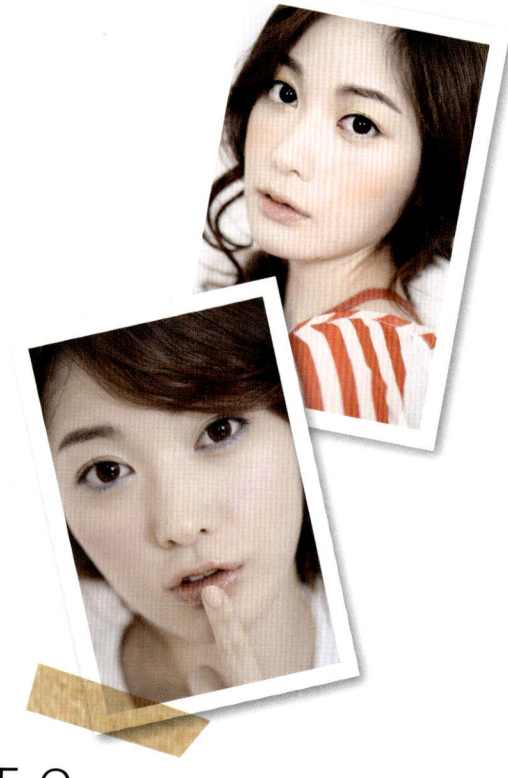

PART 2
아이 포인트 메이크업

51	눈꼬리라인 포인트 메이크업
55	내추럴 아이라인 메이크업
59	눈 앞뒤쪽 포인트 메이크업
63	눈 중앙 포인트 메이크업
69	전체 아이라인 포인트 메이크업
73	언더라인 포인트 메이크업
77	퓨어 아이 포인트 메이크업
81	데일리 아이 포인트 메이크업
85	이성 모임 아이 포인트 메이크업
89	동성 모임 아이 포인트 메이크업
93	클럽 아이 포인트 메이크업
97	옐로우 데이트 메이크업
101	퍼플 데이트 메이크업
105	인형 속눈썹 포인트 메이크업
109	파티 속눈썹 포인트 메이크업
113	가루 속눈썹 포인트 메이크업
117	**TIP** 아이섀도우 엣지 있고 예쁘게 바르는 방법

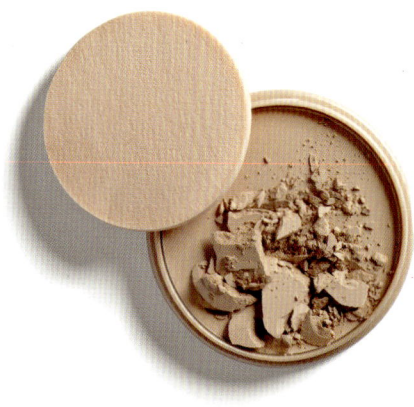

PART 3
립 포인트 메이크업

123	러블리 핑크 립 메이크업
127	캠퍼스 핑크 립 메이크업
131	퓨어 핑크 립 메이크업
135	유니크 레드 립 메이크업
139	스모키 누드 립 메이크업
143	걸리쉬 누드 립 메이크업
147	로맨틱 코랄 립 메이크업
151	큐트 코랄 립 메이크업
154	TIP 키스하고 싶은 촉촉한 입술 만들기

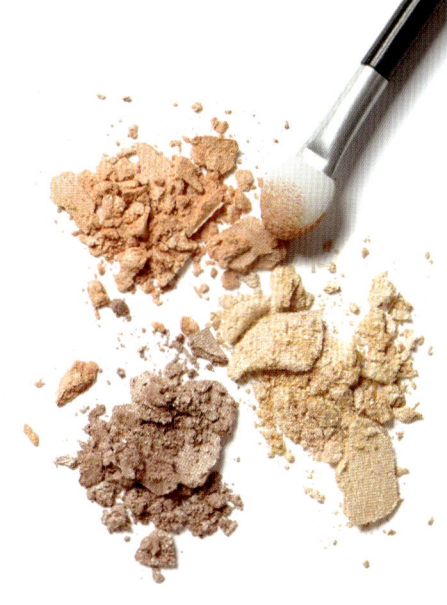

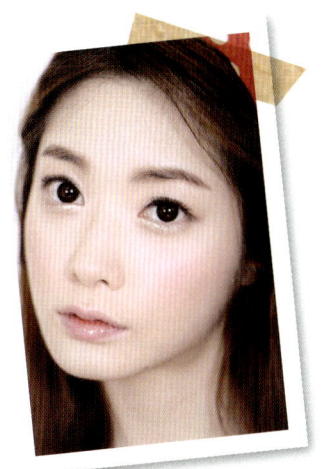

PART 4
블러셔 포인트 메이크업

159	러블리 캐츠 블러셔 메이크업
163	로맨틱 블러셔 메이크업
167	상큼발랄 블러셔 메이크업
171	프레쉬 블러셔 메이크업
175	섹시 블러셔 메이크업
181	시크 블러셔 메이크업
185	동안 블러셔 메이크업
189	TIP 메이크업 초보를 위한 화장품 쇼핑 노하우

PART 5
컬러 포인트 메이크업

195	오렌지 컬러 메이크업
199	퍼플 컬러 메이크업
203	핑크 컬러 메이크업
207	브라운 컬러 메이크업
211	블루 컬러 메이크업
214	TIP 눈썹 컬러 바꿔주기

01

메이크업을 시작하기 전 준비물
READY FOR MAKE-UP

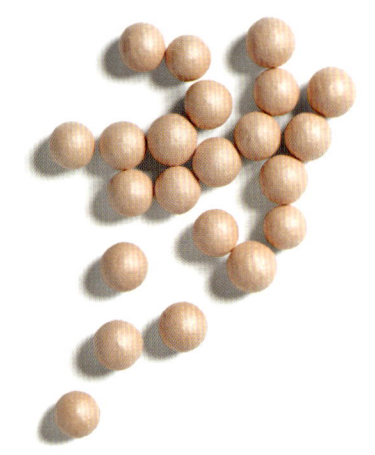

메이크업을 시작하기 전에 어떤 제품을 준비해야 할지 고민하시는 분들이 많은데요. 제가 생각하는 기본적인 준비물을 모아보았답니다. 하지만 꼭 다 준비하실 필요는 없어요. 자신의 메이크업 스타일이나 취향에 맞춰 뺄 것은 빼주고 보충할 건 보충해서 사용하시면 됩니다. 늘 말씀드리듯이 메이크업은 누군가를 무조건 따라하거나 유행에 맞춰가는 것이 아니라 나에게 맞는 나만의 메이크업을 해주는 것이 가장 좋아요.

메이크업 베이스
피부 톤을 보정하거나 피부 결을 더 아름답게 살려주는 제품을 선택하세요. 만약 피부에 잡티가 많다면 프라이머 제품을 함께 사용해주는 것도 좋아요.

틴티드 모이스춰 라이져
파운데이션이 부담스럽거나 더욱 자연스럽고 가벼운 연출을 하고 싶을 때, 또는 BB를 사용하기 싫을 때 가볍게 사용해주면 된답니다.

파운데이션
여러 타입이 있지만 대체적으로 리퀴드 파운데이션을 사용한답니다. 피부 톤에 맞춰 컬러를 선택하시고 피부 상태에 따라서 크림 타입, 고체 타입 등을 고르면 돼요. 피부 톤에 맞는 제품을 고르기 위해서 목이나 턱 쪽에 살짝 발라보아 자연스럽게 어우러지는지 테스트해보세요. 또한 겨울에는 한 톤 밝은 컬러, 여름에는 한 톤 어두운 컬러를 사용하면 좋답니다.

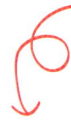
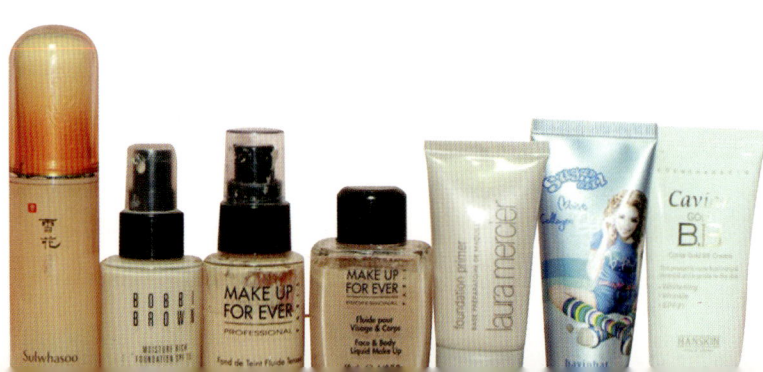

팩트&파우더
팩트는 파우더보다 상대적으로 커버감이 더 많은 제품이랍니다. 하지만 요즘은 무거운 화장을 피하고 가볍게 한듯 안 한듯 내추럴 메이크업을 선호하므로 팩트보다는 파우더를 더 많이 사용하지요. 피니싱 파우더를 이용하면 메이크업 후 마무리로 살짝 얹어주기 좋아요.

파운데이션 브러시&파운데이션 스펀지
파운데이션을 보다 얇고 피부에 잘 밀착되게 바르고 싶다면 파운데이션 브러시나 스펀지를 함께 사용해주세요. 브러시는 약간의 익숙함이 필요하답니다. 익숙해지기 전엔 붓 자국이 남을 수도 있기 때문에 주의해주세요. 스펀지를 이용하면 파운데이션의 양을 많이 사용하게 되지만 특별한 익숙함이나 스킬이 필요 없어 자연스럽고 얇게 바르기 좋답니다.

핑크색 블러셔
블러셔의 종류와 색상은 정말 다양합니다. 하지만 메이크업을 시작하는 단계라면 핑크색 블러셔 하나만으로도 충분해요. 다양한 타입이 있지만 케익 타입이 가장 사용하기 쉽답니다. 브러시를 이용해 가볍게 스마일 포인트에 터치해주면 초보자도 쉽고 예쁘게 블러셔를 넣을 수 있어요.

아이브로우 키트
메이크업을 처음 시작하는 분들은 색조를 강하게 하지 않고 눈썹만 잘 다듬고 그려도 충분히 매력적이랍니다. 눈썹을 다듬어준 후 아이브로우는 펜슬이나 케익 타입의 제품을 이용해 자신의 모발이나 눈동자 색상에 맞춰서 컬러를 선택해주시면 돼요.

볼터치 브러시
볼터치를 좀 더 자연스럽고 예쁘게 넣고 싶다면 볼터치 브러시를 잊지 마세요. 볼터치는 브러시를 이용해주면 컬러가 더욱 예쁘고 자연스럽게 올라온답니다. 조금 비싸더라도 평생 사용한다는 생각으로 그립감이 좋은 천연모 브러시를 선택하시면 돼요.

아이섀도우
아이섀도우는 기본 색상으로 2가지 정도만 구매하면 됩니다. 베이지와 아이보리, 연핑크와 브라운 등 원하는 색상으로 베이스와 포인트용 2가지만 있으면 됩니다. 2가지 색상을 사용하다 익숙해지면 점점 컬러를 늘려 가면 되기 때문에 많은 컬러가 필요 없습니다. 또한 유행하는 컬러나 즉흥적으로 끌리는 컬러는 구매하지 않도록 주의하세요.

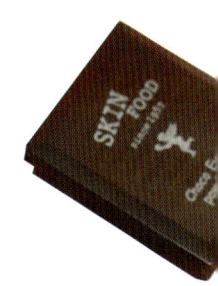

아이섀도우 브러시

아이섀도우 브러시는 2가지를 준비해주세요. 조금 큰 베이스를 깔아주는 브러시와 얇고 가는 포인트에 사용하는 브러시, 이렇게 2가지를 준비하면 됩니다.

베이스 브러시는 밝은 색상을 주로 사용해주세요. 또한 컬러를 좀 더 많이 사용한다면 컬러를 사용하는 브러시를 따로 두면 더욱 예쁘게 컬러를 연출할 수 있답니다.

마스카라

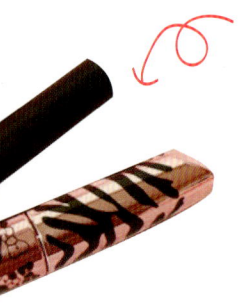

메이크업을 하는 사람에게 꼭 필요한 필수품입니다. 사실 눈 화장에 자신이 없는 사람이라도 마지막에 꼼꼼하게 뷰러와 마스카라만 잘해주면 뚜렷하고 아름다운 눈매를 연출할 수 있다는 겟 마스카라와 뷰러만으로도 메이크업의 완성도를 높일 수 있으니 빼먹지 말고 꼭 해주세요. 뷰러는 마스카라 전에 하세요. 마스카라 후에 뷰러를 해주면 눈썹이 뽑히거나 꺾여서 손상된답니다.

아이라이너

아이라이너의 타입은 많지만 초보에게는 펜슬 타입이 제일 쉽답니다. 하지만 조금 어렵더라도 젤 아이라이너를 사용하는 것도 좋아요. 젤 아이라이너는 처음 사용은 어렵지만 조금만 익숙해지면 활용도가 좋아서 언제 어디서든 예쁘게 원하는 스타일로 연출이 가능해요. 색상은 블랙이나 다크 브라운을 선택하세요.

뷰러

마스카라를 예쁘게 할 수 있도록 도와주는 기초공사를 위한 제품입니다. 뷰러를 잘 해줘야 마스카라를 한 후 컬링이 오래가는데요. 뷰러를 고를 때는 자신의 눈매에 들어맞는 폼을 가진 제품과 고무가 짱짱한 제품을 선택하세요. 고무가 속눈썹의 컬링을 좌우한답니다. 그리고 사용한 후에 뷰러에 묻은 화장품을 닦아주는 것이 좋아요. 그래야 수명을 연장할 수 있어요. 또한 오래 사용해서 고무가 힘이 없어지면 고무를 바꿔 주세요.

눈썹 미는 칼

메이크업 시작 전 깔끔하게 손질된 눈썹은 필수랍니다. 눈썹 손질에 자신이 없다면 전문가에게 케어를 받은 후 그 눈썹을 유지하는 것도 좋아요.

핑크 립글로스

립스틱은 다소 부담스러운 컬러와 텍스쳐를 가지고 있습니다. 메이크업을 처음 하거나 가벼운 메이크업을 원하실 때는 핑크 립글로스를 사용하는 것이 좋아요. 투명에 가까운 입술 혈색을 살려주는 제품으로 고르면 어색함 없이 예쁘게 연출된답니다.

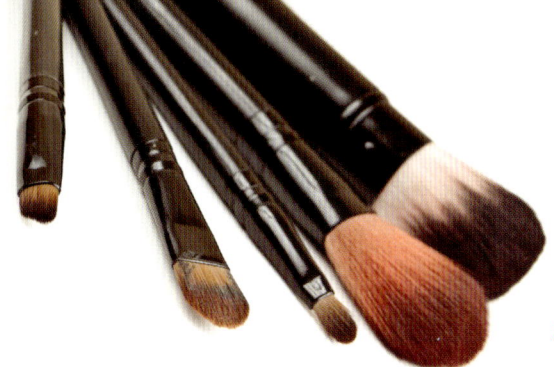

02
메이크업 브러시 종류와 세척 방법
ALL ABOUT MAKE-UP BRUSH

메이크업 브러시는 메이크업을 할 때 없어서는 안 될 도구이지만, 어떤 것이 필요한지 어떻게 사용하는지 모르시는 분들이 많아요. 하지만 브러시를 무시할 수 없는 건, 브러시만 잘 사용한다면 훨씬 더 아름답게 메이크업을 할 수 있기 때문입니다. 이렇게 유용한 브러시를 꼭 갖고 싶지만 사실 좋은 품질의, 자기에게 딱 맞는 브러시를 찾기란 쉽지가 않은데요. 그렇다고 단지 브러시 때문에 매번 비싼 뷰티샵에서 메이크업을 받을 수도 없는 것이 현실이지요. 그렇다면 저렴한 브러시부터 고가의 브러시까지 나에게 꼭 필요하고 딱 맞는 것은 어떻게 찾아야 할까요? 나에게 꼭 필요한 브러시가 무엇인지, 어떤 것이 좋은 브러시인지 알려면 우선 다양한 종류의 브러시 모양부터 특징까지 알아보고 테스트해보는 것이 중요하답니다.

좋은 브러시 간단 판단법!
첫 번째, 피부에 닿는 브러시의 감촉을 테스트하고 털 사이에 손을 넣어 쉽게 빠지지 않는지 확인합니다. 두 번째, 브러시를 손으로 쥐었을 때 그립감을 느껴봅니다. 자신과 궁합이 잘 맞는지는 굉장히 중요해요. 결론! 촉감이 좋고 손놀림이 쉬운 것이 좋은 브러시예요. 브러시를 선택할 때 고민이 되어 힘들다면 최소한 이 두 가지라도 꼭 테스트해보세요.

파우더 브러시
파우더 브러시는 무난하고 부드러운 브러시 중에서 가장 큰 것을 사용합니다. 루스 파우더나 프레스드 파우더를 자연스럽게 바를 때 유용한 브러시로 천연모가 좋으며 크고 폭신폭신한 형태의 브러시가 대부분이에요. 털이 매우 부드럽고 끝 부분이 살짝 뾰족하게 되어 있는 브러시가 좋은데 끝이 약간 뾰족해야 코나 눈 주변에 사용하기 편리합니다.

블러셔 브러시
뺨 부분에 블러셔를 바를 때 사용하는 브러시로 뺨을 덮을 만큼 충분히 넓은 것이 좋습니다. 털은 부드러운 천연모로 되어있는 것이 좋고 또 경사가 있는 커브형의 브러시가 좋아요.

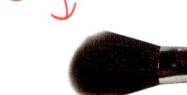

사선 하이라이트 브러시
눈 밑이나 콧등 등 작은 부분에 하이라이트를 주기 좋아요. 천연모로 되어 있어 부드럽게 발리

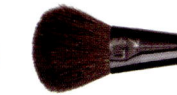

며 피부에 자극을 주지 않고 자연스럽게 연출됩니다.

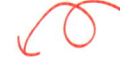

파운데이션 브러시
적당한 양의 파운데이션을 사용할 수 있게 해주는 브러시예요. 합성모로 되어 있으며 풍성하면서도 끝 부분이 납작하게 되어 있는 것이 좋고 모는 탄력이 있는 것이 좋습니다. 붓끝이 갈라지지 않고 털이 쉽게 빠지지 않는 것을 골라 사용하세요.

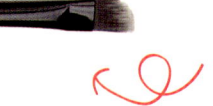

컨실러 브러시
다크서클이 있는 눈 밑은 예민한 부위라 브러시가 뻣뻣하거나 까끌까끌하지 않아야 합니다. 가장 좋은 것은 피부 결을 따라 브러시로 쓸어보았을 때 탄력이 있으면서도 부드러운 느낌이 들면서 약간 광택이 나는 합성모 브러시를 사용하는 거예요. 브러시 모는 끝으로 갈수록 좁아지는데 그래야 눈 안쪽의 코너처럼 좁은 부분까지 잘 바를 수 있기 때문입니다.

라지 플러브 브러시
모든 종류의 파우더 베이스 제품을 바르고, 블랜딩하고, 하이라이트 효과를 주는 데 적합한 천연모 브러시입니다. 아이나 페이스뿐만 아니라 모든 부분에 자유롭게 사용할 수 있어요.

아이섀도우 브러시
부드러운 원모가 납작한 타원형의 형태로 짧게 컷팅되어 있으며, 아이섀도우의 색상을 보다 선명하고 고르게 그라데이션 할 수 있는 브러시예요. 특히 진한 색상의 아이섀도우를 아이라이너 가깝게 표현하는 데 적합한 브러시입니다.

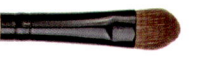

큰 아이섀도우 브러시
천연모로 되어 있으며 브러시는 자연스러우면서 부드러운 느낌이에요. 살짝 각이 진 형태를 가지는데 각이 살짝 있어야 보기 싫은 경계를 남기지 않고 아래쪽 눈꺼풀에 있는 아이섀도우를 쓸어낼 수 있거든요. 눈꺼풀 전체에 밝은 색상의 아이섀도우 베이스를 바르기 좋고 또한 모든 색상을 두드리듯 마감할 때 좋아요.

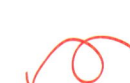

아이 스머지 브러시
털끝이 살짝 둥글고 머리 부분이 좁으며 천연모로 되어 있고 굉장히 부드러워 자극이 없습니다. 이 브러시는 스모키를 할 때 활용하기 좋은데, 유연한 털이 라인을 뭉기기 편하기 때문이죠. 또한 다량의 섀도우를 빠르게 바르기 좋으며 그라데이션에 적합합니다.

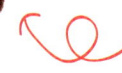

중간 아이섀도우 브러시
천연모로 만들어졌으며 부드럽고 자극이 없답니다. 이 브러시는 다용도로 유용하게 사용돼요. 눈꺼풀에 중간 섀도우를 바를 때 필수적인 브러시이며, 립 메이크업을 편안하게 표현하기도 좋고, 얼굴에 컨실러를 펴 바를 때도 사용하지요. 하지만 대부분 아이섀도우 중간 톤을 바를 때 사용합니다. 사용하는 섀도우에 색상에 따라 각각의 브러시를 사용하는 게 좋아요. (예를 들면 베이스 컬러용, 메인 컬러용, 하이라이트용)

아주 얇은 아이라이너 브러시

매우 얇은 아이라이너 브러시로 천연모로 되어 있어요. 섬세하고 또렷한 아이라인을 그릴 때 사용하고, 리퀴드 타입의 아이라인을 그릴 때 씁니다. 주로 샤프하게 그려야 되는 아이라인에 사용되는데 붓끝이 갈라지면 수명이 끝나요. 사용하는 사람들이 많지는 않은데 너무 쉽게 브러시 모가 상해 관리가 힘들기 때문인 것 같습니다.

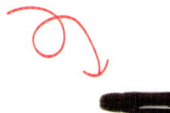

각이 진 아이라이너 브러시

매우 정교한 선을 그릴 때나, 눈썹을 그리거나 특히 아이홀에 라인을 잡은 후 그라데이션 할 때 좋아요. 이 브러시는 합성 섬유모이므로 크림이나 리퀴드 타입의 아이섀도우를 사용할 때도 좋답니다. 견고한 모가 펜슬로 그린 라인도 손쉽게 그라데이션 해줍니다.

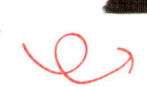

팬 브러시

작은 FAN 형태의 브러시로 섬세하게 여분의 파우더를 제거할 수 있어요. 특히 눈 밑에 떨어진 아이섀도우의 남은 잔여물들을 효과적으로 가볍게 털어내기에 적합한 브러시예요.

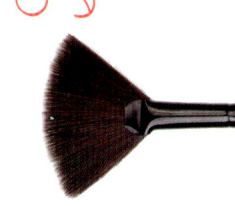

아이브로우 브러시

모양을 내거나 진하게 표현할 때 사용하는 브러시로 털이 짧고 뻣뻣하며 털의 가장자리가 사선으로 각이 졌답니다. 합성과 천연모가 혼합된 브러시가 좋은데 100% 합성모는 너무 뻣뻣하여 효과적으로 표현하기가 어렵기 때문이에요.
또한 파우더 타입의 아이섀도우를 아이홀에 정확히 펴 바를 때 사용하기도 좋답니다.

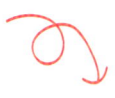

스크루 브러시

눈썹 색을 칠하거나 그리기 전에 눈썹을 정리해주는 브러시예요. 너무 색이 짙게 되었을 때 몇 번의 손질로 부드럽게 만들어주는 브러시로 마스카라를 잘못 발라 뭉쳤을 때에도 스크루 브러시로 빗어주면 좋습니다. 이때 반드시 아래쪽에서 위쪽을 향해 빗어주어야 속눈썹이 아래로 처지지 않게 수정할 수 있어요.

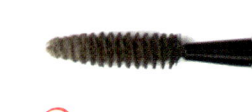

립 브러시

탄력있고 털이 긴 립 브러시는 끝 부분이 얇고 평평해요. 립 컬러를 정확히 펴 바르거나 입술 안쪽을 메꿀 때, 또는 컨실러를 펴 바를 때도 사용해요. 합성모나 천연모 둘 다 좋답니다.

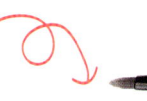

파우더 퍼프

파우더를 바를 때 사용합니다. 파우더 퍼프를 잘만 사용하면 브러시로 파우더를 바르는 것보다 훨씬 효과적으로 지속력을 느낄 수 있어요. 파우더 퍼프를 고를 때는 파운데이션이 달라붙지 않으며 이음새가 잘 꿰매진 것을 골라야 해요. 또한 부서짐이 없이 쉽게 씻을 수 있는 것을 선택해야 합니다.

스펀지

파운데이션을 골고루 곱게 펴 바를 때 사용하는데 특히 액체 파운데이션을 바를 때 생기는 선을 고르게 펴줄 때, 크림 파운데이션이나 페이스 콤팩트를 사용할 때, 컨실러를 펴줄 때 매우 간편하고 다양한 목적으로 사용할 수 있답니다. 쐐기 모양은 콧망울 양옆 주름뿐만 아니라 속눈썹 아주 가까이까지 파운데이션을 펴줄 때 가장 편리해요. 여러 가지 스펀지 종류가 있지만 라텍스 스펀지가 오래 사용하기 좋답니다. 스펀지는 모양이 다양한데 자신이 원하는 편안한 모양을 선택해서 사용하면 됩니다.

아이래쉬 컬러

속눈썹에 자연스러운 컬을 주어 살짝 올려주는 기구로 커브 상태와 고무가 탄력 있고 힘 있는 것이 좋아요. 요즘은 충전식 눈썹 고데기가 나와 더욱 간편하고 빠른 효과를 볼 수 있지요. 전체 눈썹을 올릴 수 있는 아이래쉬 컬러와 부분으로 올릴 수 있는 아이래쉬 컬러가 있답니다.

트위저

머리카락을 제거하거나 눈썹 모양을 다듬는 데 사용하는 도구예요. 또한 한올한올 가닥 속눈썹이나 통짜 속눈썹을 붙이는 데 유용하답니다.

이 밖에도 브론저 브러시, 아이컨투어 브러시, 페이스블랜더 브러시, 페이스 브러시 등 많은 브러시가 있습니다. 또한 기타 메이크업 도구로는 면봉, 티슈, 연필깎이, 눈썹가위가 있지요. 다시 말씀드리지만 브러시는 모두 멀티 제품입니다. 자신이 사용하기 좋은 방향으로 편하게 사용하시면 됩니다.

브러시 세척 방법

요즘 메이크업이 많이 다양해지면서 브러시를 사용하는 분들이 많은데요. 브러시를 사용하긴 하는데 얼마나 자주 브러시를 세척해야 할지, 어떻게 세척해야 할지는 고민이 됩니다. 사실 브러시가 사용하면 유용하고 편하긴 한데. 브러시를 세척할 때는 무한 귀찮니즘이 생기더라고요. 깨끗하지 못한 브러시가 여러분의 피부에 독이 되는 건 알고 계시죠? 이제부터 귀찮더라도 브러시 세척 좀 더 꼼꼼히 해주자고요.

Q 브러시는 얼마나 자주 세척해야 하나요?

A 브러시는 3~5일에 한 번씩 가볍게 세척해주면 되고요. 일주일에 한 번은 꼭 딥 클렌징을 해주셔야 한답니다. 아시죠? 유용한 브러시, 깨끗하게 사용하셔야 메이크업뿐 아니라 피부도 더욱 예쁘게 유지된답니다.

Q 브러시 세척은 무엇으로 하죠?
A 브러시 세척할 때 사용하는 방법은 2가지가 있어요. 첫 번째론 브러시 전용 세척제로 나온 제품을 사용하는 방법이고요. 두 번째는 샴푸나 울 세제 등 부드러운 세제를 사용하는 방법이랍니다. 브러시 전용 세척제로 나오는 제품은 액체 타입과 젤 타입이 있답니다. 브러시 종류에 따라 적절히 골라 사용하면 됩니다. 샴푸나 울 세제 등 부드러운 세제를 사용할 경우엔 트리트먼트나 컨디셔너를 마지막에 꼭 해주는 게 좋아요.

이제 본격적으로 브러시 세척 해보실까요. 브러시 세척은 대표적으로 파운데이션 스펀지, 파운데이션 브러시, 컨실러 브러시, 파우더 브러시, 아이섀도우 브러시, 아이라이너 브러시 이렇게 6가지를 준비했답니다.

파운데이션 스펀지 세척
파운데이션 스펀지는 클렌징 폼이나 비누로 빨아준 후 깨끗이 세척해주면 된답니다. 브러시 전용 세척제로 나온 2가지 타입의 제품 사용은 브러시의 종류에 따라서 나눠진답니다. 파운데이션 브러시나 파우더 브러시처럼 모가 크고 많은 제품은 젤 타입을 이용해서 세척해주시고요. 아이섀도우 브러시나 아이라이너 브러시처럼 모가 작은 브러시는 액체 타입을 사용하시면 돼요.

파운데이션 브러시
브러시에 젤 타입 세척제를 짜주세요. 브러시 모를 꼬물꼬물 주물러 모가 상하지 않게 구석구석 잘 세척해주세요. 잘 세척해주셨다면 물에 헹궈주세요. 물에 헹궈주실 때 브러시모의 모형이 상하지 않게 중간 중간 모형을 잡아주면서 헹궈주세요. 세척을 깨끗이 하셨다면 브러시 속 안에도 파운데이션이 남아있지 않은지 확인해주세요. 남아있는 파운데이션에 세균이 번식할 수 있거든요. 피부의 적이랍니다. 브러시 세척이 끝나면 물기를 잘 빼주세요. 그리고 브러시 모형이 흐트러지지 않게 잘 유지되도록 해주시고요.

컨실러 브러시
컨실러 브러시도 파운데이션 브러시와 같은 방법으로 세척해주면 된답니다.

파우더 브러시, 볼터치 브러시 등 모가 많은 브러시
파우더나 볼터치 브러시처럼 모가 많은 브러시는 3단계로 나누어서 세척해주시면 된답니다.
1. 젤 타입 세척제로 브러시 세척하기 2. 물로 헹궈주기 3. 컨디셔너나 트리트먼트를 해준 다음

헹궈주기. 부드러운 천연모로 되어있는 제품이 많기 때문에 파운데이션 브러시나 컨실러 브러시처럼 세척하면 브러시가 상할 수 있답니다. 천연모로 되어있고 풍부한 모를 가지고 있는 브러시는 좀 더 부드럽게 세척하고 관리해주는 것이 좋아요.

브러시 세척 과정
1. 작은 그릇을 준비해서 물을 조금 받아주세요. 그리고 젤 타입 브러시 세척액을 넣어주고 거품을 내주세요. 거품이 충분히 난 물에 브러시를 넣고 부드럽게 왔다갔다 흔들어 주세요. 꼭 브러시 전용 세척 제품을 사용하지 않으셔도 돼요.
2. 물로 깨끗이 헹궈주시면 된답니다. 부드럽게 헹궈주세요. 그리고 브러시의 모형이 흐트러지지 않게 해주세요.
3. 천연모는 사람의 머리카락과 마찬가지랍니다. 세척액을 이용해서 세척만 해주면 결이 뻣뻣해지고 상하겠죠. 그러므로 부드럽고 좋은 상태를 유지하기 위해서 마지막에 컨디셔너나 트리트먼트로 마무리해주세요.

아이섀도우&아이라이너 브러시 세척법
아이섀도우와 아이라이너 브러시는 액체 타입의 세척제를 이용해서 세척해주세요. 액체 타입의 세척제는 휘발성이라 따로 물로 헹궈주지 않으셔도 돼요. 자연스럽게 세척액이 날아가요. 브러시 세척액을 뚜껑에 부어주세요. 양을 너무 많이 하실 필요는 없어요. 세척액이 맑게 유지될 때까지 브러시를 세척해주면 된답니다. 이렇게 브러시 세척액이 투명하게 유지되면 세척이 끝난 거예요. 세척이 끝난 후에 브러시 모형이 흐트러지지 않게 말려주시면 돼요.

03
기초 화장품 바르는 방법과 순서 및 클렌징
ALL ABOUT COSMETICS

가장 기본적인 클렌징 방법 및 스킨, 에센스, 아이크림, 로션, 크림을 바르는 순서와 방법에 대해 준비했답니다. 준비물은 당연히 평소에 바르는 기초 제품만 있으면 됩니다.

아침에 메이크업 전 간단한 피부 손질
세안 〉 스킨 〉 로션 〉 크림 〉 메이크업
아침 메이크업 전에는 최소한의 제품을 사용해 산뜻하고 가볍게 스킨케어 해주는 것이 좋습니다. 또한 지성 피부의 경우에는 유분기가 많은 제품은 생략하는 것도 좋아요.

밤의 피부 손질+자기 전 손질
세안 〉 스킨 〉 에센스 〉 아이크림 〉 로션 〉 크림 〉 수면 팩은 사용하거나 생략 가능
잠들기 전에는 그날의 화장이나 하루 동안의 먼지나 더러움을 제거해서 피부의 신진대사를 촉진해 피로를 없애주고, 다음 날 아침까지 피부 상태를 회복시키는 것을 목적으로 합니다. 피부의 상태에 따라 영양을 더해 주거나 팩을 해주는 것도 좋아요.

10대 피부 손질
세안 〉 스킨 〉 로션
10대는 사춘기의 지성 피부라서 웬만하면 유분이 없는 제품을 사용하는 것이 좋답니다.

클렌징 하는 방법
1. 이마는 오른쪽 관자놀이에서 왼쪽 관자놀이까지 왕복 3회를 마사지해줍니다.
2. 오른쪽 눈 : 오른쪽 관자놀이에서 눈 밑을 향하여 눈앞머리까지 간 다음 눈앞머리를 지그시 누르고 눈두덩이를 지나 관자놀이까지 돌아옵니다.
3. 오른쪽 볼 : 오른쪽 관자놀이에서 손바닥 전체를 이용해 얼굴 윤곽을 따라 턱밑까지 내려준 다음 다시 눈앞머리 지점까지 올라가서 눈 밑을 지나 오른쪽 관자놀이까지 돌아옵니다.
4. 오른쪽 입 주위 : 오른쪽 입술의 절반을 반원 그리듯이 3번 반복하고, 왼쪽 입술 절반도 같은 방법으로 3회 반복해 줍니다.
5. 엄지와 중지를 이용해 턱 중앙, 입꼬리, 콧망울의 순으로 지그시 눌러줍니다.

6. 콧망울에 가 있는 엄지와 중지는 코의 측면을 따라 눈앞머리까지 올라가요. 눈앞머리를 지그시 눌러주고 콧등으로 내린 다음 콧망울을 지그시 누릅니다. 한 번 더 반복한 후 눈앞머리까지 올라갑니다.
7. 왼쪽 볼 : 중지, 약지를 왼쪽 관자놀이로 이동시킨 다음, 오른쪽 볼과 같은 요령으로 3회 반복합니다.
8. 왼쪽 눈 : 오른쪽 눈과 같은 요령으로 3회 반복합니다.
9. 왼쪽 관자놀이에서 왼쪽 눈 밑을 지나 왼쪽 눈앞머리를 한 번 눌러주고 오른쪽 눈썹 위를 지나 오른쪽 관자놀이를 또 한 번 눌러줍니다. 다시 오른쪽 눈 밑을 지나 왼쪽 눈썹 위, 오른쪽 관자놀이까지 八자 모양으로 2번 반복합니다.
10. 1~9까지의 방법을 한 번 더 반복합니다.
11. 오른쪽 손은 오른쪽 눈을, 왼쪽 손은 왼쪽 눈을 가리듯 지그시 누른 후 손가락을 벌려 양쪽 관자놀이까지 와서 다시 눌러줍니다. 그리고 난 후, 얼굴 윤곽을 따라 턱밑까지 가서 양손을 교차시킨 다음 양쪽 귀밑 지압점까지 향하여 귀밑 지압점을 지그시 누릅니다.

스킨 바르는 방법
스킨은 기본적으로 피부의 정돈과 산성도 유지를 위해서 사용해요. 화장솜에 묻혀 피지 분비가 많은 T존부터 발라줍니다. 스킨을 화장 솜에 충분히 덜어서 코를 중심으로 해서 밑에서 위로 닦아내듯이 발라주면 피부에 청결 효과를 주고 정돈도 깔끔하게 된답니다.
1. 화장 솜에 스킨을 충분히 묻힙니다. 스킨은 피부 결을 정돈시켜주는 제품으로 화장솜에 스킨 양이 충분하지 않으면 피부에 자극을 줄 수 있어요.
2. 이마, 볼 등 큰 면적을 위주로 가볍게 닦아내주면 됩니다. 너무 힘을 주거나 스킨의 양이 적으면 피부가 자극을 받아 상할 수 있으니 충분한 양을 사용하세요.

에센스 바르는 방법
에센스는 스킨케어 제품 중 가장 효과적인 피부개선 제품이에요. 피부에 유효한 성분들을 고농도로 농축시켜 놓은 제품으로 피부의 변화를 위해선 에센스 선택이 가장 중요하지요. 에센스는 무거운 느낌 없이 산뜻하고 촉촉하며 보습과 영양 효과가 뛰어난 제품이며 흡수력도 빠른 편입니다. 에센스의 양은 너무 많이 사용한다고 효과가 좋아지는 것은 아니기 때문에 자신에게 필요한 만큼만 사용하면 돼요. 고농축의 영양액이므로 양이 많고 적음이 중요한 것이 아니며 소량만 사용해도 충분한 효과를 볼 수 있답니다. 20대 피부보단 30~40대의 피부에 더욱 효과적이며, 30~40대에 사용해주면 피부 노화나 주름을 지연시켜줄 수 있답니다.

아이크림 바르는 방법
1. 젤리 타입 – 수분 위주의 제품. 데이(day)용으로 사용하며 지성피부에 좋아요. 눈 밑이 볼록하게 처진 사람, 렌즈를 사용하는 사람에게도 좋습니다.
2. 크림 타입 – 유분 위주의 제품. 밤(night)에 사용하기 좋으며 건성피부에 좋아요. 아이크림

제품은 안구의 뼈를 중심으로 지그시 지압하면서 안에서 바깥쪽으로 발라주세요. 항상 아래 눈꺼풀에 먼저 바르며 위 눈꺼풀엔 유분이 거의 없는 제품을 사용해서 발라줍니다. 아래에 바르고 남은 양으로 그냥 발라주면 돼요. 약지 손가락으로 가볍게 두드리거나 지그시 누르며 발라주는데 너무 힘을 주거나 세게 바르면 자극이 돼서 주름이 생길 가능성이 커집니다.
3. 아이크림을 사용해 안구의 뼈를 따라 아래쪽에 3~4개의 점을 찍어준 다음 약지 손가락(4번째 손가락)으로 가볍게 두드리며 발라줍니다. 아래쪽에 바르고 난 후 그대로 윗부분을 가볍게 발라주는데 눈가 피부는 건조해지기 쉽고 예민하며 잔주름이 잘 생기니 세심하게 발라주는 것이 좋아요. 눈가는 예민하기 때문에 눈 너무 가까이에 제품을 바르지는 마세요. 염증을 일으킬 수 있거든요. 아이크림 제품은 유분기가 많고 퍼짐성이 좋아 눈에 너무 가깝게 바르지 않아도 충분하답니다.

로션 바르는 방법
로션은 필요한 만큼 적정량을 손에 덜어서 사용하면 됩니다. 피부 보습과 마무리를 위해 사용하는 제품으로 가볍게 발라주세요. 너무 힘을 주지 않고 손가락을 이용해서 리프팅해주는 것도 좋은 방법이랍니다.

크림 바르는 방법
스킨케어 마지막 단계에 발라주는 크림은 간단히 생각하면 피부를 보호해주는 역할입니다. 크림은 피부의 유분과 수분의 균형을 유지시키며, 인공 피지막을 형성해 영양을 공급해주지요. 에센스와 아이크림, 로션 등의 영양을 피부에서 더욱 오래 지속시키며 유지 흡수되게 도와주는 제품이에요. 크림은 피부를 보호하고 영양분이 흡수될 수 있도록 도와주는 제품이므로 수분 타입이 사용하기 편합니다. 또한 아침엔 가볍게 스킨케어를 해주는 것이 좋으므로 크림 단계는 생략해주는 것이 좋아요. 피부개선이나 피부에 영양 효과를 기대한다면 크림보단 에센스를 사용하는 것이 좋은데 크림만으로는 피부개선 효과는 거의 없기 때문이에요. 특히나 지성피부에게 크림은 꼭 필요한 제품이 아니므로 지성피부는 필요할 때만 발라주는 것이 더 효과적이지요. 크림을 바를 때는 이마, 양볼, 코, 턱 순으로 적당량을 묻혀 코를 중심으로 안에서 밖으로 펼쳐 바른 후 손가락을 이용해 가볍게 두드려 흡수시킵니다.
크림은 대표적으로 2가지 타입이 있답니다.
로션 타입의 모이스처 라이져 – 촉촉하고 산뜻한 느낌을 주는 제품입니다.
영양크림 – 영양크림은 끈적임이 조금 있으나 영양이나 보습은 훨씬 좋아요.

04
메이크업 초보를 위한 셀프 눈썹 그리기
READY FOR EYEBROW

■ ■ ■ ■

하코냥이 편하고 예쁘게 눈썹 그리는 방법인데요. 정말 간단해요. 아마도 책을 보시면 여러분도 쉽게 그리실 수 있을 것 같아요. 기본적인 눈썹 그리는 방법을 응용해서서 노우즈 섀딩을 넣어 준다거나, 눈썹산을 좀 더 살려 본다거나, 눈썹의 두께를 조절해주는 등 다양한 변화를 주시면 눈썹도 쉽게 그리고, 이미지 변화도 좀 더 수월하게 하실 수 있답니다. 눈썹은 우리 얼굴의 인상을 좌우하는 중요한 부분으로 눈썹 하나만으로도 분위기가 확 바뀔 수 있답니다.

일자눈썹 그리기 과정

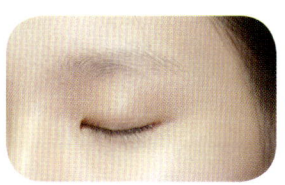

1 정리하지 않은 눈썹입니다. 눈썹은 정리를 해주는 게 좋아요. 베이스 메이크업을 해준 후 스크루 브러시로 가볍게 정리를 한 번 해주세요. 눈썹 부분에 파운데이션이 너무 많이 뭉쳐있지 않도록 깔끔하게 눈썹을 정리해주는 거랍니다.

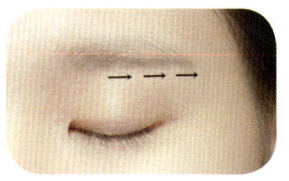

2 아이브로우 펜슬을 이용해 화살표 방향으로 눈썹의 아랫부분에 선을 그어주세요. 눈썹의 아랫부분을 어느 정도의 수평으로 어떤 길이로 그릴지 먼저 잡아주는 거랍니다. 펜슬을 이용해 선을 그어주는 것처럼 명확하게 자리를 잡아주세요.

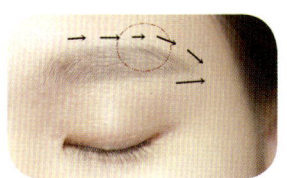

3 아이브로우 펜슬을 이용해 눈썹의 윗부분도 화살표 방향으로 어떤 형태로 그릴지 모양을 잡아주세요. 가운데를 비워두고 눈썹 모양의 테두리를 그린다고 생각하면 편하답니다. 눈썹산을 살짝 살려주고 꼬리 쪽으로 아래에 그려준 선과 만나도록 이으면 모양이 완성된답니다.

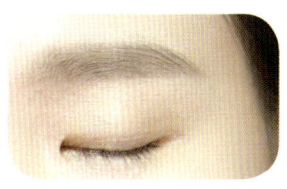

4 눈썹 색상을 채워주세요. 아이브로우 브러시를 이용해서 미리 그려준 테두리선의 색상을 자연스럽게 하면서 안쪽 색상도 채워주는 거죠. 무작정 꽉꽉 채우지 마시고, 테두리선을 편다는 느낌으로 블랜딩해서 자연스럽게 색상을 넣어주는 거랍니다.

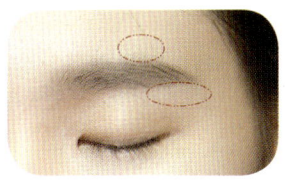

5 점선 부분에 노우즈 섀딩을 넣어주세요. 이 부분은 꼭 하실 필요는 없어요. 이때도 눈썹과 자연스럽게 이어지는 느낌으로 해주세요. 눈으로 보실 때 색상이 확 드러난다면 지우셔야 해요. 멀리서 거울을 볼 때 살짝 음영이 잡힐 정도로만 넣어주면 돼요.

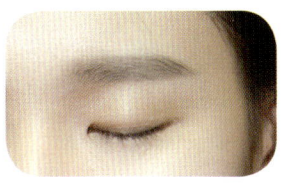

POINT 1 테두리를 그려줄 때 아랫부분은 명확하게 그려주고 윗부분은 상대적으로 약하게 그려줄 것
POINT 2 눈썹의 테두리 안쪽을 채워줄 때 무작정 덧발라서 채우지 말고 눈썹 테두리 부분에 사용한 제품을 아이브로우 브러시로 블랜딩해서 자연스럽게 채워줄 것
POINT 3 노우즈 섀딩을 눈썹과 자연스럽게 이어지도록 넣어줄 것 이렇게 3가지랍니다.

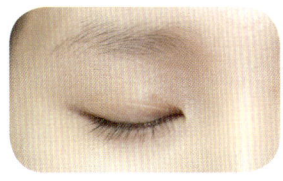

동안 눈썹 before

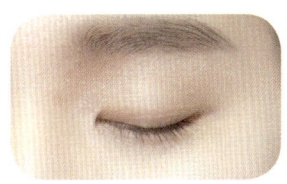

동안 눈썹 after

05
마스카라 종류와 선택법
ALL ABOUT MASCARA

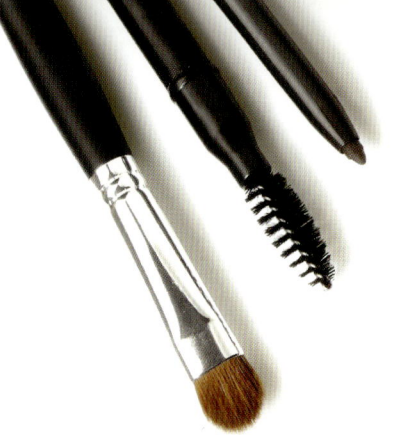

마스카라는 눈을 커 보이게 하는 탁월한 효과를 가진 터라 메이크업을 하는 여자라면 누구나 한 번쯤은 큰 관심을 갖게 되는 제품입니다. 우리 여자들만의 비밀 병기 마스카라는 눈매를 또렷하게 해주며, 티 나지 않게 매혹적인 분위기를 만들어주지요. 특히 긴 속눈썹에 눈이 큰 서양인들과 달리 속눈썹 숱이 적고 직모인 동양인에게는 없어서는 안 되는, 마지막을 장식하는 궁극의 제품이기도 하답니다.

마스카라를 사용하는 목적
▶ 속눈썹이 길고 짙어 보이게 한다.
▶ 음영을 주어 신비로움을 연출해준다.
▶ 눈을 자연스럽게 크게 보이게 하는 데 효과적이다.
▶ 눈매를 깊이 있게 연출할 수 있다.

일반적으로 마스카라를 고를 때는 비교적 빨리 마르고 눈썹이 서로 엉키지 않아야 하며, 색감이 선명하고 골고루 잘 표현되는 제품을 선택하는 게 좋답니다. 또한 민감한 눈 주위에 사용하는 제품인 만큼 안전하게 사용할 수 있어야 해요. 대부분의 마스카라 용기는 종 모양을 하고 있는데요. 이것은 내용물의 점성이 크기 때문에 용기의 모서리 부분의 내용물까지도 사용할 수 있도록 하기 위한 것이라 합니다.

마스카라 색상
마스카라의 기본색은 검정색입니다. 그러나 검정색 이외에도 아이섀도우 색상에 맞추어 브라운, 보라, 파랑, 핑크, 녹색 등 여러 가지 다양한 컬러의 제품이 있답니다.

마스카라 제품 종류
리퀴드 마스카라 (Liquid mascara)
현재 가장 많은 사람이 사용하는 마스카라가 바로 리퀴드 마스카라입니다. 사용하기 편하고 자연스러워서 많이 선택하는 제품이며 비닐 타입의 방수용과 크리미 타입의 비방수용 제품이 있습니다.

롱래쉬 마스카라 (Long lash mascara)
마스카라 안에 섬유질이 들어있어 짧은 속눈썹 끝에 붙어 숱이 길고 많아 보이는 효과를 주는 제품입니다. 속눈썹이 짧고 숱이 적은 동양인들에게 효과적인 마스카라지만 시간에 따라 섬유질이 떨어져 버릴 수 있으니 제품을 선택할 때 성능과 질을 잘 따져보아야 해요.

케익 마스카라 (Cake mascara)
지금은 사용되지 않는 케익 타입의 고형 마스카라로 물이나 스킨을 이용해 사용하며 내수성은 없습니다. 마스카라 초창기 제품으로 역사가 오래된 추억의 제품이랍니다.

투명 마스카라 (Transparent mascara)
메이크업엔 잘 사용하지 않는 투명 마스카라는 젤리 타입으로 눈썹을 정리하거나 영양제로 사용됩니다. 때로 남성 메이크업이나 눈썹을 올려서 고정시켜야 할 때 사용합니다.

씨너지 마스카라 (Synergy mascara)
씨너지 마스카라는 픽서 기능의 보조제와 검정색 마스카라가 함께 있는 제품이에요. 두 가지를 순서대로 사용하므로 기존의 제품보다 성능을 상승시키는 효과를 줍니다. 성능은 좋지만 자칫 과하게 사용하면 부담스럽고 지저분해 보일 수 있으니 주의가 필요합니다.

컬링 마스카라 (Curling mascara)
속눈썹이 잘 올라갈 수 있도록 하드한 연료를 사용하여 만든 마스카라로 속눈썹이 잘 처지는 사람들에게 좋습니다.

볼륨 마스카라 (Volume mascara)
속눈썹이 풍성하게 보이도록 내용물이 많이 발라지는 마스카라로 속눈썹 숱이 없는 사람들에게 좋습니다.

내추럴 마스카라 (Natural mascara)
일반적으로 많이 사용되는 제품으로 자연스러운 메이크업을 원할 때 사용하면 좋습니다.

워터 프루프 마스카라 (Waterproof mascara)
요즘 가장 각광받는 제품으로 내수성이 좋으며 건조가 빠릅니다. 특히나 여름에 사용하기 좋으며 얇은 필름을 형성해 속눈썹 한올한올에 잘 발려요.

마스카라 기능별 선택
숱이 많고 길이가 짧은 속눈썹
숱은 많지만 길이가 짧아 고민인 사람에겐 롱래쉬 마스카라가 좋습니다. 롱래쉬 마스카라 속

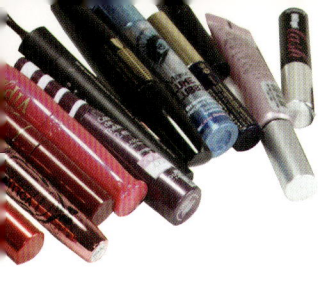

에 들어있는 섬유질이 속눈썹 끝에 붙어 더욱 길며 눈도 커 보이게 연출되기 때문이죠. 세련된 오피스 메이크업부터 자연스러운 내추럴 메이크업까지 두루두루 잘 어울리는 제품입니다. 빗 형태의 브러시나 브러시 모가 짧은 마스카라가 좀 더 깔끔하게 발립니다.

아래로 처진 속눈썹

속눈썹에 힘이 없어 아래로 처지는 사람은 컬링 마스카라가 좋아요. 뷰러로 찝어도 금세 처지는 눈썹이라면 부착력과 강도가 뛰어난 컬링 마스카라를 이용하면 장시간 컬링을 유지할 수 있지요.

길고 숱이 많은 속눈썹

길고 숱이 많은 속눈썹은 굳이 마스카라를 하지 않아도 예쁩니다. 하지만 마스카라를 꼭 하고 싶다면 투명 마스카라를 이용해 속눈썹을 뷰러로 찝어준 후 눈매를 또렷하게 보이는 정도로 마무리해주세요. 내추럴 메이크업이나 쌩얼 메이크업에 잘 어울리며 눈썹 숱이 많은 사람은 눈썹 결을 정리해주는데도 요긴하게 사용됩니다.

숱이 적은 속눈썹

속눈썹의 길이는 길지만 숱이 적은 사람이라면 볼륨 마스카라를 사용해보세요. 볼륨 마스카라 안의 섬유소들이 속눈썹 사이사이에 들어가 숱을 풍성하게 연출해 아이라인이 없어도 눈매가 돋보입니다. 볼륨 마스카라 안의 컬러가 진해서 풍성한 느낌을 주는데 섬유소의 뭉침 또는 엉김이 적은 제품을 골라서 사용하는 게 좋습니다.

번짐이 심하다면

마스카라를 하고 나서 번짐이 너무 심하다면 워터 프루프 마스카라를 이용해보세요. 요즘은 다양한 기능이 추가된 워터 프루프 마스카라가 나오고 있으니 자신의 타입에 맞는 제품을 선택한 후 옵션으로 워터 프루프 기능이 추가된 제품을 선택하면 됩니다. 특히나 여름철 수영장을 가거나 땀이 많이 날 때는 필수적으로 워터 프루프 기능을 추가해주세요.

특별히 다른 제품 없이도 메이크업 효과를 내고 싶다면

가끔은 특별한 느낌으로 완성하고 싶을 때가 있지요. 그럴 땐 블랙이 아닌 다양한 컬러 마스카라를 이용해보세요. 하지만 자주 사용하는 제품이 아닌 만큼 굳이 큰돈을 들여가면서 구입할 필요는 없는 제품입니다.

내 속눈썹에 맞는 마스카라 브러시 찾기

하코냥이 보여드리는 브러시 모양이 정답은 아니랍니다. 자신이 볼 때 더 적합한 모양의 브러시가 있으면 그 브러시를 선택하세요. 하코냥의 생각으로 적합한 브러시를 선택한 것이니 굳이 이 브러시를 사용할 필요는 없어요.

속눈썹 길이가 제각각이라면 – 커브 브러시

반달 모양의 브러시가 한국 여성들의 눈매에 적합하며 눈 앞쪽의 짧은 속눈썹까지 잘 발립니다. 브러시가 얇고 촘촘하게 짜여져 있으며 끝부분이 날렵하게 마무리된 커브 형태를 가질수록 사용하기 편리해요. 촘촘한 솔이 위, 아래를 입체적으로 컬링해 주어서 속눈썹 퍼머를 한 듯 컬링 효과를 줍니다.

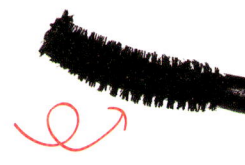

숱이 없고 빈약한 속눈썹이라면 – 스크류 브러시

브러시 모 사이사이에 마스카라 액이 풍부하게 저장되어 있어 볼륨감을 극대화시켜주며, 짧고 긴 모가 섞여 있는 형태라 속눈썹 길이가 일정하지 않아도 균일하게 바를 수 있어요. 속눈썹 숱이 없는 사람이 바르면 속눈썹 사이사이에 마스카라 액이 충분히 들어가 풍성하고 윤기있게 연출해줍니다.

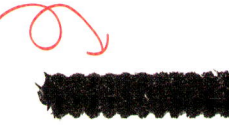

숱은 많지만 짧은 속눈썹이라면 – 빗 브러시

다소 딱딱한 느낌을 주는 빗 모양으로 일자형 브러시입니다. 모의 사이사이가 촘촘하고 균일하게 되어 있어 속눈썹 한올한올을 깔끔하게 연출하고 싶을 때 좋지요. 섬유질이 들어있는 제품을 사용하면 롱래쉬 효과를 주기도 좋은 브러시입니다.

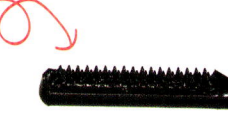

속눈썹이 유난히 짧다면 – 땅콩 브러시

모의 길이가 짧으며 일반적인 브러시에 비해서 슬림한 편입니다. 특히나 끝부분으로 갈수록 좁아지는 브러시는 짧은 속눈썹에 적합하고 아래 속눈썹도 보다 정교하게 바를 수 있어서 좋습니다.

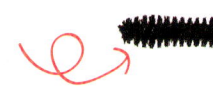

속눈썹이 굵고 아래로 처져 있는 경우 – 컬링력이 좋은 나선형 구조의 브러시

속눈썹이 굵고 아래로 처져 있는 사람들이 사용하기 좋으며 잘 뭉치지 않고, 아무 방향으로나 돌돌 말아서 자유자재로 컬링할 수 있는 브러시입니다.

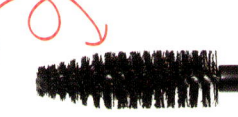

속눈썹이 힘이 없고 숱이 적은 경우 – 빅 사이즈의 촘촘한 브러시

섬유질이 많고 마스카라 액이 많이 묻어나는 제품을 선택하세요. 빅 사이즈의 촘촘한 브러시가 속눈썹 사이사이에 마스카라 액을 충분히 넣어줘 풍성해 보이며 컬링력도 보충해주거든요.

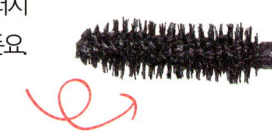

06
속눈썹 붙이는 방법
READY FOR EYELASHES

통짜 속눈썹 붙이기

메이크업을 할 때 속눈썹의 영향은 크죠. 속눈썹의 느낌이나 길이감 때문에 메이크업의 완성 느낌이 많이 달라지니까요. 통짜 속눈썹은 붙이기도 편하고 워낙 다양한 디자인이 있어서 한 번 붙이는 방법을 익혀놓으면 다양한 메이크업에 응용할 수 있어 좋답니다.

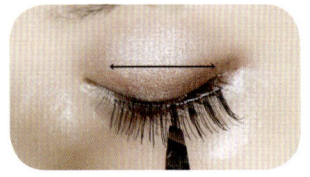

01 자신의 눈 길이에 맞는 속눈썹을 준비해주세요. 꼭 눈 길이에 맞추지 않으셔도 돼요. 메이크업의 느낌에 맞추는 것도 중요하답니다. 통짜 속눈썹은 그대로 사용하지 마시고 눈 길이나 메이크업에 맞춰 길이를 잘라주세요.

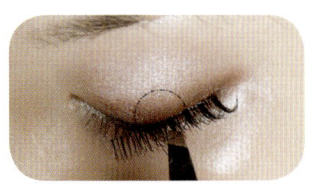

02 속눈썹에 본드를 바른 후 속눈썹을 중앙부터 붙여주세요. 점선 부분인 중앙 부분을 트위저를 이용해 먼저 붙이는 거랍니다.

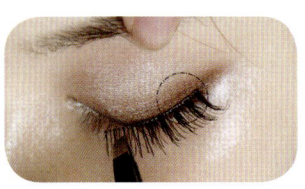

03 속눈썹의 뒷부분을 이어서 붙여주세요. 여기서 속눈썹의 앞부분을 먼저 붙여주셔도 상관없답니다.

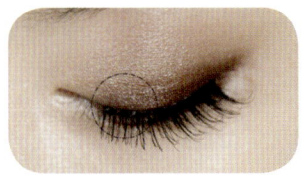

04 속눈썹의 앞부분을 이어서 붙여주세요. 속눈썹의 앞부분과 뒷부분은 편한 대로 먼저 붙여주시면 돼요. 속눈썹의 중앙 부분을 먼저 붙여주시는 것만 잊지 마세요.

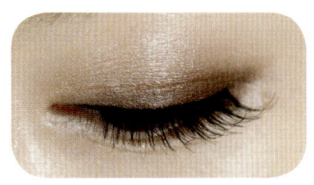

05 속눈썹을 붙인 부분과 이어지도록 아이라인을 한번 덧그려주세요. 아이라인을 그린 후 속눈썹을 붙여주셔도 좋지만 붙이기 전만큼 깔끔하지 않습니다. 아이라인으로 마무리하는 거 잊지 마세요.

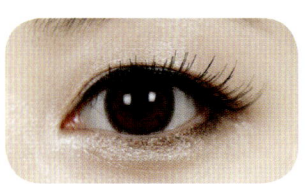

06 통짜 속눈썹을 붙인 다음 완성된 모습입니다. 속눈썹이 훨씬 풍성해졌네요.

통짜 속눈썹 잘라서 붙이기

통짜 속눈썹을 그대로 붙이는 것도 좋지만 잘라서 붙여주면 더욱 효과적이고 자연스럽답니다. 그런데 통짜 속눈썹을 붙이는 것보다는 어렵지요. 그러니 통짜 속눈썹 붙이는 걸 먼저 연습해 주세요. 통짜 속눈썹 붙이는 것에 익숙해졌다면 한번 시도해보세요.

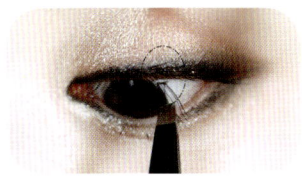

01 통짜 속눈썹을 잘라주세요. 속눈썹을 자르실 때는 원하는 길이에 맞춰서 잘라주면 돼요. 잘라 놓은 속눈썹을 눈에 들어 올린 후 중앙부터 붙여줄 거랍니다. 위치를 잡아주세요.

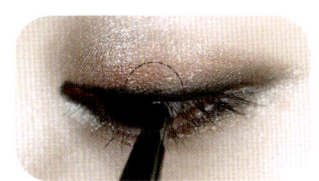

02 눈의 중앙에 위치를 잡았다면 속눈썹을 붙여주세요. 눈의 중앙 부분인 점선 부분에 속눈썹을 붙여주는 거예요.

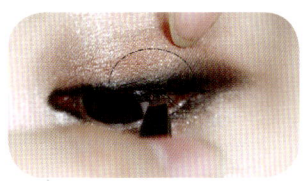

03 이어서 잘라 놓은 속눈썹을 옆에다 자리를 잡아 붙여주세요. 점선 부분을 보시면 두 번째 속눈썹을 붙이는 게 보이시죠. 이렇게 이어서 붙일 거랍니다.

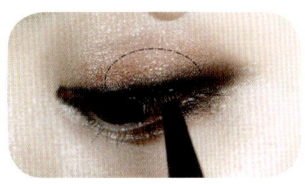

04 계속해서 잘라 놓은 속눈썹을 이어서 붙여주세요. 통짜와 마찬가지로 중앙부터 눈의 끝쪽을 먼저 붙여주는데 앞쪽을 먼저 붙이고 싶다면 앞쪽부터 붙여도 됩니다. 중앙을 먼저 붙이는 것만 지켜주세요.

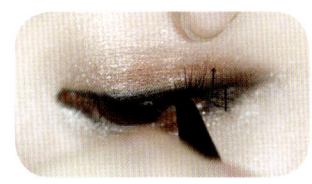

05 트위저를 이용해 화살표 방향으로 속눈썹을 올려주세요. 본드가 완전히 마르기 전에 속눈썹 위치를 잡아주는 단계랍니다. 중간에 이렇게 체크를 해줘야 가지런해요.

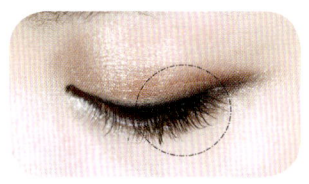

06 눈의 중앙부터 눈꼬리 쪽까지 속눈썹을 붙여준 후 자리를 잡아준 모습입니다.

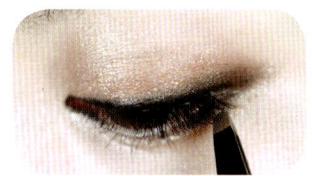

07 동일한 방법으로 눈의 앞부분까지 잘라 놓은 속눈썹을 붙여주세요.

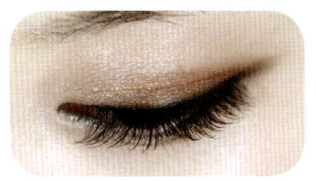

08 통짜 속눈썹을 잘라붙인 후 눈이 완성된 모습입니다.

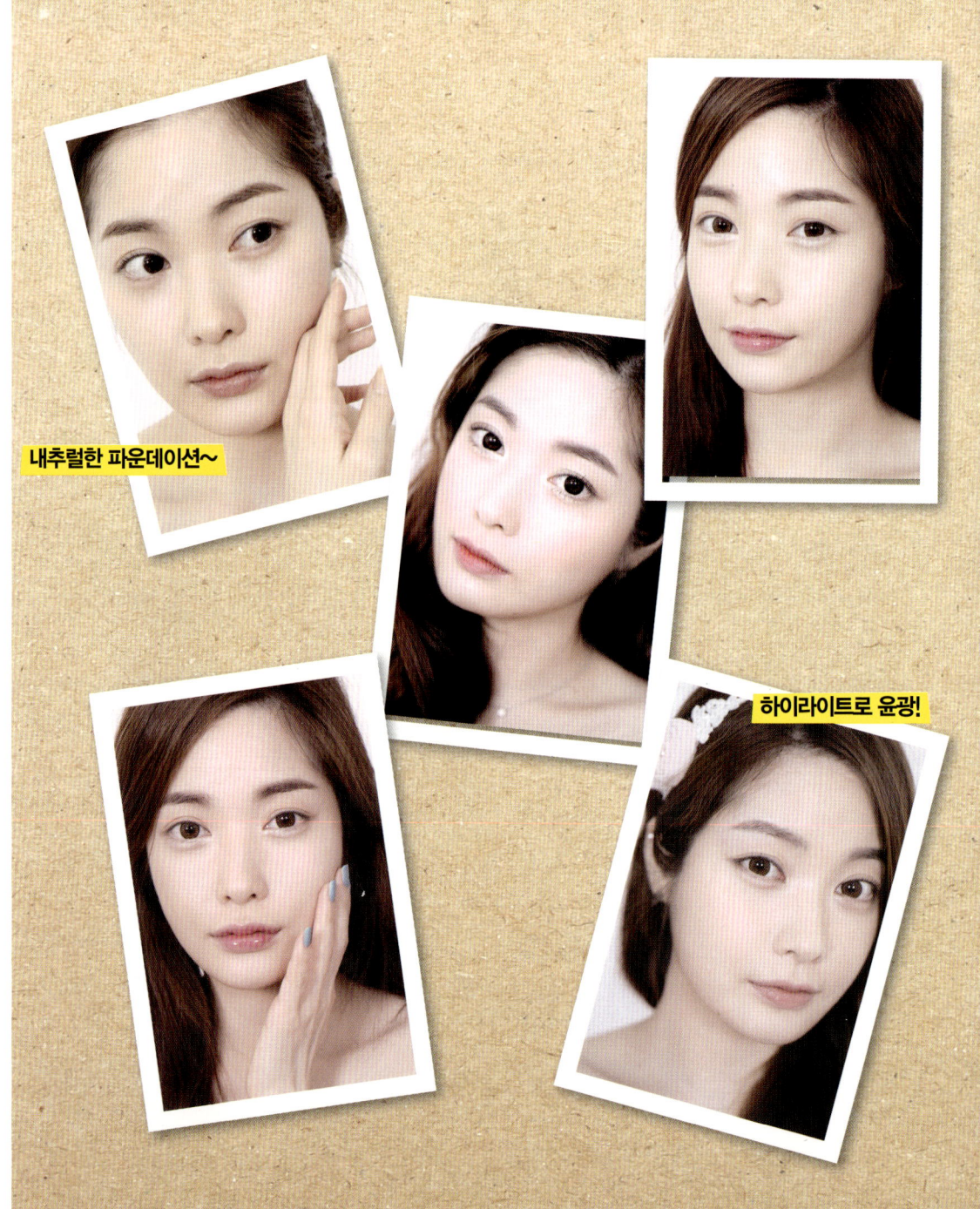

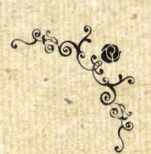

PART 1
SKIN POINT
스킨 포인트 메이크업
MAKE UP

윤기 나고 깨끗하게 정리된 피부는 메이크업의 시작이자 완성이지요.
매트한 피부부터 윤광까지 아름다운 피부 표현법의 모든 것을 담았습니다.
색조보다 피부에 포인트를 둔 스킨 포인트 메이크업이랍니다.

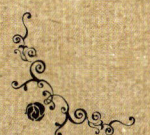
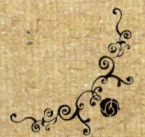

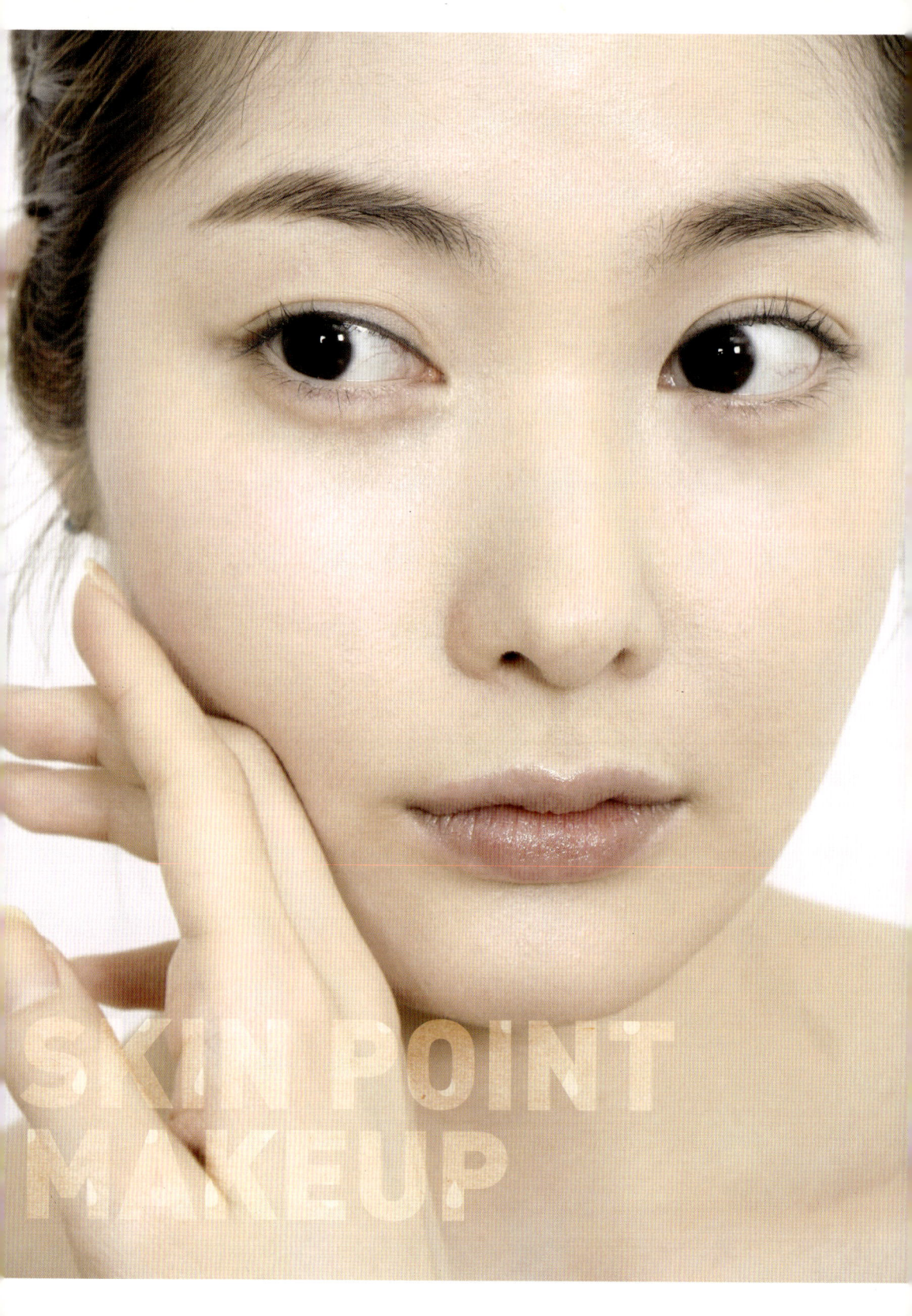

01 SKIN POINT

내추럴 메이크업

데일리 메이크업에 응용하면 좋은 베이스 메이크업이다.
은은한 윤기와 광이 느껴져 자연스러우면서도 깔끔하고
고운 피부를 연출한다.

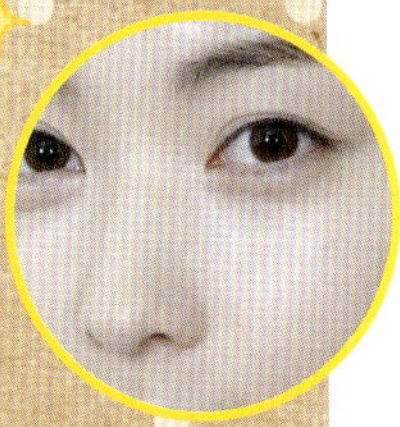

파운데이션을 바를 때 주의해야 되는 화장!

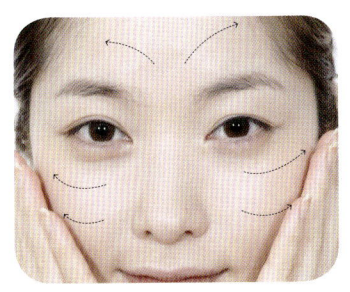
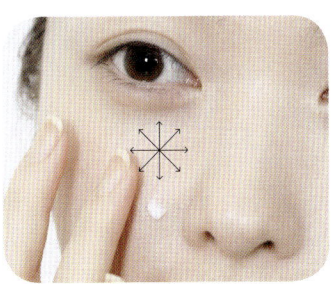
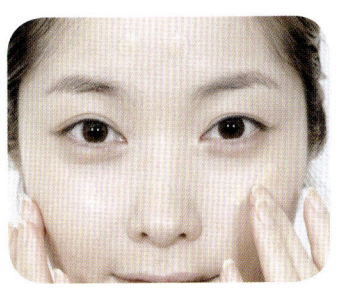

01 세안 후 기초 제품을 바를 때는 수분 타입의 제품을 이용해서 피부에 충분히 수분감을 주세요. 화살표 방향으로 부드럽게 터치하며 발라주면 됩니다. 너무 다양하고 많은 기초 제품을 사용하기보다는 딱 필요한 한두 가지 제품만 사용하셔도 돼요.

02 수분감을 충분히 피부에 넣어주셨다면 수분감을 유지하면서 피부 결을 고르게 만들어주기 위해 프라이머를 발라주세요. 프라이머도 수분 타입의 제품을 고르면 더욱 촉촉한 피부가 완성된답니다. 필요한 부분에 콕 찍은 후 화살표 방향으로 얇게 펴 발라주세요.

03 파운데이션은 얼굴의 중심부에 포인트로 찍어주세요. 이때 너무 많은 양을 사용하지 않도록 주의해주세요.

01 SKIN POINT

파운데이션을 바를 때 주의해야 되는 화장!

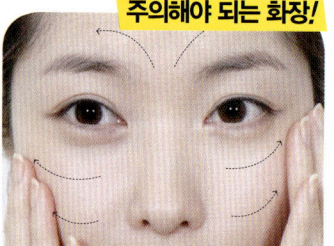
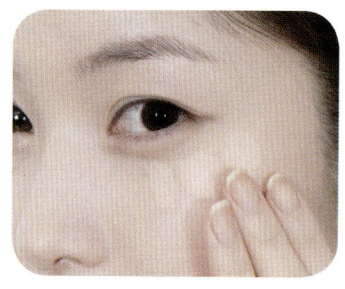
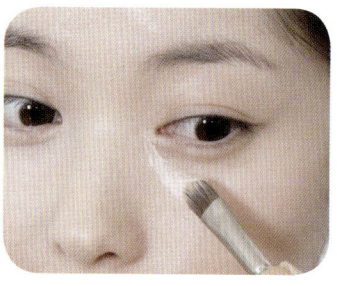

04 파운데이션을 중심부에 포인트로 찍고 화살표 방향으로 얼굴 중심부터 외곽으로 얇게 펴 발라주세요. 얼굴 외곽 부분은 거의 파운데이션이 사용되지 않아 피부 본연의 느낌이 살아나 더욱 자연스럽게 연출된답니다. 최대한 얇게 펴 바르는 게 중요합니다.

05 컨실러를 이용해 피부 톤과 함께 잡티를 보정해주세요. 내추럴한 메이크업이기 때문에 피부 톤을 보정해주는 것에 더 중점을 두시면 됩니다. 완벽하게 커버하려고 컨실러를 많이 사용하면 베이스가 두꺼워지니 리퀴드 타입을 써서 가볍고 촉촉하게 연출하세요.

06 아이브라이트러를 이용해 눈 밑을 밝혀 좀 더 화사하고 맑은 느낌을 주세요. 은은한 펄이 들어있는 제품을 소량 이용해 가볍게 바르는 게 포인트랍니다.

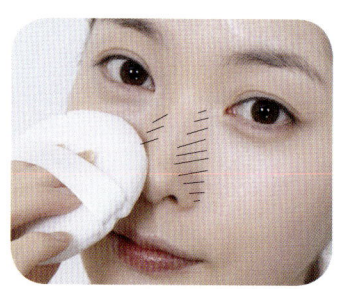
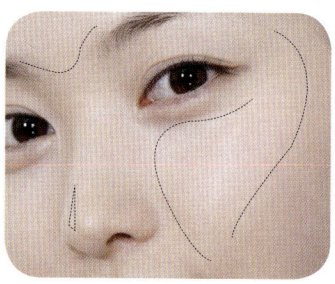
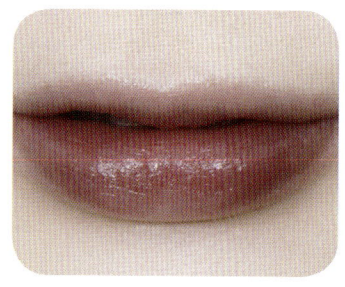

07 파우더를 퍼프에 소량 묻혀 유분이 많은 곳을 정리해주세요. 투명 파우더를 이용하면 더욱 내추럴한 느낌이 살아나요. 코 옆, 눈두덩이 등 유분이 많은 부분을 정리해주는 거랍니다. 이때 퍼프를 피부에 너무 꾹 누르지 마시고 스치는 느낌으로 가볍게 해주세요.

08 점선 부분에 하이라이트를 넣어주세요. 하이라이트는 팩트 타입도 상관없지만 리퀴드 타입을 이용하면 더욱 자연스럽고 예쁘게 베이스와 어우러집니다. 하이라이트를 넣을 때는 브러시를 이용해 바르되 너무 넓게 퍼지지 않도록 주의해주세요.

09 립밤을 발라주세요. 입술색이 너무 연하면 글로시한 핑크 립스틱을 살짝 바르거나 틴트를 바른 후 립밤을 발라주면 된답니다. 입술색이 어느 정도 있으시다면 립밤만 발라 자연스럽게 혈색이 있는 입술로 만들어주시면 됩니다.

■ 내추럴 메이크업

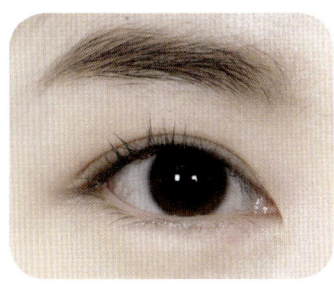
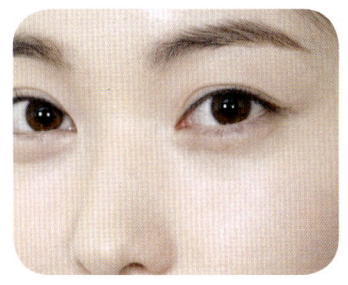

10 아이 메이크업은 눈동자가 있는 부분만 속눈썹을 메워서 가볍게 아이라인을 그린 후 뷰러를 찝고 투명 마스카라를 발라주세요. 간단하고 깔끔하게 눈매가 완성돼요. 아이브로우 컬러는 모발이나 눈동자 색상에 맞춰주세요. 그리고 자신의 눈썹 모양을 살려 자연스럽게 그려주세요.

11 아이 메이크업을 끝내고 내추럴하게 피부 표현을 해준 모습입니다.

MAKE-UP BONUS TIP

자연스러운 피부 연출이 가장 중요하기 때문에 자기에게 맞는 파운데이션 컬러를 잘 선택해야 합니다. 또한 파운데이션을 최대한 얇게 펴 바르는 것이 중요해요! 욕심내지 말고 천천히 최대한 얇게 레이어드해서 발라주세요. 기초 스킨케어는 너무 많은 제품을 사용하는 것보다 피부가 받아들일 수 있는 만큼만 사용해주세요! 너무 많은 양의 스킨케어를 하면 오히려 베이스 메이크업이 밀리는 이유가 될 수 있답니다. 내추럴한 느낌을 살리기 위해 전체적으로 깔끔하게 메이크업을 해주세요. 아이브로우와 마스카라 정도로 아이 메이크업을 하고 틴트나 립밤만 사용해 립 메이크업을 해주세요.

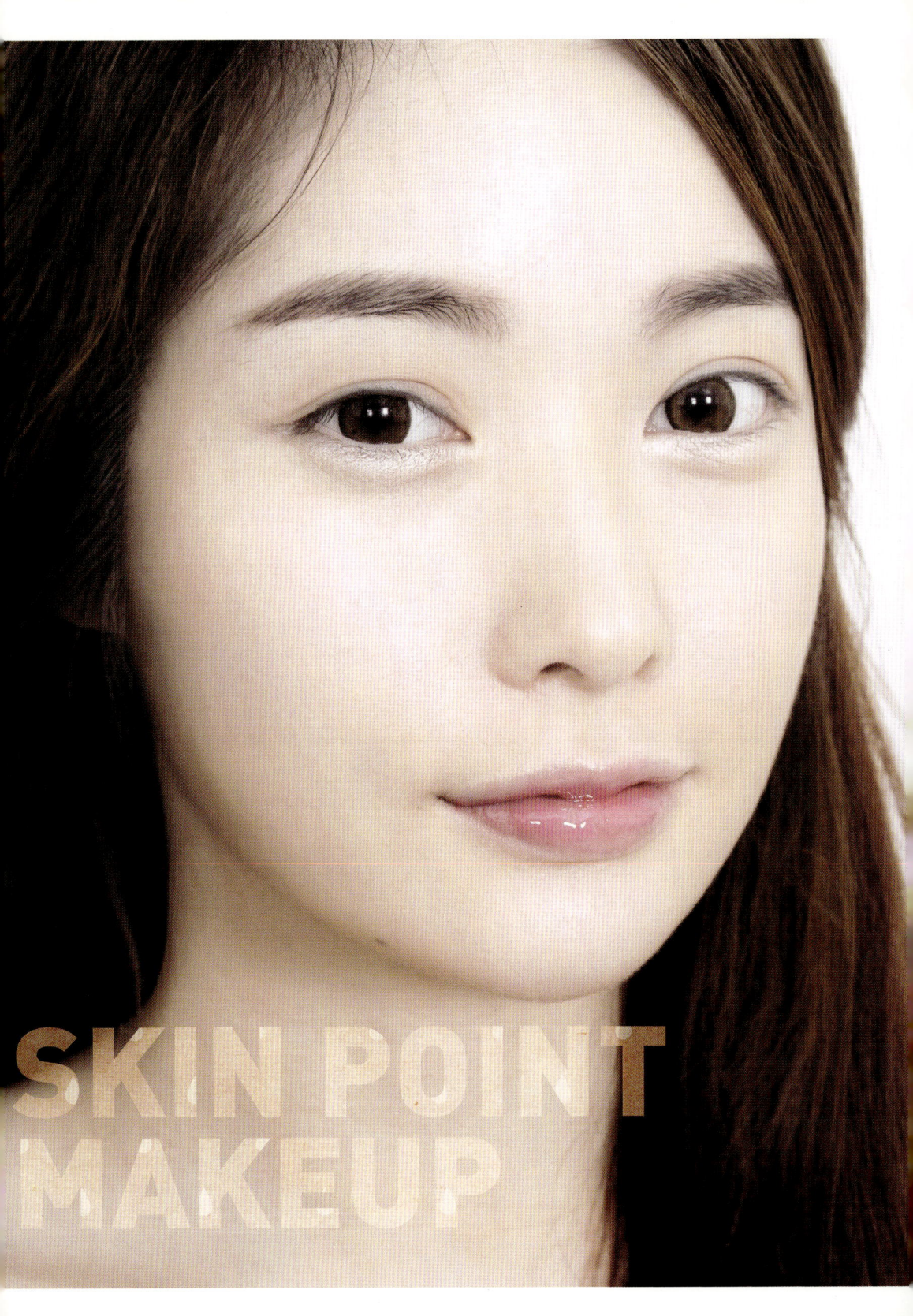

02 SKIN POINT
윤광 메이크업

데일리 메이크업에 응용 가능한 기본 베이스 메이크업이다.
피부 자체에서 촉촉하게 올라오는 윤기가 아름다운 메이크업으로 내추럴하면서
은은하게 광채 나는 피부가 평범한 일상 속에서 당신을 특별하게 해준다.

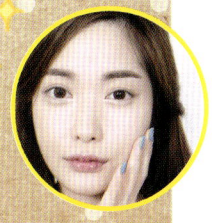

하이라이트 제품 선택과 표현이 중요한 화장!

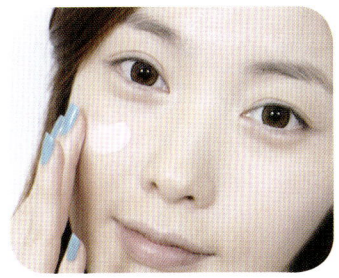

01 메이크업 베이스를 피부 중앙부터 시작해 펴 발라주세요. 메이크업 베이스는 수분 타입의 제품을 이용해 피부가 충분히 촉촉해질 수 있도록 해주세요.

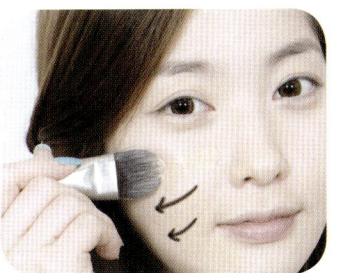

02 파운데이션을 얼굴 중앙부터 외곽으로 펴 발라주세요. 파운데이션도 수분 타입을 준비해 얼굴이 촉촉하도록 해주세요. 이때 브러시에 너무 힘을 주지 않도록 주의하세요! 베이스가 밀릴 수 있답니다. 브러시 결이 남지 않게 주의해서 가볍게 바릅니다.

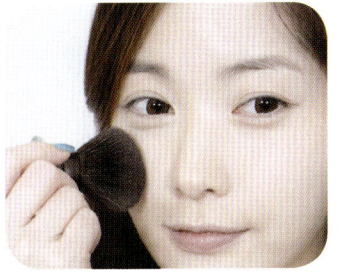

03 파우더로 필요 없는 유분기를 정리해주세요. 얼굴 외곽이나 눈두덩이, 콧망울 등은 유분기가 있으면 지저분해 보이거나 기름져 보일 수 있으니 유분기를 깔끔하게 제거해주세요. 파우더는 투명 파우더를 써서 컬러감 없이 맑은 느낌이 살도록 표현해주시면 좋아요.

02 SKIN POINT

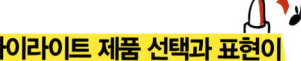
하이라이트 제품 선택과 표현이 중요한 화장!

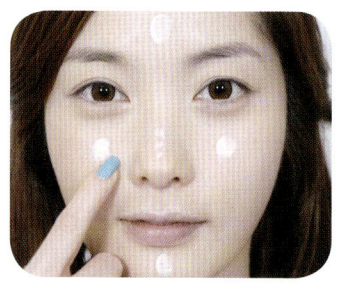
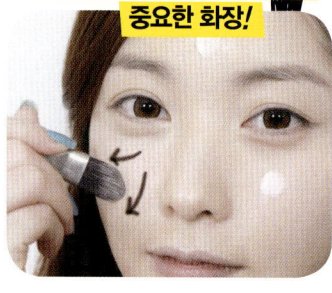
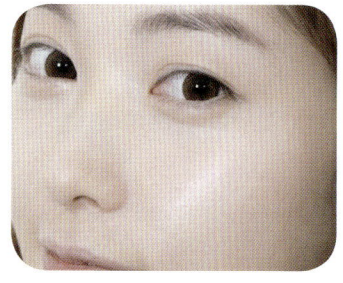

04 리퀴드 타입의 하이라이트를 이용해 얼굴의 다섯 군데에 점을 찍어주세요. 하이라이트 양이 많으면 밀리거나 유분이 많아 보여 오히려 역효과가 날 수 있으니 점을 찍어준 소량으로 마무리해주세요.

05 찍어 둔 하이라이트를 브러시로 가볍게 화살표 방향으로 펴 발라주세요. 피부 위에서 브러시 결이 보이거나 깔아 논 베이스가 날아가지 않도록 주의해주세요. 얼굴 중앙에서 시작해 외곽 쪽은 브러시에 남은 것으로 살짝 터치하는 정도로 마무리하면 된답니다.

06 리퀴드 타입의 하이라이트로 피부에 광을 더한 느낌입니다.

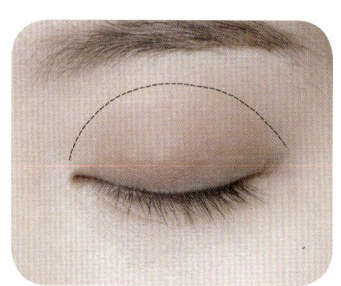
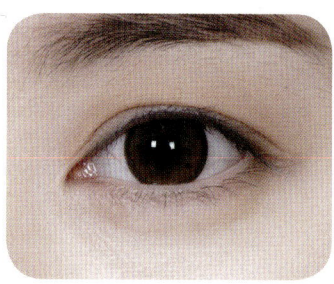
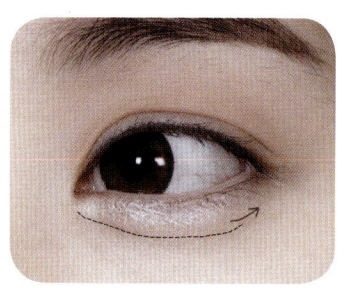

07 펄이 없는 은은한 브라운 섀도우로 베이스를 깔아 깔끔한 느낌을 살려주세요. 베이스는 점선 부분에 전체적으로 깔아주시면 된답니다.

08 눈두덩이에 브라운 섀도우로 베이스를 깔아준 다음 눈을 뜬 모습입니다.

09 언더에 화이트 섀도우를 이용해 베이스를 깔아주세요. 눈 밑이 좀 더 화사해지면서 퓨어한 느낌이 한층 살아난답니다.

■ □ 윤광 메이크업

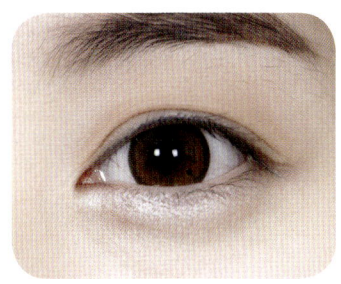
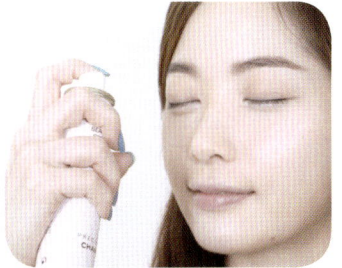
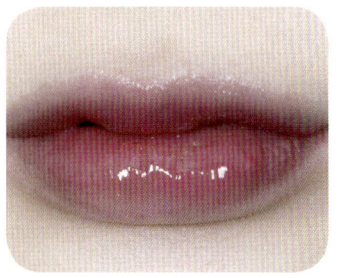

10 언더에 화이트 섀도우로 베이스를 깔아준 다음 정면을 봤을 때 모습입니다.

11 베이스 메이크업과 아이 메이크업까지 마무리되었다면 내추럴한 윤기를 더해주기 위해 에센스 타입의 미스트를 살짝 뿌려주세요. 베이스 위에 에센스 미스트를 뿌려 더욱 윤기와 광택이 사는 베이스가 연출된답니다.

12 전체적으로 색조가 거의 없기 때문에 화사한 혈색을 주기 위해 핑크 립글로스를 발라 마무리해주세요. 사랑스러운 입술로 완성됩니다.

MAKE-UP BONUS TIP

피부의 윤기가 살아나는 메이크업이므로 <u>하이라이트 제품 선택이 중요합니다</u>. 하이라이트 제품은 리퀴드 타입이나 펄 베이스 제품을 사용해 피부 자체에서 자연스럽게 윤기가 드러나도록 해주세요. 하이라이트를 베이스 메이크업 과정 안에 넣어서 베이스 메이크업을 할 때 느낌을 살려 함께 해주는 게 중요! <u>펄감이 올라오는 부분과 뽀송해야 하는 부분을 나눠주는 것도 중요</u>하답니다. 뽀송해야 하는 부분은 투명 파우더를 이용해 자연스럽게 뽀송해지도록 브러시로 마무리해주세요. 이때 투명 파우더를 이용하는 것이 좋아요!

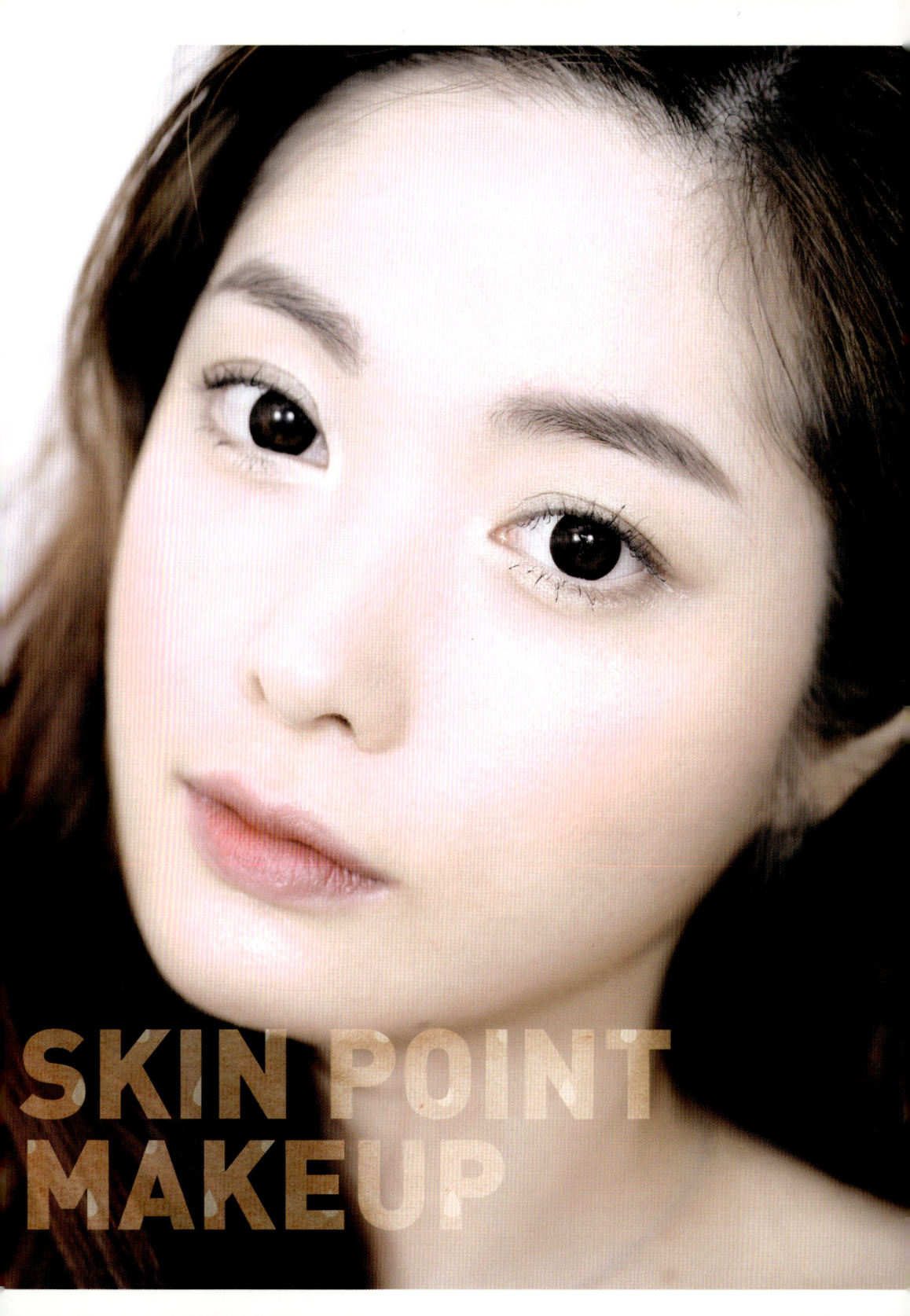

03 SKIN POINT

물광 메이크업

특별한 날을 위한 베이스 메이크업이다.
간단한 글로시 베이스만으로 모두의 시선을 끌어당기는 광채 나는 메이크업!
특별한 날, 더욱 특별한 나로 연출해보자!

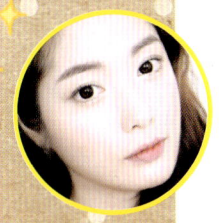

바셀린 등 마지막 피부 표현에 주의해야 되는 화장!

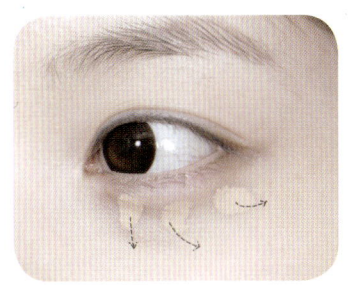

01 기초 케어 후 아이컨실러를 눈 밑에 발라주세요. 눈 밑에 점을 3개 정도 찍은 후 화살표 방향으로 펴 발라주시면 된답니다. 아이컨실러로 눈 밑을 밝히고 다크서클을 없애주세요.

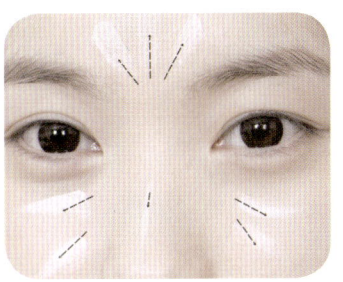

02 메이크업 베이스는 은은한 펄 감이 든 제품을 소량만 발라주세요. 얼굴의 중심 부분에 펴 바르기 때문에 외곽엔 제품을 따로 사용하지 않아도 돼요. 중앙을 바르고 남은 양으로 외곽은 살짝 터치하는 정도로 마무리해주세요. 외곽은 손대지 않는 것이 좋아요.

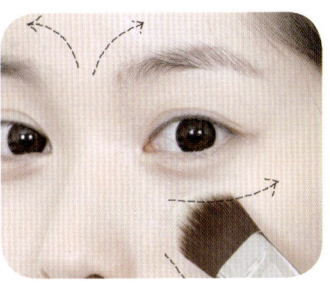

03 파운데이션은 수분 타입의 촉촉한 제품을 이용해주세요. 피부 톤보다 한 톤 밝은 파운데이션을 선택해서 얼굴의 중앙부터 시작해 화살표 방향으로 펴 발라주세요. 이때 브러시 자국이 생기지 않도록 주의해야 한답니다.

03 SKIN POINT

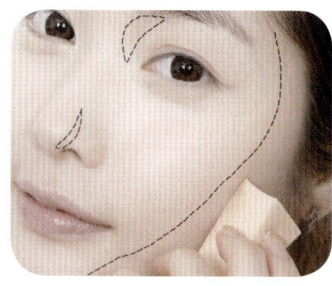

04 한 톤 어둡거나 피부 톤에 맞는 파운데이션을 이용해 점선 부분에 발라주세요. 퍼프를 이용해 소량을 펴 바르며 미리 깔아 논 베이스와 어우러지도록 퍼프로 경계를 없애주세요. 중심부의 밝은 톤과 외곽 부분이 어우러져 섀딩 없이도 입체감이 살아난답니다.

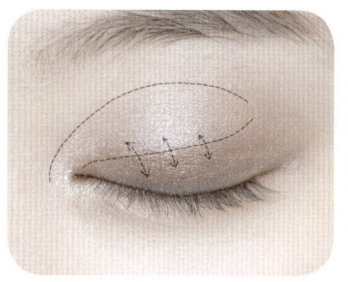

05 위쪽엔 베이지 섀도우를 깔아주시고 쌍꺼풀라인엔 브라운 섀도우를 깔아주세요. 그리고 나서 화살표 방향으로 두 컬러를 자연스럽게 그라데이션 시켜줍니다.

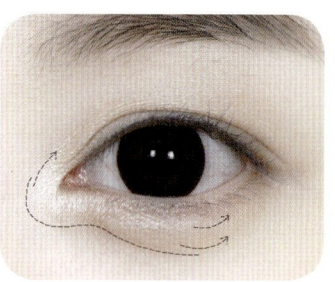

06 베이지 섀도우를 이용해 언더의 점선 부분에 베이스를 깔아주세요. 눈앞머리부터 눈동자가 시작되는 부분까지 포인트로 잡아주고 화살표 방향으로 자연스럽게 그라데이션 해서 마무리해주세요.

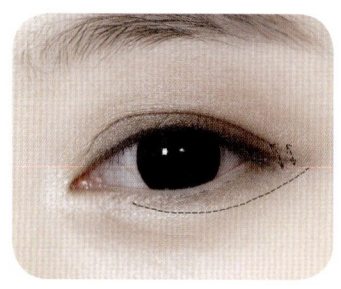

07 브라운 섀도우를 이용해 언더에 포인트를 넣어주세요. 눈동자가 시작되는 부분부터 자연스럽게 눈꼬리 부분까지 이어주면 됩니다. 눈꼬리 부분에선 베이스로 깔아주었던 브라운 섀도우와 그라데이션 해주세요.

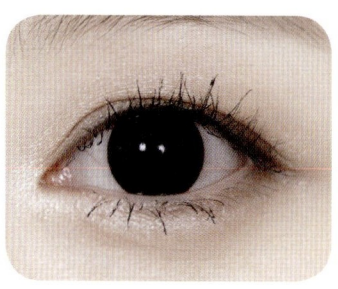

08 속눈썹이 전체적으로 컬링되도록 꼼꼼히 뷰러를 찝어주신 후 마스카라를 발라주세요. 마스카라는 너무 떡지지 않게 바르되 속눈썹이 부각될 수 있도록 충분히 발라주는 게 좋답니다. 언더래쉬도 잊지 말아야 더욱 예쁘게 아이메이크업이 마무리됩니다.

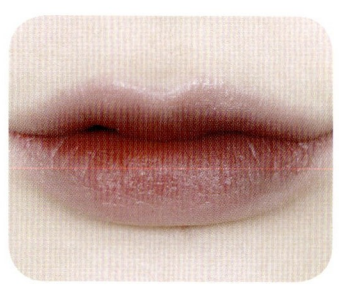

09 입술의 중앙을 중심으로 틴트를 발라주세요. 전체적으로 한 번 은은하게 바른 후 중앙에 한 번 더 덧바르는 느낌으로 레이어드해서 컬러를 만들어주세요. 틴트의 자연스러움이 올라와 자신의 입술 색상인 듯 아름답게 마무리된답니다.

■ ■ **물광** 메이크업

바셀린 등 마지막 피부 표현에 주의해야 되는 화장!

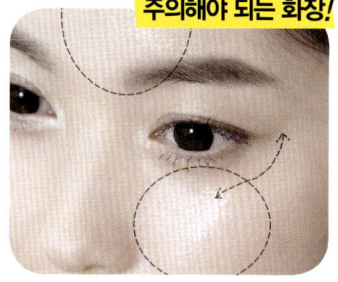

10 바셀린이나 에센스 등을 이용해 하이라이트 존에 물광 효과를 주세요. 발리면서 베이스를 밀어버릴 수 있으니 주의해주세요. 톡톡 두드리듯 발라주며 볼 부분은 광대뼈부터 흐르는 느낌으로 바르면 물광 효과가 훨씬 더 잘 살아난답니다.

MAKE-UP BONUS TIP

광은 마지막에 넣어주시는 것이 좋답니다. 베이스 메이크업과 색조 메이크업까지 마무리한 후 바셀린이나 페이스 오일 등을 이용해 광을 내주세요. 광을 내주기 전에 손등에 제품을 미리 얹어 부드럽게 풀어 온도감을 주면 베이스 메이크업이 밀리지 않으면서 더욱 자연스럽게 올라간답니다.

광을 내주실 때 범위가 퍼지지 않도록 신경 쓰면서 너무 많이 넣지 않도록 주의해주세요. 물광 메이크업은 너무 내추럴한 메이크업보다는 어느 정도 컬러감이 들어간 메이크업에 더 잘 어울린답니다. 스모키나 섹시한 메이크업을 할 때 해주시면 좋아요.

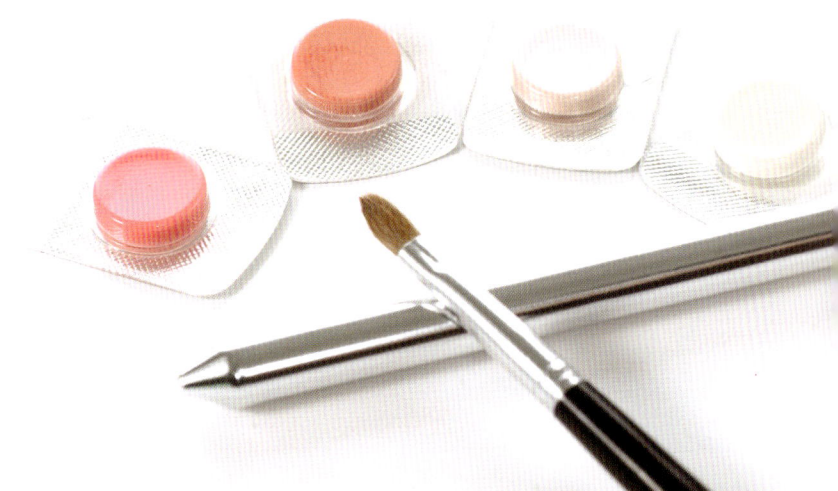

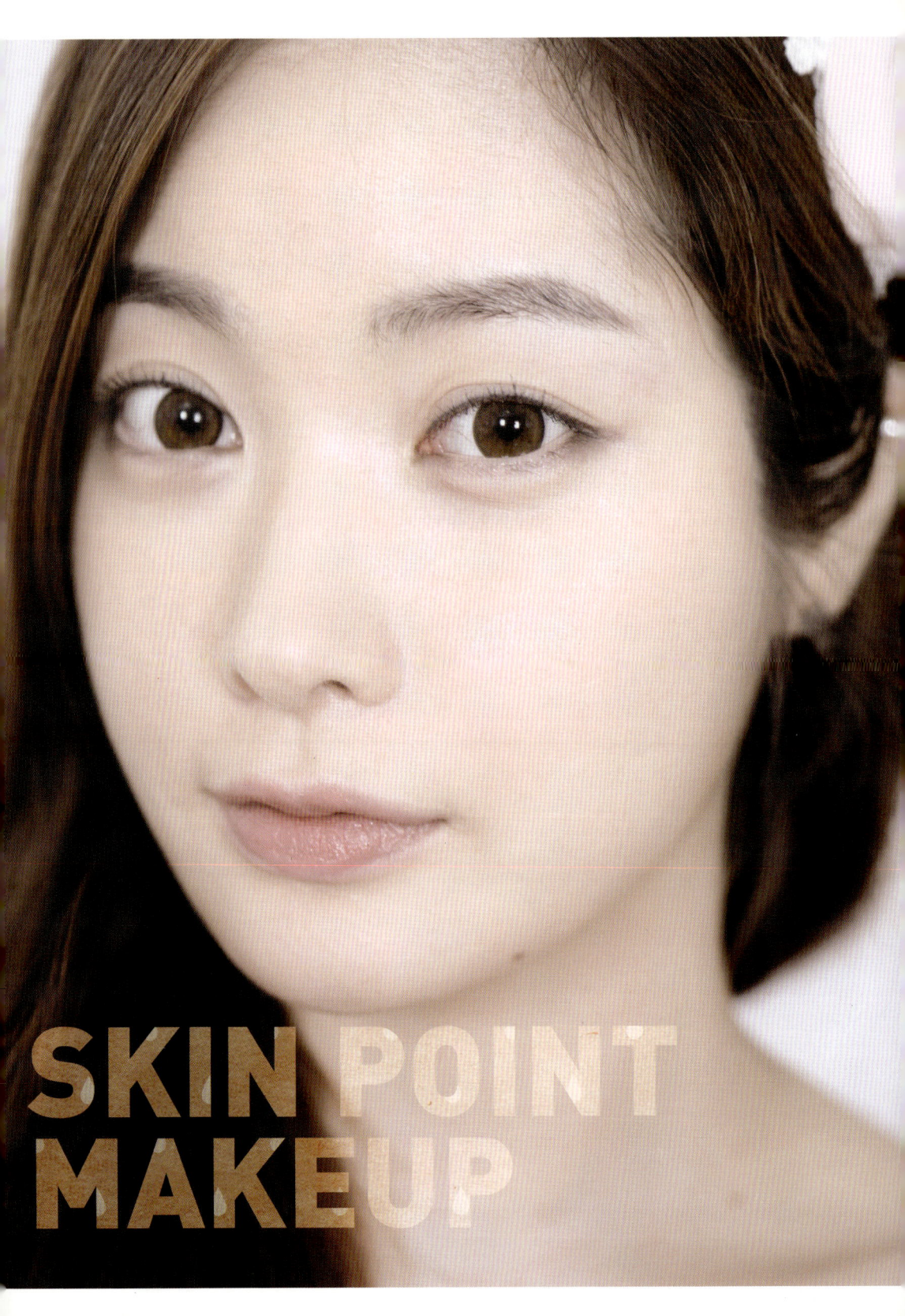

04 SKIN POINT
세미 매트 메이크업

푸석푸석함이 아닌 뽀송뽀송한 피부 위에 속부터 올라오는 은은한 광채가 고급스러운 느낌과 함께 아기 같은 느낌도 준다. 내추럴한 메이크업에도 잘 어울리지만 스모키 같은 메이크업에도 잘 어우러진다.

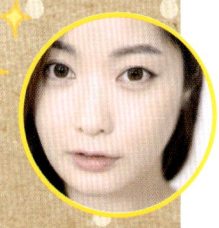

파우더를 바를 때 주의해야 되는 화장!

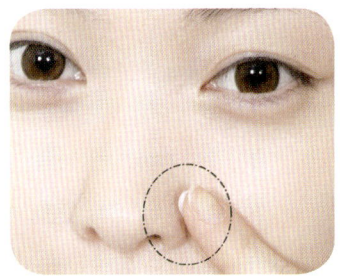
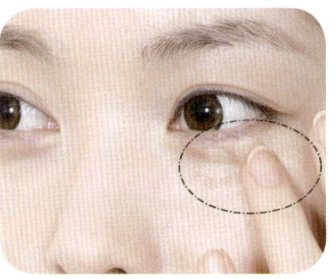
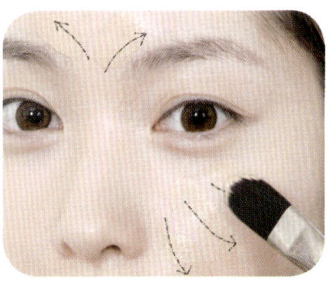

01 기초 케어 후 수분 타입의 프라이머나 베이스를 점선 부분에 바를 때 뜨는 부분에 집중해주세요. 이때 아주 소량만 얇게 펴 바르는 게 중요하답니다. 양을 너무 많이 사용하면 베이스 메이크업이 밀릴 수 있으니 주의해주세요.

02 아이컨실러를 언더라인에 톡톡 2~3번 정도 얇게 펴 발라 다크서클을 없애주세요! 눈 주변은 모공이 없고 잔주름이 많은 부분이기 때문에 아이컨실러 양이 너무 많으면 쉽게 주름에 끼어 주름이 더 돋보일 수 있으니 주의해주세요.

03 피부 톤보다 한 톤 밝은 파운데이션을 얼굴의 중앙부터 브러시를 이용해 소량만 얇게 발라주세요. 화살표 방향으로 브러시로 펴 바르며 얼굴의 중앙을 지나 외곽 부분은 따로 파운데이션을 이용하지 않고 브러시에 남은 양으로 가볍게 발라 마무리하면 됩니다.

04 SKIN POINT

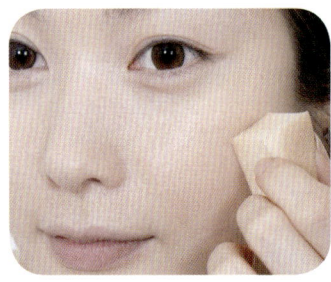
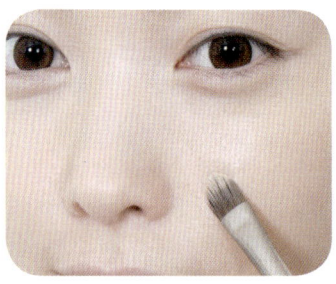
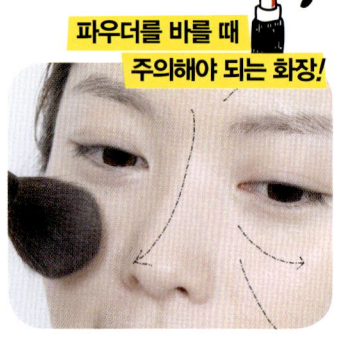

파우더를 바를 때
주의해야 되는 화장!

04 얼굴의 중앙부터 남은 브러시 자국을 스펀지로 정리하며 얼굴의 외곽 부분도 함께 만져주세요. 자연스럽게 파운데이션이 어우러지도록 전체적으로 패팅해서 마무리합니다.

05 파운데이션까지 마무리한 후 소량의 컨실러로 피부 잡티를 커버해주세요. 너무 많은 잡티를 커버하려고 하기보다 전체적으로 어우러지도록 자연스럽게 커버를 해주세요.

06 파우더 브러시로 파우더를 얼굴에 전체에 가볍게 얹어서 유분기를 잡으면서 매트한 느낌을 주세요. 매트하되 약간의 광이 돌 수 있도록 은은한 펄이 들어있는 파우더를 함께 사용하면 좋답니다. 파우더 브러시를 화살표 방향으로 가볍게 쓸어주시면 돼요.

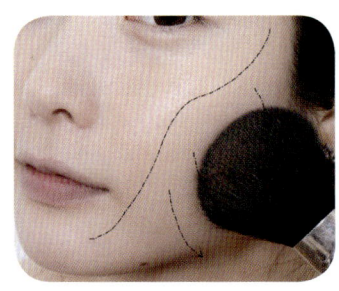
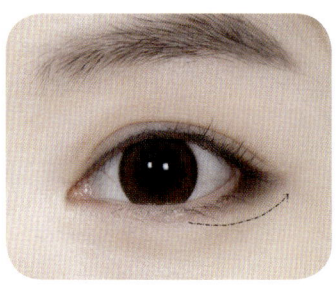
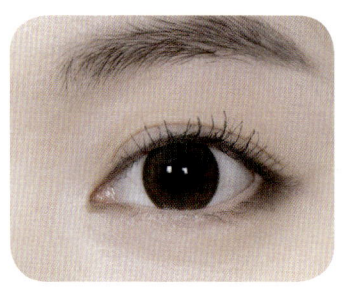

07 점선 부분에 셰이딩을 해서 라인을 잡아주세요. 매트한 피부 표현이기 때문에 셰이딩을 이용하면 샤프하게 얼굴라인을 살려준답니다. 광대부터 블러셔 부분까지 셰이딩을 넣으며 턱으로 갈수록 은은하게 하면 된답니다. 셰이딩은 컬러감이 너무 드러나지 않게 해주세요.

08 눈동자가 끝나는 부분부터 눈꼬리 쪽으로 브라운 섀도우를 이용해 음영을 넣어주세요. 컬러가 너무 진하게 올라오지 않도록 은은하게 해주시면 된답니다.

09 뷰러를 꼼꼼히 찝어주신 후 마스카라를 깔끔하게 발라 마무리해주세요. 숱을 풍성하거나 길게 연출하실 필요 없이 깔끔하게 바르고 컬링만 확실히 되도록 해주시면 돼요.

■ ■ 세미 매트 메이크업

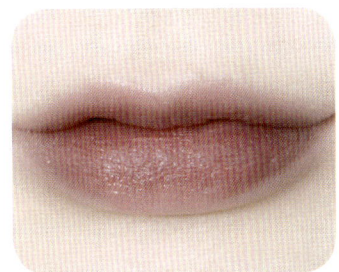

10 글로시한 타입의 은은한 핑크 립스틱을 입술라인에 맞춰 전체적으로 꼼꼼히 발라주시면 됩니다.

MAKE-UP BONUS TIP

매트한 피부 표현이기 때문에 피부가 건조해보이지 않도록 주의해주세요! 기초 스킨케어 때 충분히 촉촉하게 만들어주어 마무리감은 매트하지만 피부 자체는 촉촉함을 유지하는 것이 포인트! 베이스 메이크업을 해주기 전에 수분 타입 프라이머나 수분 타입 메이크업 베이스를 사용해주시는 것도 좋아요. 매트한 피부 덕분에 뽀송하고 어려 보이는 느낌을 준답니다.
하이라이트보다는 쉐딩을 이용해 마무리해주는 베이스 메이크업입니다. 반짝이는 느낌이 아닌 뽀송한 느낌을 만들어주기 위해선 하이라이트보다 쉐딩으로 라인을 살려주는 것이 좋겠죠?

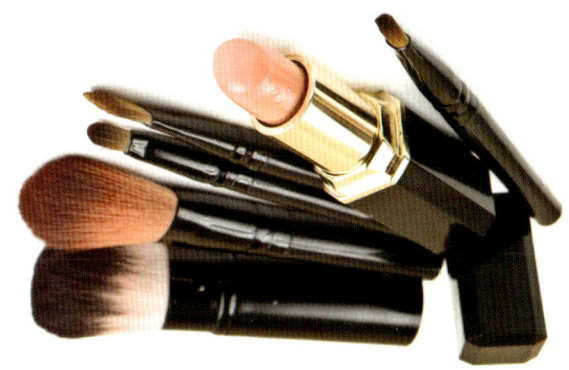

하코냥의 메이크업 팁

♥ 리얼 쌩얼 피부 표현법

메이크업을 하는 여성분들이라면 가장 신경 쓰이는 부분이 쌩얼 피부 표현이 아닐까 싶어요. 피부 속에서부터 흘러나오는 윤기는 피부를 더욱 건강하면서 아름답게 보이게 해주지요. 마법의 쌩얼 메이크업. 함께 해보세요.

메이크업을 시작하기 전에

피부 자체를 맑고 투명하게 표현해주기 위해선 피부 속부터 충분히 촉촉하게 보습을 해주어야 합니다. 그리고 피부 톤을 균일하게 맞춰주는 것이 중요해요. 피부가 울긋불긋하거나 톤이 맞지 않으면 잡티나 트러블이 없어도 화사하거나 예쁘게 보이지 않거든요. 점, 잡티 등 트러블을 가리기 위해서 컨실러를 너무 많이 덧바르지 마세요. 내추럴한 쌩얼 메이크업에선 메이크업이 두꺼워지지 않도록 신경 써주셔야 한답니다. 커버를 위해 메이크업이 두꺼워지는 것보다, 차라리 살짝 드러나는 트러블이 더욱 자연스럽고 예뻐 보여요. 이 포인트 3가지, 잊지 마세요!

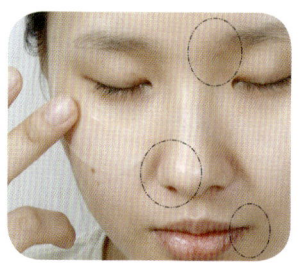 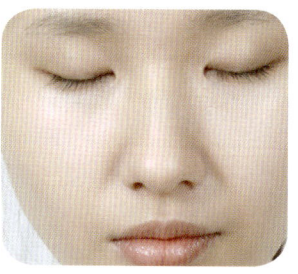 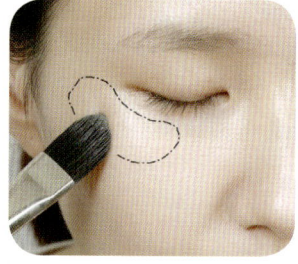

01 세안 후 기초 스킨케어를 해주세요. 무조건 스킨→에센스→로션→크림 등을 다 바르실 필요는 없답니다. 자신에게 부족하다 싶은 부분에 맞춰서 발라주시면 돼요. 점선 부분은 쉽게 건조해지는 곳이니 터치를 더욱 신경 써서 부드럽게 크림이나 로션을 발라주세요.

02 프라이머와 메이크업 베이스를 믹스해서 발라주세요. 따로따로 발라주어도 상관없답니다. 하코냥은 따로 발라주면 좀 더 두께감이 생기는 느낌 때문에 믹스해서 한 번에 가볍게 발라주었어요. 양을 많이 한다고 특별히 더 효과가 좋은 것은 아니니 소량만 써도 충분해요.

03 아이브라이트너로 눈 밑을 밝혀주세요. 일반적으로는 눈 밑의 애교살부터 시작해서 다크서클을 가리죠. 하지만 이번엔 애교살 부분을 뛰어넘고 아이브라이트너를 발라주세요. 톡톡톡 찍어준 후 약지를 이용해 부드럽게 볼 쪽으로 펴 발라주세요.

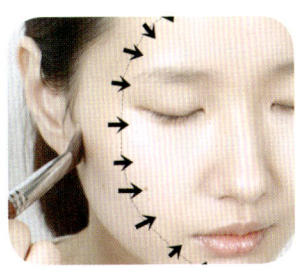

04 파운데이션을 발라주세요. 파운데이션은 피부 톤보다 살짝 어둡거나 피부 톤과 같은 색상의 제품을 선택해주세요. 점선 부분인 얼굴의 외곽부터 중심으로 들어오는 느낌으로 발라주세요. 이때 파운데이션은 지금 바르는 건가 싶을 정도로 소량을 쓰셔도 충분답니다.

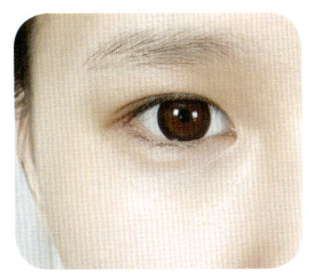

05 컨실러+파운데이션을 이용해 트러블을 커버해주세요. 컨실러만을 이용해 커버를 해도 된답니다. 하지만 피부에 딱 맞는 컨실러를 찾는 것이 쉽지 않으실 거예요. 이렇게 컨실러를 찾지 못했다면 파운데이션과 믹스해 사용하면 좀 더 자연스럽게 커버할 수 있답니다.

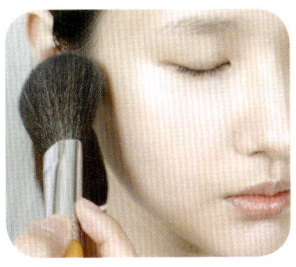

06 C존에 리퀴드 하이라이트를 발라 하이라이트를 넣어주세요. 소량을 이용해 C존이 잘 살아날 수 있도록 하이라이트를 넣어주시면 된답니다.

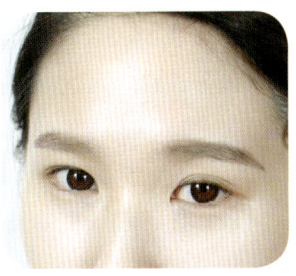

07 하이라이트를 T존에도 리퀴드 하이라이트를 이용해서 넣어주세요. T존에 하이라이트를 넣어줄 때도 C존에 하이라이트를 넣어줄 때도 자신의 얼굴형을 생각해서 넣어주는 것이 좋답니다.

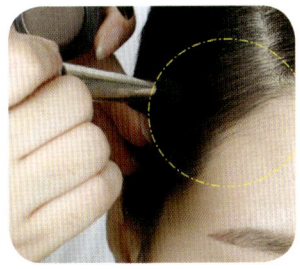

08 파우더를 이용해 마무리해주세요. 윤기가 없는 게 예쁘겠다 싶은 부분은 파우더로 정리해주시고 이마라인에 빈 부분을 아이섀도우로 채워 라인을 정리해주세요.

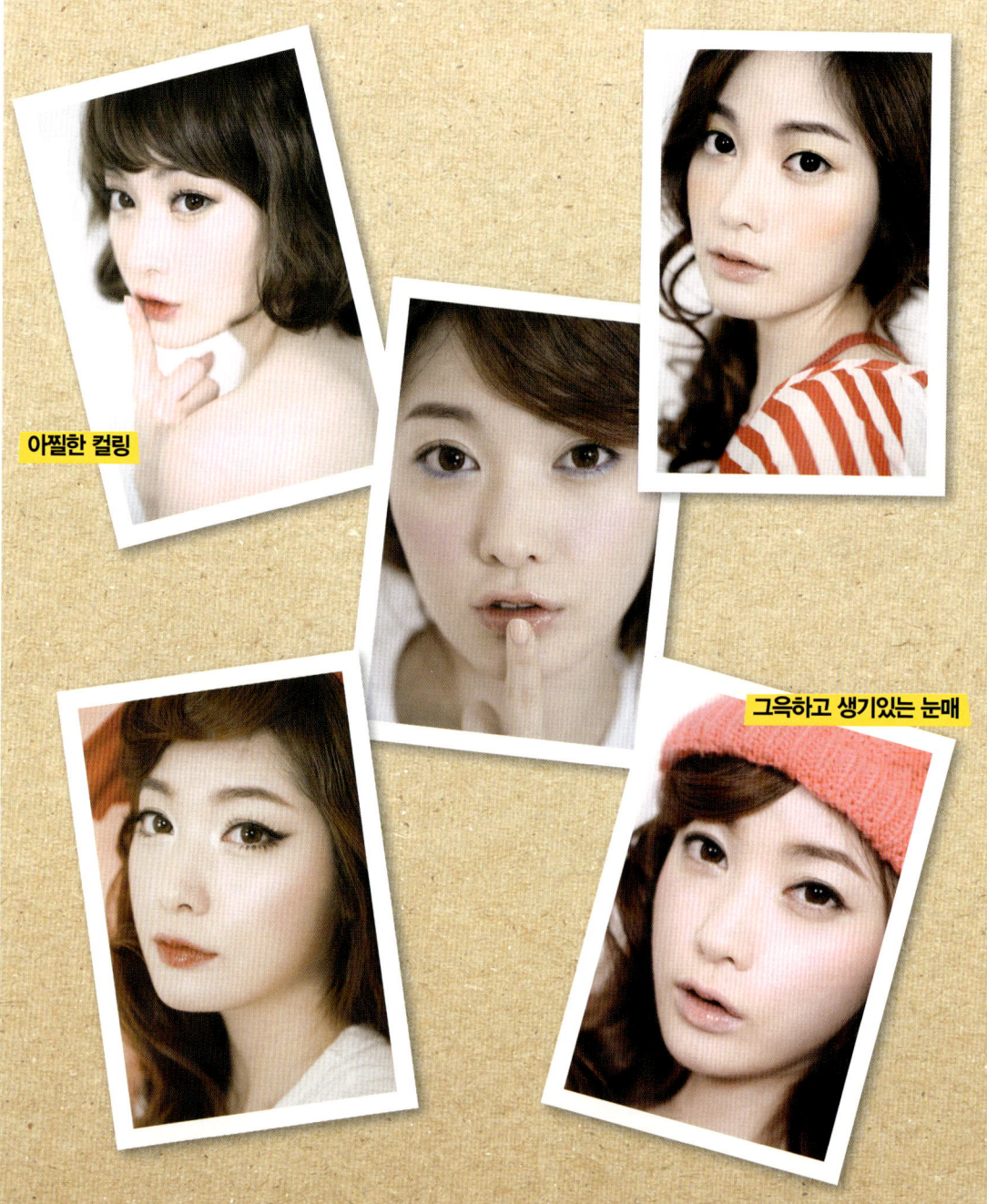

PART2

EYE POINT MAKE UP

아이 포인트 메이크업

눈이 얼굴의 중심인 만큼 아이 메이크업은 조금만 변화를 줘도 정말 확 다른 분위기를 연출할 수 있어요.
아이라인, 아이섀도우, 마스카라로 무궁무진하게 변신하세요.
그리고 그에 맞게 센스 있는 밸런스 조절도 잊지 말아야겠죠?

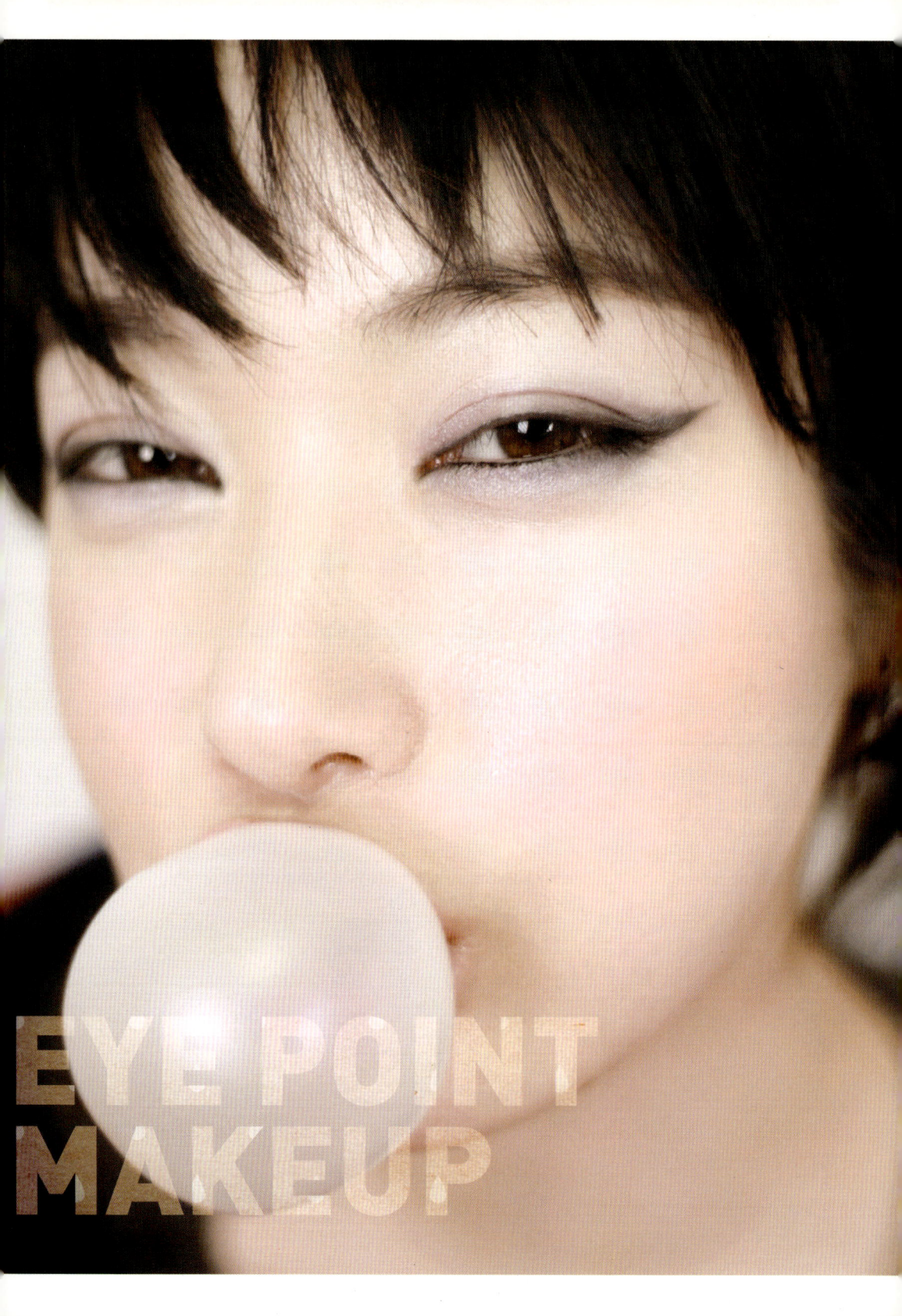

01 EYE POINT
눈꼬리라인 포인트 메이크업

블랙 아이라이너로 샤프하게 눈꼬리를 빼서 눈꼬리를 강조한 메이크업이다.
섹시함과 큐트함을 동시에 갖고 있는 메이크업으로
시크하면서도 장난기 있는 모습이 매력적인 메이크업이다.

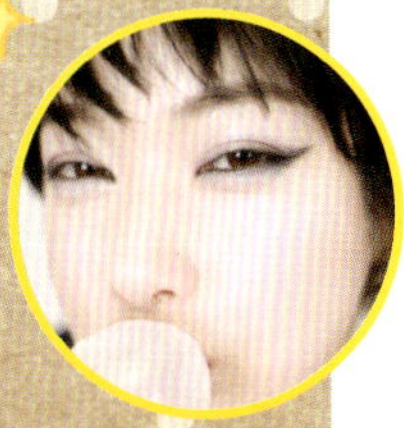

과감한 눈꼬리와 포인트 아이섀도우를 주의해야 되는 화장!

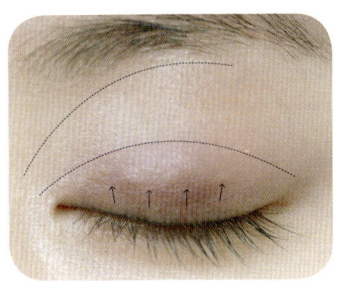

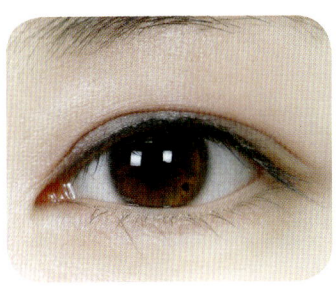

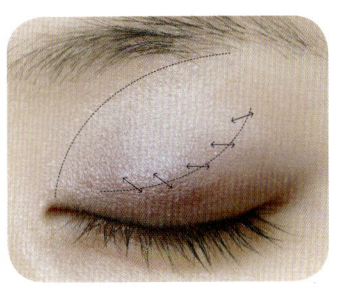

01 퍼플 섀도우를 이용해 점선 부분에 베이스를 깔아주세요. 속눈썹 가까이부터 시작해서 화살표 방향으로 그라데이션 해주시면 된답니다. 쌍꺼풀라인이 있는 곳까지 베이스를 깔아주고 윗부분은 비워두시면 돼요.

02 눈두덩이에 퍼플 섀도우로 베이스를 깔아준 다음 눈을 떴을 때 모습입니다.

03 점선 부분에 화이트펄 섀도우를 이용해 아이브로우 밑부터 베이스를 깔아주세요. 퍼플 섀도우로 베이스를 깔아준 부분과 자연스럽게 그라데이션이 되도록 화살표 방향으로 브러시를 움직여주면 됩니다. 퍼플 섀도우가 너무 위까지 올라오지 않게 주의하세요.

01 EYE POINT

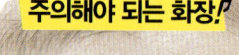
과감한 눈꼬리와 포인트 아이섀도우를 주의해야 되는 화장!

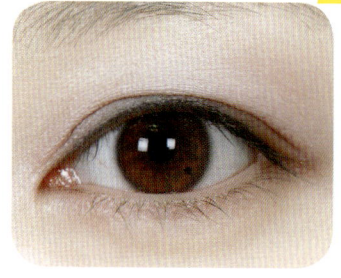

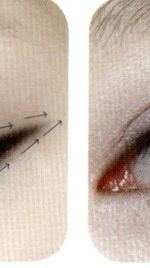

04 화이트펄 섀도우로 베이스를 깔아준 다음 눈을 떴을 때 모습입니다.

05 블랙 아이라이너로 눈꼬리를 그려주세요. 눈 중간부터 시작해 과감하게 화살표 방향으로 쭉 빼면 된답니다. 이때 두껍지 않도록 주의하세요. 아이라인을 눈꼬리까지 뺀 후 언더에 자연스럽게 연결시키고 언더라인도 중간 지점까지 아이라인을 그리면 된답니다.

06 아이라인을 언더까지 그린 다음 정면을 봤을 때 모습입니다.

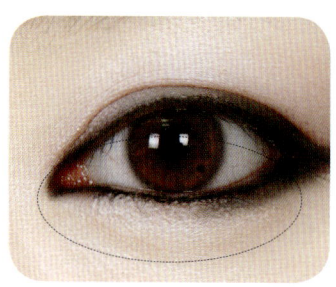

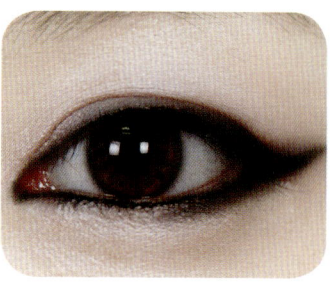

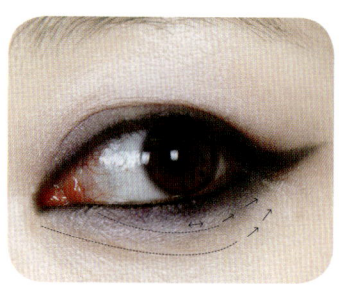

07 블랙 아이라이너를 이용해 눈앞 머리부터 언더까지 점막을 꼼꼼히 채워주세요. 아이라인과 함께 자연스럽게 어우러지도록 같은 컬러를 이용해 점막을 채워주시되 너무 두껍지 않도록 주의해주세요! 그리고 컬러감은 명확하게 올라올 수 있도록 해주세요.

08 아이라이너로 점막을 채운 다음 정면을 봤을 때 모습입니다.

09 진한 퍼플 섀도우를 이용해 포인트를 넣은 후 그라데이션 해주세요. 점막 밑 부분부터 아이라인을 그려놓은 부분까지 퍼플이 잘 올라오도록 강하게 포인트를 넣어주세요. 그리고 베이스로 사용한 퍼플 섀도우로 전체적 밸런스를 맞춰주세요.(화살표 방향으로 그라데이션 해주면 됩니다.)

눈꼬리라인 포인트 메이크업

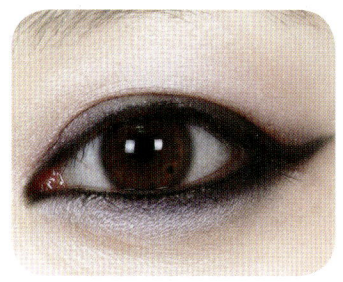

10 언더에 퍼플 섀도우로 포인트를 넣은 다음 정면을 봤을 때 모습입니다.

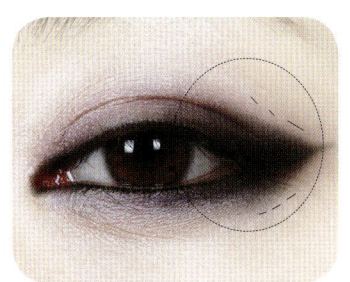

11 진한 퍼플 섀도우를 이용해 눈꼬리부터 눈두덩이와 언더까지 자연스럽게 어우러지도록 그라데이션 해서 아이라인을 마무리해주세요. 이때 진한 퍼플 섀도우는 눈동자가 시작되는 부분에서 자연스럽게 끝나도록 하면 된답니다.

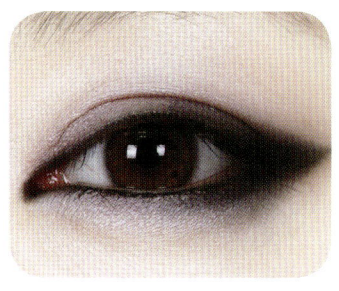

12 눈두덩이 그라데이션까지 마치고 아이라인이 완성된 다음 정면을 본 모습입니다.

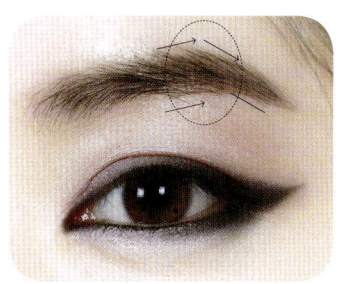

13 다크 브라운을 이용해 아이브로우를 그려주세요. 눈매가 강렬해 보이기 때문에 아이브로우도 어느 정도 컬러감을 맞춰주어야 눈만 부각되는 걸 예방할 수 있답니다. 아이브로우는 눈썹산을 살려서 그려주세요. 더욱 매력적인 눈매로 완성된답니다.

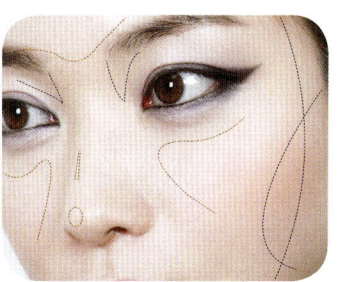

14 검은 점선 부분을 브러시로 한 번 쓸어서 외곽에 섀딩을 넣어주세요. 광대뼈부터 볼 쪽으로 블러셔를 넣으면 브라운 컬러가 올라와 더욱 세련되게 완성됩니다. 붉은 점선 부분에 하이라이트를 넣으면 입체감이 더 살아난답니다.

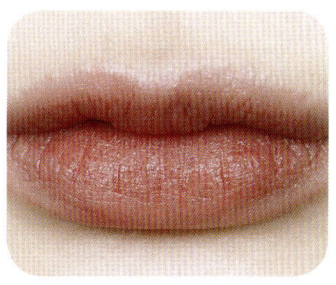

15 은은한 컬러의 피치 코랄 립스틱을 발라주세요. 펄감이 없는 제품을 사용하시면 더욱 깔끔한 느낌으로 마무리된답니다. 입술은 촉촉한 느낌이 들도록 해주시면 돼요. 글로시한 타입의 립스틱을 사용해주면 좋고 만약 없다면 립밤과 믹스해서 발라주셔도 돼요.

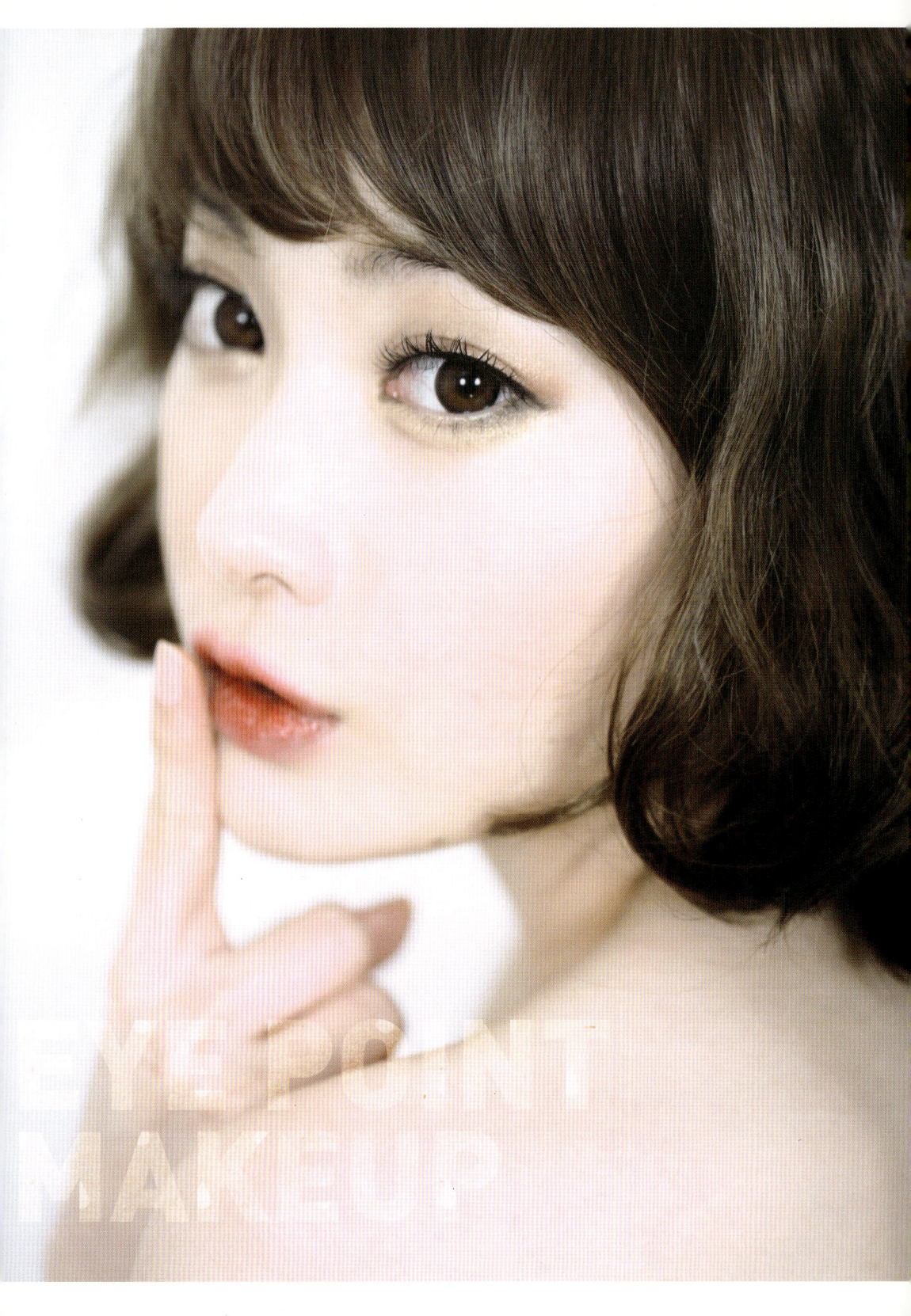

02 EYE POINT
내추럴 아이라인 메이크업

눈꼬리라인을 강조하지만 부담스럽지 않은 메이크업이다. 살짝 처진 듯한 눈매가 오히려 볼수록 사랑스럽고 애교 있는 느낌이다. 붉은 입술과 매치한 메이크업이 앙큼 도도하고 사랑스럽다.

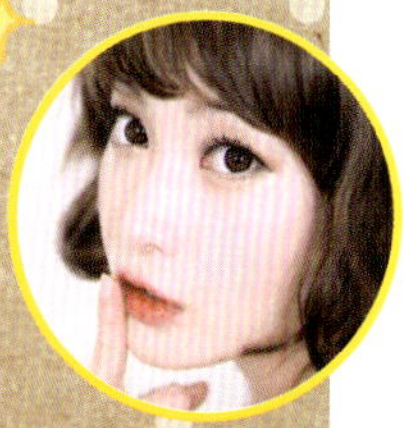

아이라인을 그릴 때 주의해야 되는 화장!

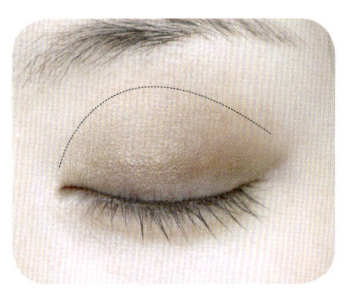

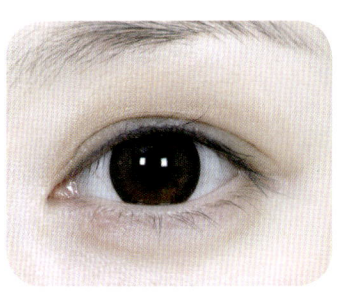

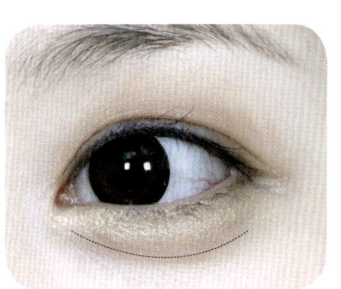

01 골드 섀도우로 점선 부분에 베이스를 깔아주세요. 베이스는 살짝 골드 느낌만 돌 정도로 은은하게 깔아주시면 된답니다.

02 골드 섀도우로 눈두덩이에 베이스를 깔아준 다음 눈을 떴을 때 모습입니다.

03 골드 섀도우를 이용해 언더의 점선 부분에 베이스를 깔아주세요. 언더에는 골드 느낌이 잘 살아날 수 있도록 컬러감을 충분히 얹어주세요. 언더의 중앙 부분에 포인트를 넣어주시며 양쪽으로 자연스럽게 그라데이션 해 마무리해주세요.

02 EYE POINT

아이라인을 그릴 때 주의해야 되는 화장!

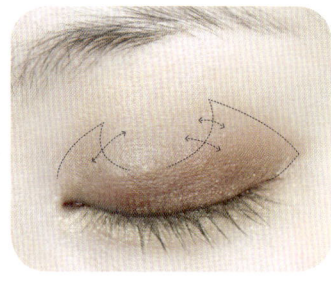
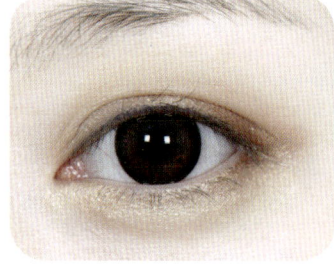
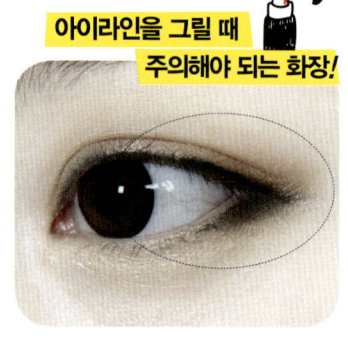

04 점선 부분에 레드브라운 섀도우를 이용해 포인트를 넣어주세요. 양쪽 끝 부분을 잡아주고 눈동자가 있는 가운데는 하이라이트로 남도록 살짝 비워주세요. 그리고 화살표 방향으로 자연스럽게 그라데이션하면 된답니다. 이때 포인트 컬러가 너무 올라오지 않게 주의하세요.

05 레드브라운 섀도우로 포인트를 넣은 다음 눈을 떴을 때 모습입니다.

06 블랙 아이라이너를 이용해 전체적으로 아이라인을 그려주세요. 속눈썹을 메우듯 얇게 그리다 눈꼬리 부분에서 자연스럽게 빼주세요. 아이라인을 빼준 후 언더와 이어지도록 아이라인 브러시를 이용해 펴주면 된답니다. 이러면 좀 더 순한 느낌을 줄 수 있어요.

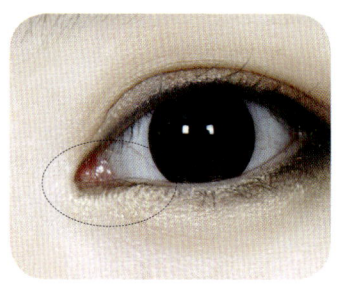
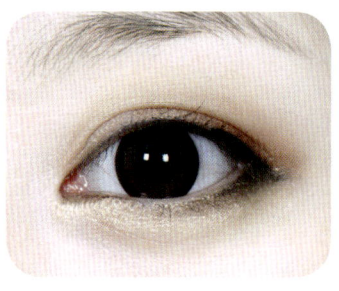
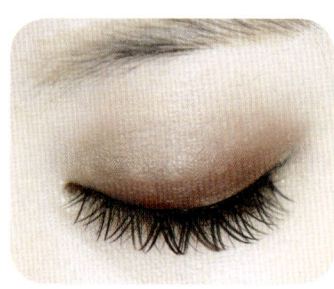

07 브라운 아이라이너를 이용해 점선 부분에 언더라인을 그려주세요. 언더라인은 눈동자가 시작되는 부분까지만 그려주면 된답니다. 은은한 브라운을 이용해 눈앞머리부터 자연스럽게 언더라인을 채워주시는 거예요. 눈앞머리는 진하게 그리지 않으셔도 돼요. 느낌만 주세요.

08 브라운 아이라이너를 이용해 눈앞머리의 언더라인이 채워진 모습입니다.

09 속눈썹을 붙여주시는데요, 이번엔 좀 과장된 느낌의 속눈썹을 붙여주세요. 통짜 속눈썹을 사용해 전체적으로 붙여주시는데 과장된 느낌의 속눈썹이 눈을 더 인형같이 만들어 준답니다.

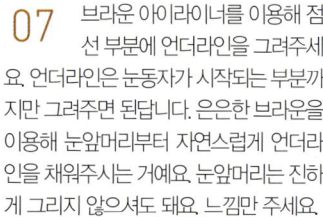

내추럴 아이라인 메이크업

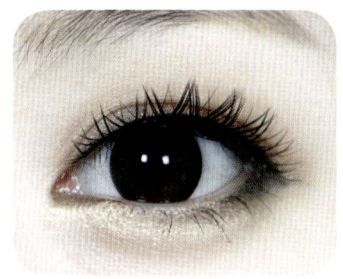

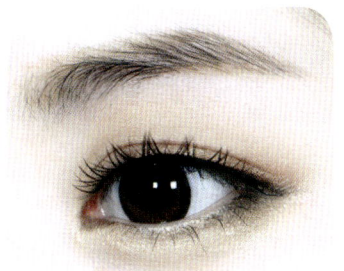

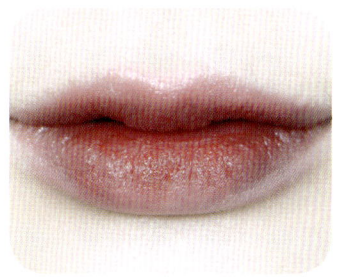

10 언더래쉬에는 마스카라를 가볍게 발라주세요. 눈의 중앙부터 눈꼬리 쪽으로 자연스럽게 발라주면 된답니다. 이때 마스카라는 소량으로 가볍게 발라 발랐단 느낌만 들도록 해주시면 돼요.

11 밝은 브라운톤을 이용해 각지게 아이브로우를 그려주세요. 부드러운 느낌보다는 각이 살아 간결하면서도 깔끔한 느낌이 나게 그려주면 된답니다. 눈 길이보다 살짝 더 길게 시원하게 빼주시고 눈썹산은 살리되 너무 여성스러워 보이지 않도록 아치형을 만들진 마세요.

12 틴트와 립밤을 입술에 전체적으로 발라주세요. 틴트의 컬러가 은은해져서 전체적으로 자연스럽게 핑크빛이 도는 느낌으로 입술이 완성된답니다. 립밤을 발라 촉촉한 느낌도 살아나요.

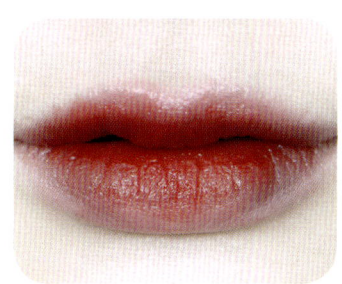

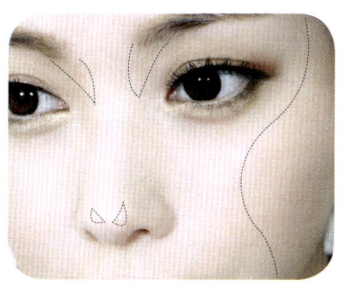

13 레드 립스틱을 입술 중앙에만 덧발라서 포인트를 주세요. 중앙에 매트한 립스틱이 들어가면 입술 외곽에 촉촉한 립밤 느낌이 살아나 더욱 섹시한 입술이 완성된답니다. 레드 립스틱은 발색이 선명한 제품을 선택하고 중앙에 강렬하게 컬러를 넣어주셔야 예뻐요.

14 검은 점선 부분에 섀딩을 넣어주세요. 따로 볼터치를 하지 않고 섀딩으로 마무리해줄 거랍니다. 노우즈 섀딩을 넣어주시고 콧망울에 섀딩을 넣어 세련되고 샤프한 이미지를 살려주세요! 섀딩은 티 나지 않게 은은하게 하고 볼터치 부분은 컬러감을 좀 더 넣으면 됩니다.

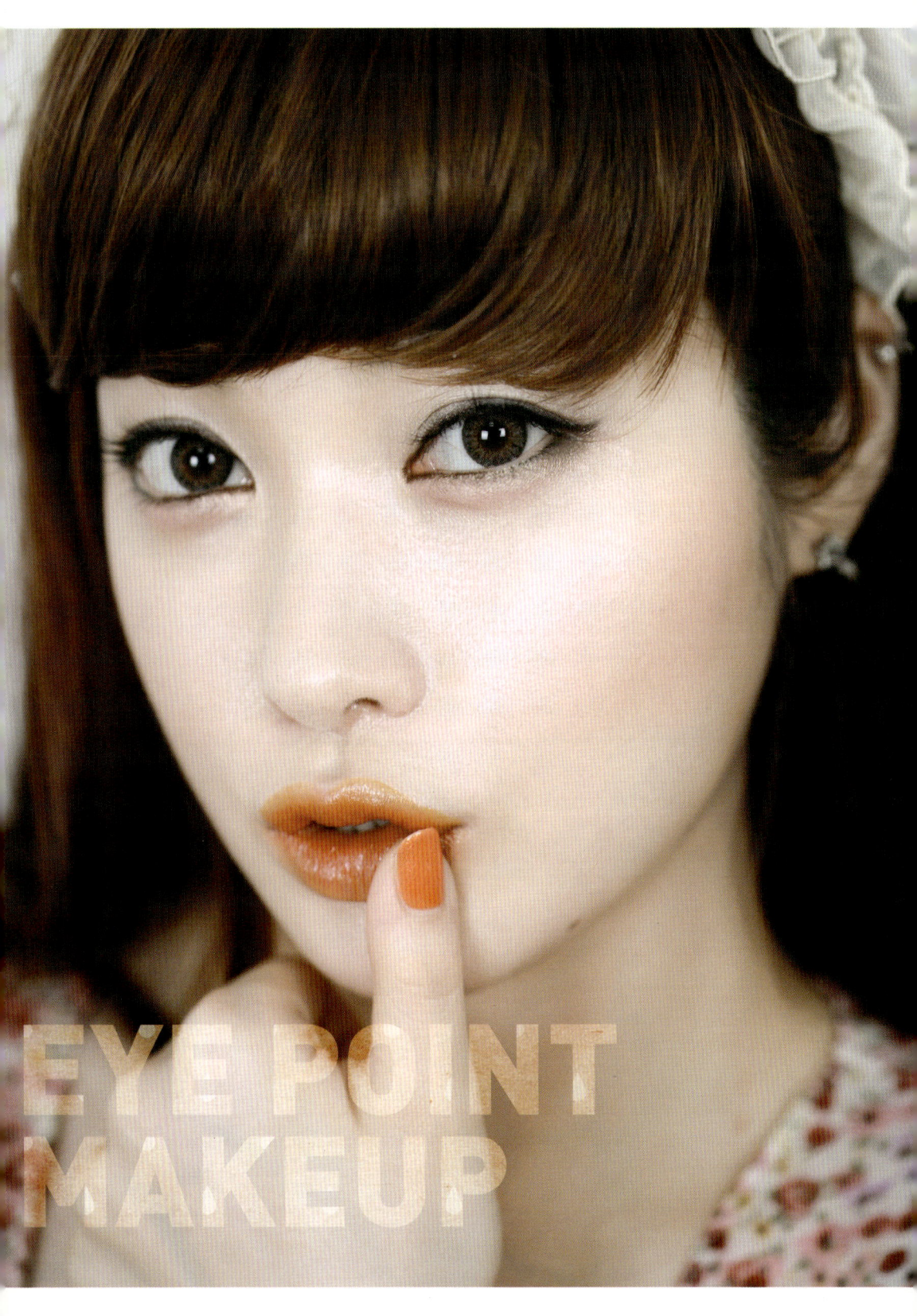

03 EYE POINT
눈 앞뒤쪽 포인트 메이크업

눈의 앞뒤에 아이라인을 넣어 눈매는 더욱 크고 또렷해 보이며 코랄과 브라운 컬러 덕분에 사랑스럽게 완성된다. 같은 메이크업에 립 컬러만 바꿔주면 다양한 느낌으로 연출할 수 있기 때문에 더욱 매력적인 메이크업이다.

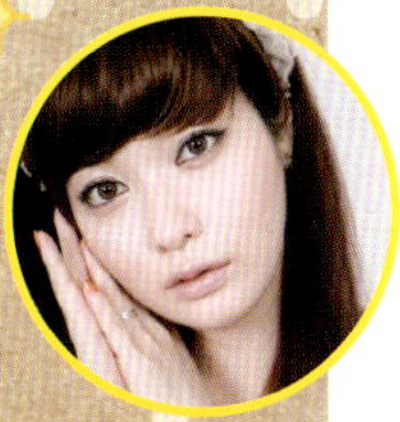

앞뒤로 아이라인을 넣는 것에 주의해야 되는 화장!

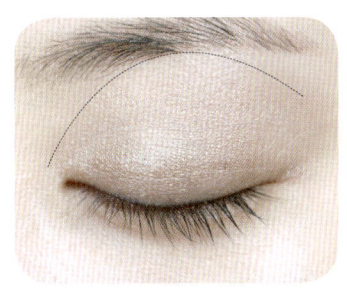

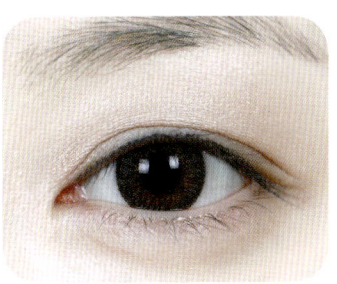

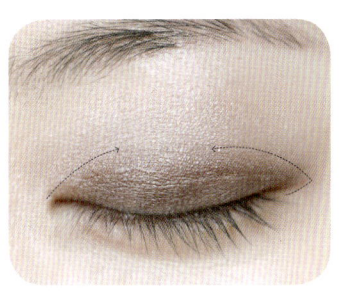

01 은은한 펄감의 밝은 베이지 섀도우를 이용해 점선 부분에 베이스를 깔아주세요. 베이스는 특별히 한군데가 진해지지 않도록 주의하며 눈두덩이에 은은하게 전체적으로 펴서 깔아주면 된답니다.

02 베이지 섀도우로 베이스를 깔아준 다음 눈을 떴을 때의 모습입니다.

03 브라운 섀도우로 점선 부분에 포인트 컬러를 넣어주세요. 포인트 컬러는 화살표 방향으로 양쪽 끝에 넣어주세요. 중앙 부분이 가장 밝은 느낌이 들면 된답니다. 브라운 컬러는 쌍꺼풀라인까지 오도록 하는데 포인트 컬러가 너무 위쪽까지 올라가지 않게 주의하세요.

03 EYE POINT

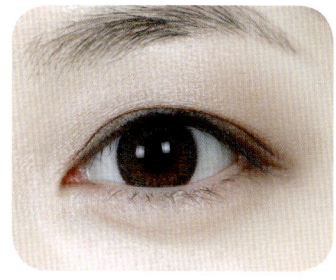

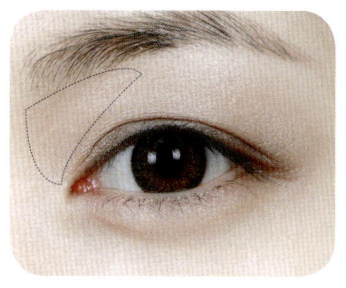

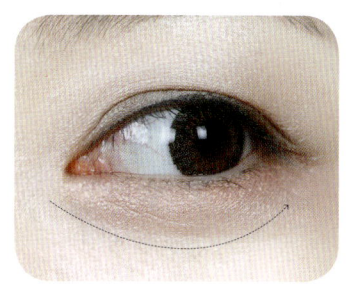

04 브라운 섀도우로 포인트를 넣어준 다음 눈을 뜬 모습입니다.

05 펄이 없는 은은한 브라운 섀도우를 이용해 눈앞머리에 음영을 넣어주세요. 점선 부분처럼 삼각형을 그린다고 생각하고 넣어주면 된답니다. 이때 음영이 진해지지 않게 주의하며 넣어주세요. 베이스 섀도우와 겹치는 곳은 자연스럽게 그라데이션 해주세요.

06 코랄 섀도우로 점선 부분인 언더에 베이스를 깔아주세요. 눈의 앞부분은 컬러를 은은하게 넣어주시며 눈꼬리로 갈수록 섀도우를 레이어드 해서 컬러감이 좀 더 명확하게 올라오게 해주세요. 같은 컬러지만 레이어드 해주는 것에 따라서 입체감이 살아난답니다.

앞뒤로 아이라인을 넣는 것에 주의해야 되는 화장!

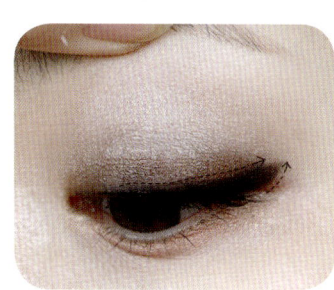

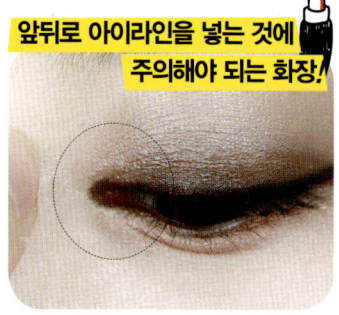

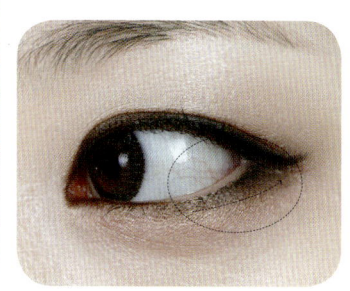

07 블랙 아이라이너로 아이라인을 그려주세요. 아이라인은 눈의 중앙부터 화살표 방향으로 두께감을 줘서 그려주세요. 눈꼬리는 눈매에 따라서 살짝 빼주세요. 전체적으로 아이라인은 눈의 중앙을 지나는 부분부터 눈꼬리 부분만 티가 나면서 자연스럽게 마무리된답니다.

08 브라운 아이라이너를 이용해 눈앞머리에 아이라인(점선 부분)을 그려주세요. 이때 눈앞머리를 따라서 안쪽 점막을 메운다는 느낌으로 그려주세요. 그리고 중앙 쪽으로 자연스럽게 그라데이션하면 된답니다. 눈앞머리 아이라인이 눈 중앙을 넘지 않도록 주의하세요!

09 카키 섀도우로 언더라인(점선 부분)에 포인트 컬러를 넣어주세요. 언더라인이 아닌 섀도우로 포인트를 주어 부드러우면서도 세련된 느낌은 살려주되 부담스러운 느낌은 없답니다. 카키 섀도우가 너무 튀지 않도록 베이스 섀도우와 자연스럽게 그라데이션 해주세요.

눈 앞뒤쪽 포인트 메이크업

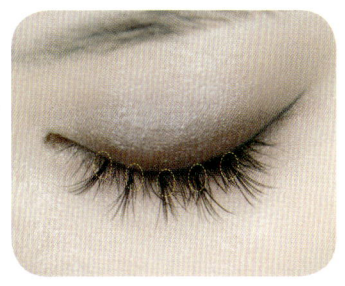

10 뷰러를 찝어주신 후 속눈썹을 붙여주세요. 속눈썹은 포인트가 되도록 붙이는데 자신의 속눈썹 길이보다 긴 것을 선택해주세요. 포인트가 되도록 속눈썹 사이사이에 가닥 속눈썹을 붙여주면 된답니다. 더욱 엘레강스한 느낌으로 마무리돼요.

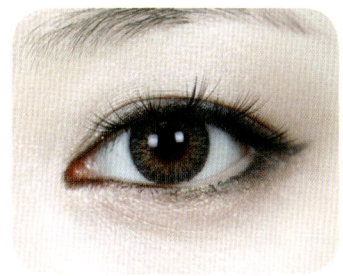

11 가닥 속눈썹이 붙여진 모습입니다. 선택에 따라 속눈썹을 붙이지 않고 마스카라만 발라주셔도 된답니다.

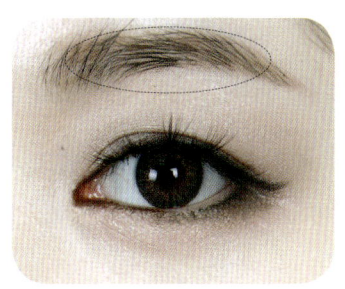

12 아이브로우를 그린 후 눈썹 결을 정리해주세요. 브라운 컬러를 이용해 부드럽게 아이브로우를 그리는데 자신의 눈썹 모양을 그대로 살리면 된답니다. 그리고 눈썹 결을 깔끔하게 정리해주세요. 단정한 눈썹 결은 인상을 더욱 스마트하면서 촉촉하게 해줍니다.

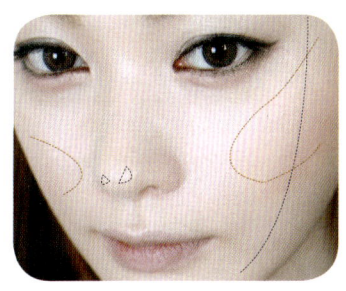

13 섀딩과 블러셔로 얼굴에 입체감을 주세요. 붉은 점선 부분에 핑크와 브라운을 믹스해서 기본 라인으로 블러셔를 넣고 브러시로 얼굴 외곽에서부터 중앙으로 자연스럽게 뻗어 나오도록 은은하게 표현해주세요. 검은 점선 부분도 마찬가지로 소량만 섀딩을 넣어주세요.

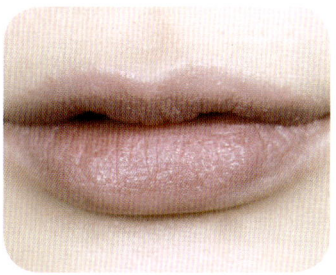

14 누드 핑크 립스틱을 입술에 전체적으로 발라주세요.

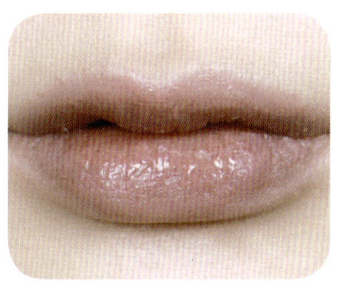

15 투명 글로스를 덧발라 입술의 볼륨을 살려주고 핑크 컬러를 올려주세요! 연약한 듯 사랑스러운 핑크빛 입술이 완성된답니다.

04 EYE POINT
눈 중앙 포인트 메이크업

눈의 중앙 부분에 아이라인이 들어간 메이크업으로 여성스러우면서도 중앙에 들어간 아이라인 덕분에 귀여운 느낌이 살아난다. 러블리한 메이크업이라 데이트나 미팅, 소개팅 때 하면 좋은 메이크업이다.

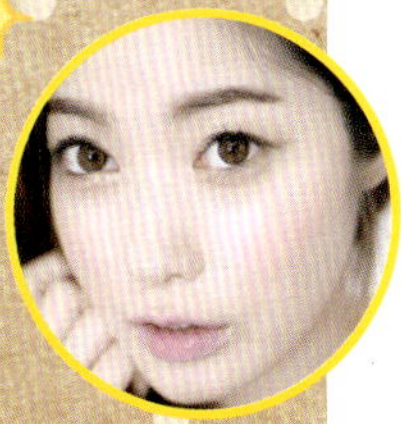

아이라인을 자연스럽게 블랜딩해야 되는 화장!

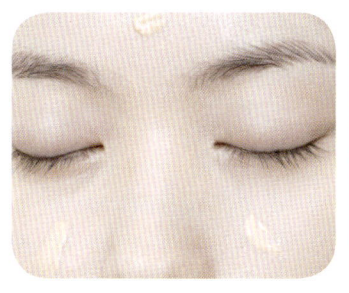

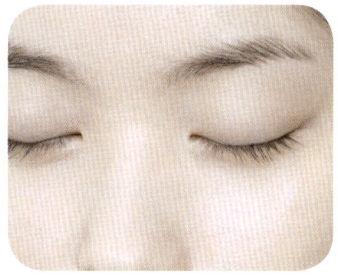

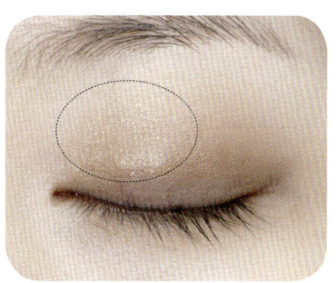

01 베이스 메이크업 후 리퀴드 타입의 하이라이트를 발라주세요. 소량을 이마, 볼을 기준으로 바르되 더 바르고 싶은 부분이 있다면 발라주세요. 베이스가 밀리지 않도록 브러시나 퍼프를 이용해 부드럽게 펴 바르면 얼굴에 자연스럽게 윤기를 주며 촉촉한 피부가 완성된답니다.

02 하이라이트를 발라 얼굴에 윤기를 더한 모습입니다.

03 점선 부분인 눈의 중앙 부분에 골드 섀도우로 베이스를 깔아주세요. 베이스는 너무 넓게 바르지 마시고 눈동자가 있는 부분보다 살짝 앞쪽으로 포인트가 되게 넣어주면 돼요. 그리고 속눈썹 최대한 가까이에 얇게, 티가 잘 나지 않더라도 베이스 아이라인을 그려주세요.

04 EYE POINT

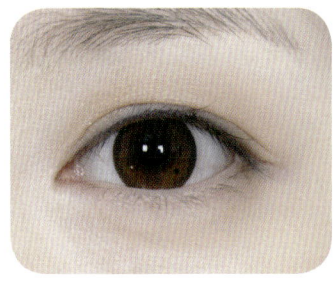

04 골드 섀도우를 베이스로 깔아준 모습입니다.

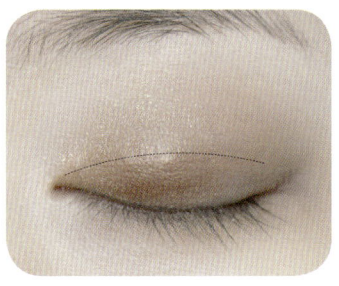

05 점선 부분에 브라운 섀도우로 포인트 컬러를 넣어주는데 미리 깔아둔 베이스 컬러와 어우러지도록 경계를 자연스럽게 풀어주세요. 포인트 컬러는 쌍꺼풀라인을 넘어가지 않도록 주의해주세요.

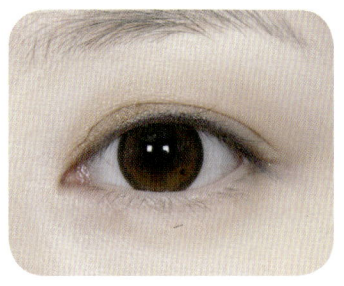

06 쌍꺼풀라인에 브라운 섀도우로 포인트를 넣은 다음 눈을 떴을 때 모습입니다.

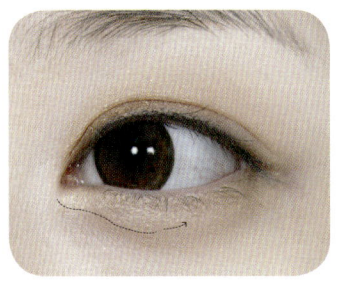

07 골드 섀도우를 이용해 언더의 점선 부분에 은은하고 자연스럽게 베이스를 깔아주세요. 앞부분에 포인트를 넣어준 후 화살표 방향으로 그라데이션 해 자연스럽게 마무리해주시면 됩니다.

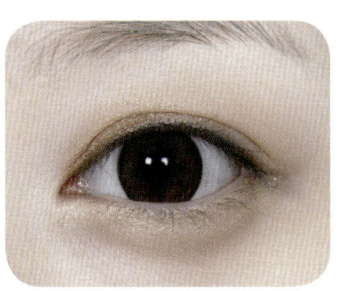

08 언더 부분에 그라데이션이 완성된 모습입니다.

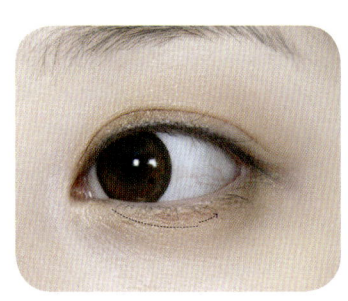

09 점선 부분에 브라운 섀도우로 포인트를 넣어주세요. 골드 섀도우로 베이스를 깔아놓았기 때문에 잘 어우러진답니다. 브라운 색상은 속눈썹 가까이 넣어주시는 게 중요해요. 포인트를 넣은 후 브러시에 남은 것은 화살표 방향으로 자연스럽게 펴 주세요.

■ ■ **눈 중앙 포인트** 메이크업

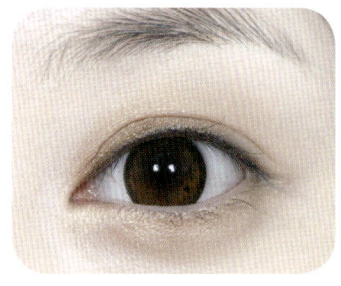

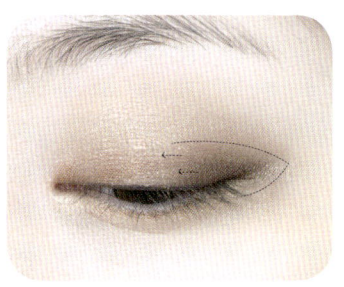

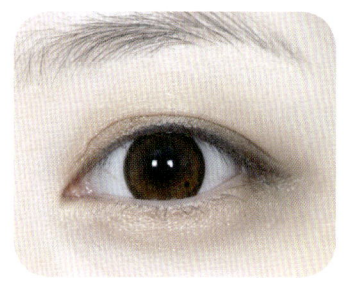

10 언더에 브라운 섀도우로 포인트를 넣은 모습입니다.

11 점선 부분에 진브라운 섀도우를 이용해 포인트를 넣어주세요. 포인트는 눈을 감싼다는 느낌으로 삼각형을 그리며 눈의 안쪽으로 들어오면 된답니다. 진브라운 섀도우로 포인트 색상이 들어온 후 화살표 방향으로 그라데이션 해서 마무리해주세요.

12 진브라운 섀도우로 포인트를 넣은 다음 정면을 본 모습입니다.

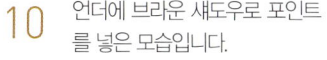

아이라인을 자연스럽게 블랜딩해야 되는 화장!

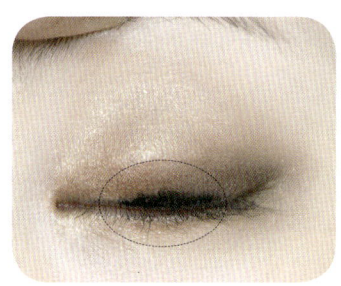

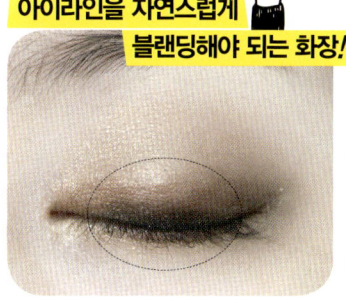

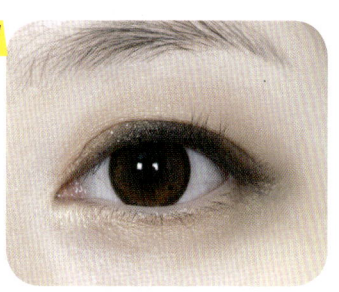

13 점선 부분에 블랙 아이라이너를 이용해 포인트라인을 그려주세요. 눈의 앞뒤를 비워두고 중앙에만 아이라인을 그려주시는 거랍니다. 아이라인은 좀 두껍게 그려주셔도 됩니다.

14 블랙 아이라이너로 중앙 부분에 그려준 아이라인을 자연스럽게 블랜딩해서 펴주세요. 베이스와 포인트로 넣어놓은 컬러와 자연스럽게 어우러지도록 그라데이션 해주는 거랍니다. 이 때 아이라인이 눈의 양옆으로 퍼지지 않도록 주의해주세요!

15 블랙 아이라인을 넣은 다음 아이라인 블랜딩이 자연스럽게 완성된 모습입니다.

04 EYE POINT

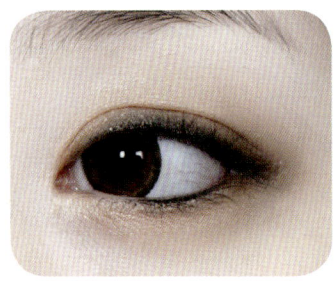

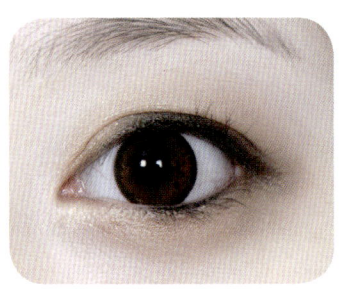

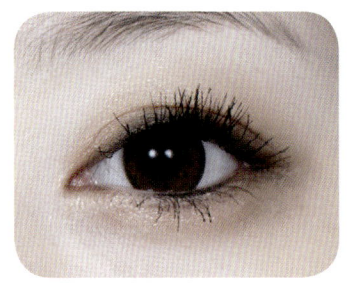

16 언더에도(점선 부분) 포인트라인을 그려주세요. 언더의 포인트라인은 눈동자가 있는 부분에서 살짝 뒤로 가서 그려주시면 된답니다. 이때 포인트라인을 두껍게 그리지 마시고 점막을 메우는 느낌으로 가볍게 마무리해주세요.

17 언더에 포인트라인이 완성된 모습입니다.

18 뷰러를 찝어주신 후 마스카라를 발라주세요. 마스카라는 듬뿍 발라서 충분히 속눈썹이 부각되도록 연출해주세요. 특히 중앙 부분에는 속눈썹이 더욱 풍성해 보일 수 있도록 신경 써서 발라주세요. 더욱 인형같이 또렷하고 아름다운 눈매를 만들어 준답니다.

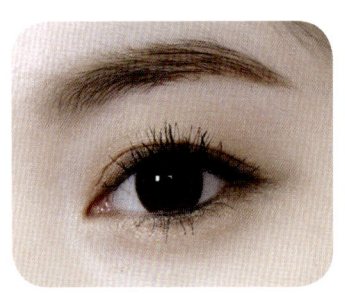

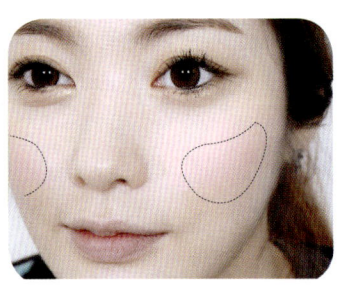

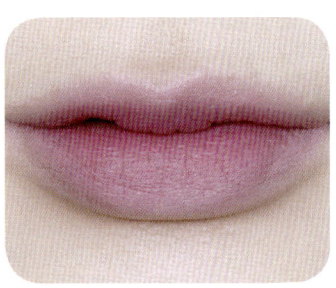

19 투톤으로 아이브로우를 그려주세요. 눈앞머리 쪽은 진브라운 컬러를, 눈꼬리 쪽은 브라운 컬러를 이용하세요. 이때 경계가 생기지 않도록 그라데이션 해주셔야 한답니다. 아이브로우는 두껍지 않게 그리며 눈썹산을 살려 여성스러움이 더욱 돋보이게 해주세요.

20 점선 부분에 핑크 블러셔로 볼터치를 넣어주세요. 윤기 나는 촉촉한 피부 위에 올라오는 핑크색이 더욱 화사하고 러블리한 느낌을 줍니다. 블러셔는 너무 은은하지 않도록 컬러감을 올려주시되 얼굴에 전체적으로 퍼지는 느낌은 들지 않도록 주의해주세요.

21 핫핑크 립스틱을 입술 중앙부터 자연스럽게 그라데이션 해서 펴 발라주세요. 입술 중앙에는 핫핑크 느낌이 그대로 드러나며 외곽으로 나올수록 자연스럽고 은은하게 컬러가 퍼지면 된답니다.

■ ■ **눈 중앙 포인트** 메이크업

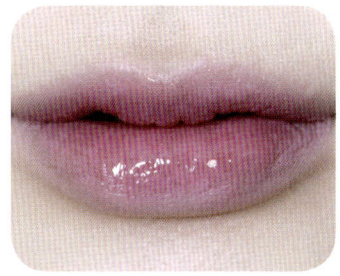

22 딸기우유 립글로스를 얇게 펴서 전체적으로 덧발라주세요. 자연스럽게 그라데이션 해놓은 핫핑크가 한 톤 부드러워지면서 키스해 주고픈 촉촉 탱탱 입술이 완성된답니다.

MAKE-UP BONUS TIP

적당히 윤기 나는 피부 위에서 아름다운 메이크업입니다. 베이스 메이크업 후 리퀴드 타입의 하이라이트를 이용해 미리 윤기를 주세요! 그리고 하이라이트의 느낌에 맞춰 다른 부분 메이크업의 느낌을 잡아주시면 된답니다. 포인트는 펄감이 너무 번쩍이지 않게 해주시는 거예요. 무조건 번쩍이는 펄감보다는 은은한 펄감이 더욱 고급스럽고 아름다워요. 눈의 중앙에만 아이라인이 들어가도록 해주세요. 아이 메이크업은 전체적으로 다 중앙이 포인트랍니다. 아이라인도 속눈썹도 다 중앙을 부각시켜주세요. 중앙 부각만 기억하셔도 예쁘게 완성할 수 있을 거예요.

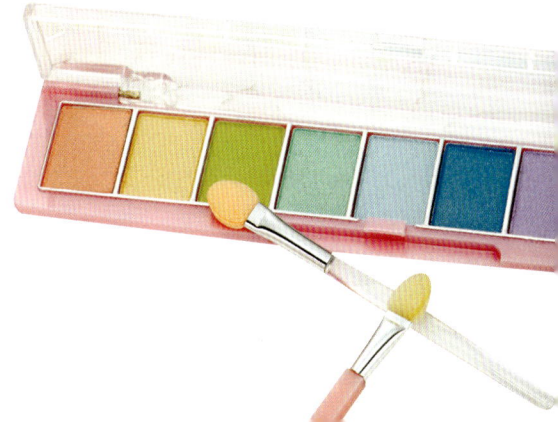

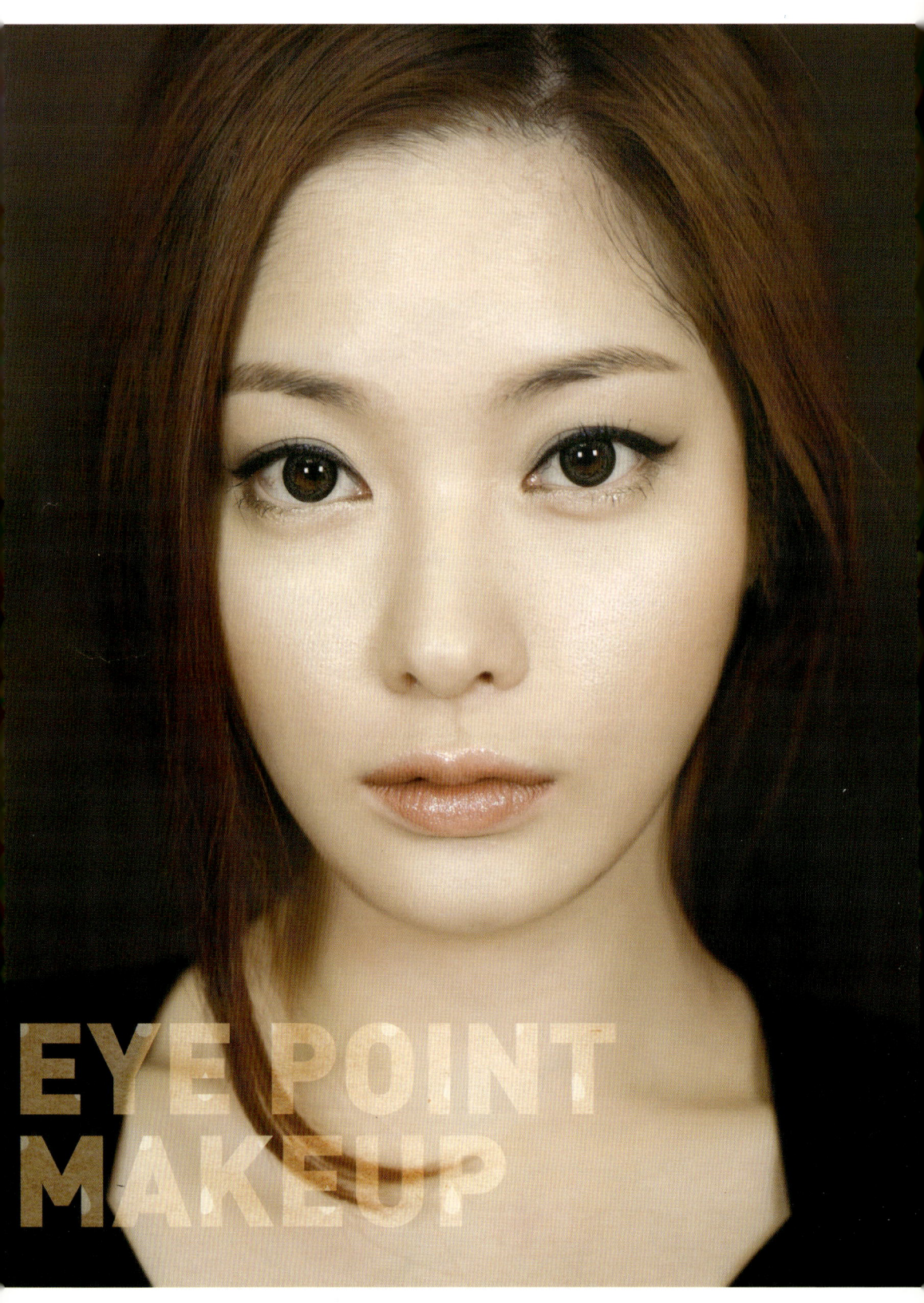

05 EYE POINT
전체 아이라인 포인트 메이크업

아이라인이 전체적으로 들어간 메이크업이다.
얼굴이 깔끔하면서 좀 더 입체적으로 보일 수 있는 메이크업으로
세련되고 도도하면서 똑부러진 느낌을 준다.

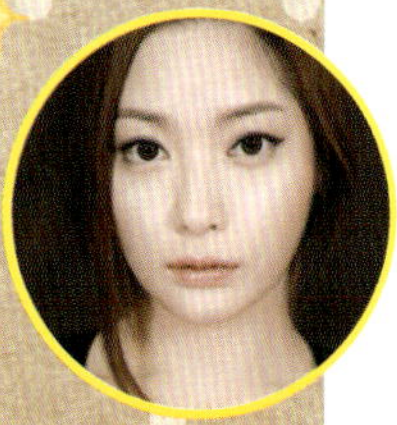

상승형 아이라인으로 입체감을 살리는 화장!

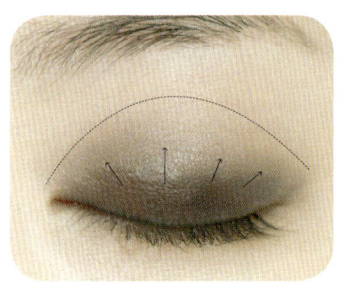
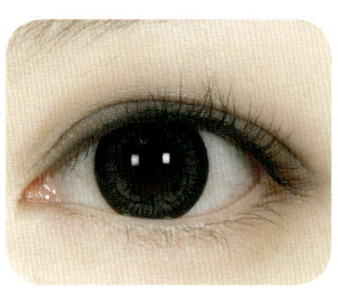
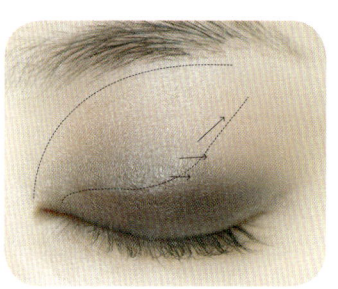

01 그레이 섀도우로 점선 부분에 베이스를 깔아주세요. 베이스를 깔아주실 땐 속눈썹 가까이부터 화살표 방향으로 펴 발라주시면 된답니다. 쌍꺼풀라인을 벗어나면서부터 자연스럽게 섀도우가 그라데이션 되어 사라지게 해주시면 돼요.

02 그레이 섀도우로 베이스를 깔아준 다음 눈을 떴을 때의 모습입니다.

03 은은한 펄감이 들어있는 베이지 섀도우로 점선 부분에 은은한 하이라이트를 넣어주세요. 눈의 중앙 부분에서 자연스럽게 아이브로우 쪽으로 흐르도록 해주세요. 눈앞머리를 시작으로 화살표 방향으로 자연스럽게 그라데이션 해주시면 된답니다.

05 EYE POINT

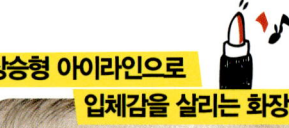
상승형 아이라인으로 입체감을 살리는 화장!

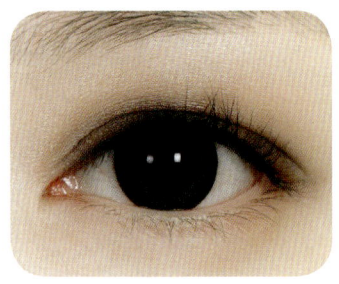
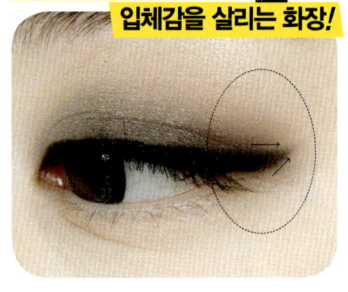
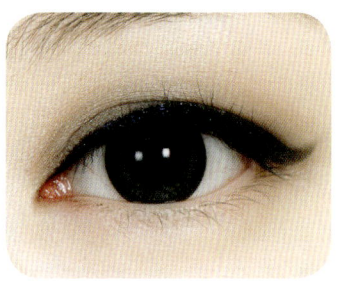

04 베이지 섀도우를 넣은 후 그라데이션이 완성된 모습입니다.

05 진한 네이비 컬러의 아이라이너를 이용해 아이라인을 그려주세요. 이때 눈꼬리는 살짝 상승형으로 빼주시되 너무 길어지지 않게 주의하세요! 눈꼬리는 화살표 방향으로 빼고 자연스럽게 사라지는 느낌으로 해주시면 된답니다. 살짝 캐츠아이로 연출돼요.

06 상승형 아이라이너 그리기가 완성된 모습입니다.

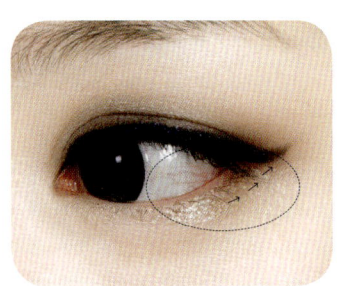
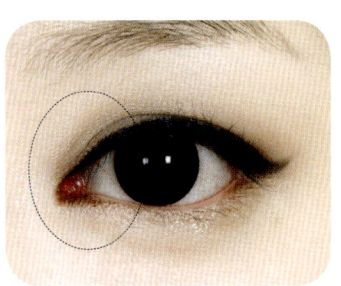
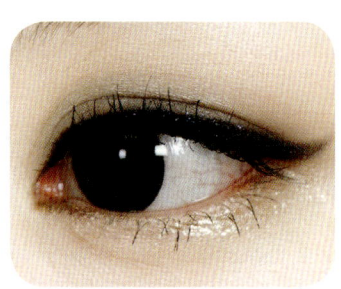

07 골드 글리터를 이용해 언더 뒷부분에 하이라이트를 넣어주세요. 눈물 효과는 거의 눈앞머리에 넣지만 이번엔 중앙 뒤쪽부터 넣어 시원하고 샤이니한 느낌을 줄 거랍니다. 골드 글리터는 시작점에서 화살표 방향으로 없되 눈꼬리까지 너무 많이 들어가지 않게 주의하세요.

08 똑부러지는 이미지를 만들기 위해 브라운 아이라이너를 이용해 눈앞머리에 아이라인을 그려주세요. 이때 블랙이나 네이비보다 브라운을 쓰면 너무 강해 보이는 것을 피할 수 있습니다. 눈앞머리에 점막을 채워주시되 눈동자가 시작되는 부분에서 마무리하세요.

09 뷰러를 꼼꼼하게 찝어주신 후 마스카라를 뭉치지 않게 발라주세요. 특히나 가운데 부분에 컬링을 잘 넣은 후 한올한올 살려서 발라주세요. 눈매가 더욱 똘망똘망하게 마무리된답니다. 언더래쉬는 중앙부터 눈꼬리 쪽으로 발라주시고 눈앞머리 쪽은 비워주세요.

전체 아이라인 포인트 메이크업

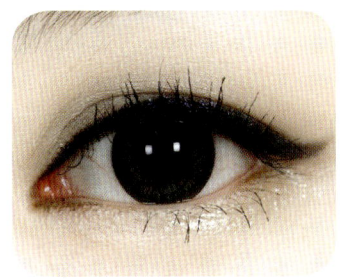

10 언더래쉬까지 마스카라가 완성되고 정면을 봤을 때의 모습입니다.

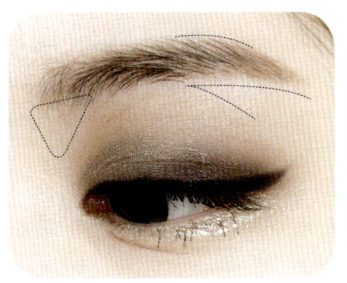

11 모발이나 눈동자 색에 맞춰서 진한 브라운 컬러로 아이브로우를 그려주는데 수평을 유지하면서 눈썹산이 살짝 뒤쪽으로 오게 해주세요. 눈썹 밑 부분에 하이라이트로 모양을 다듬으면 입체감이 살아나고 정리된 느낌을 줍니다. 눈앞머리 쪽엔 삼각형 모양으로 노우즈 쉐딩을 넣어주세요.

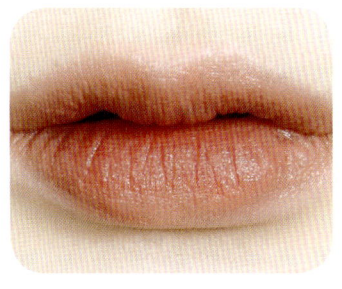

12 코랄 립스틱을 입술에 전체적으로 발라주세요.

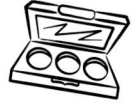

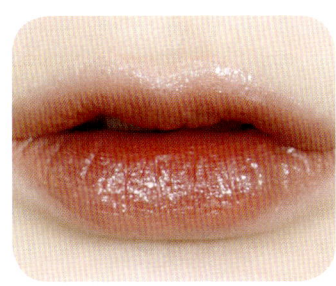

13 핑크펄 글로스를 입술 중앙에만 가볍게 덧발라주세요. 입술 중앙에만 가볍게 덧발라 하이라이트를 넣어주면 된답니다.

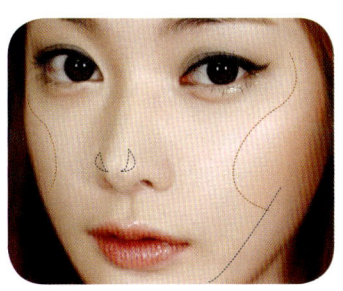

14 검은 점선 부분에 얼굴 외곽을 한 번 둘러준다는 느낌으로 가볍게 브러시로 쉐딩을 넣어주세요. 콧망울 양쪽도 가볍게 쓸어주세요. 붉은 점선 부분은 광대뼈를 타는 느낌으로 S자로 블러셔를 넣는데 중앙에는 들어가지 않도록 주의하세요. 오렌지 브라운 블러셔를 쓰면 건강한 느낌을 연출한답니다.

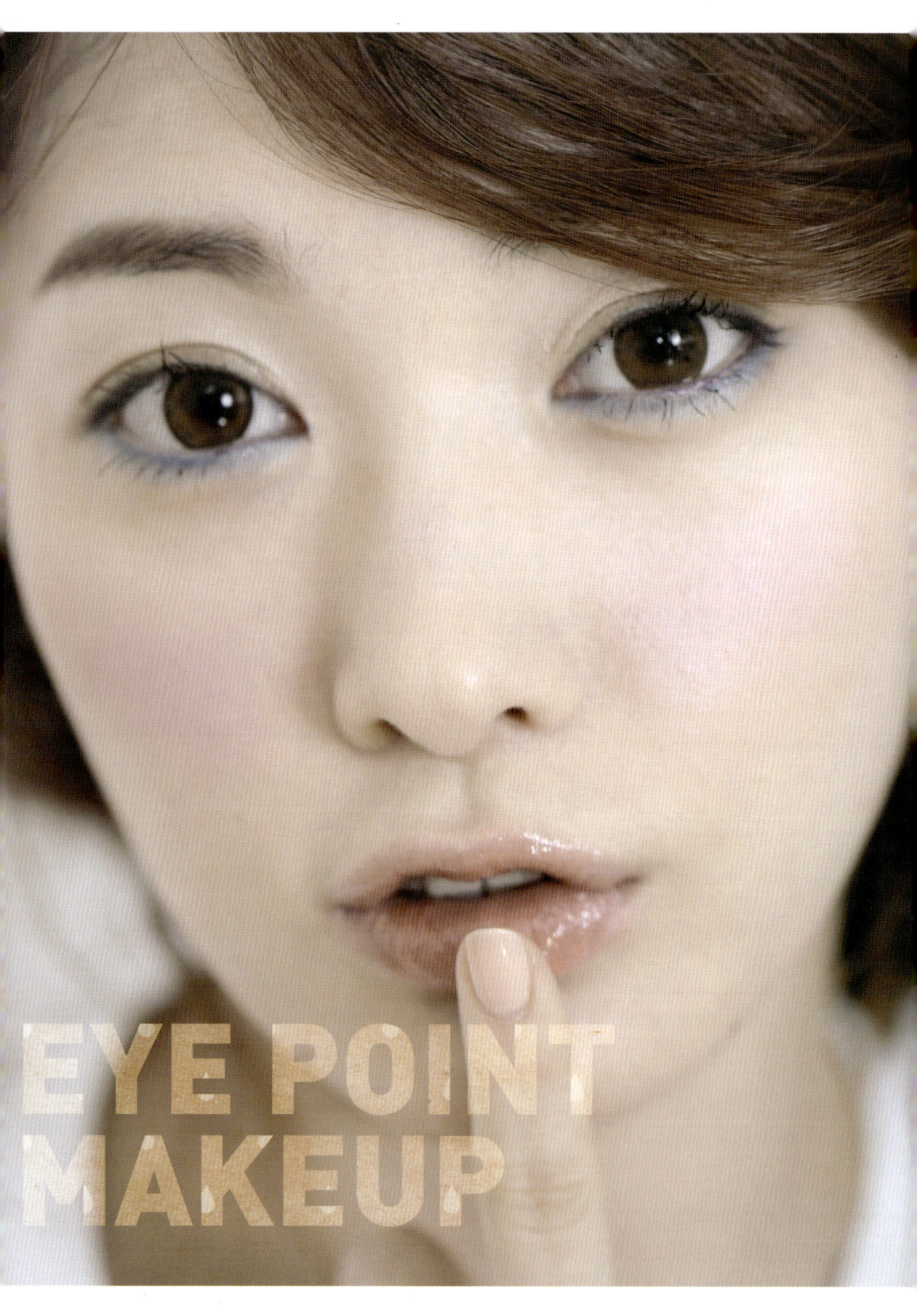

06 EYE POINT
언더라인 포인트 메이크업

블루를 이용해 언더라인을 그려 넣어 깨끗하면서 상큼한 느낌을 살린 메이크업으로 귀여운 느낌을 준다. 시원하면서도 차갑지 않아 봄·여름 피크닉에 잘 어울리는 메이크업이다

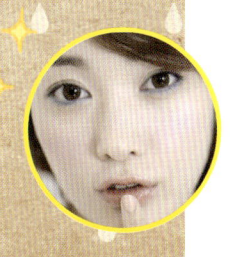

언더에 아이라인을 그릴 때 주의해야 되는 화장!

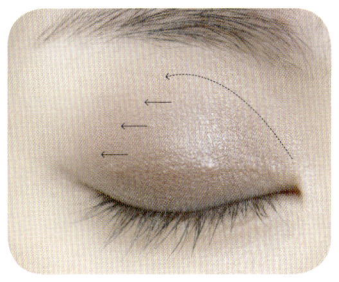

01 점선 부분에 베이지 섀도우를 이용해 베이스를 깔아주세요. 베이스는 눈앞머리에 포인트를 잡아준다는 느낌으로 깔아주며 화살표 방향으로 은은하게 그라데이션 해주세요.

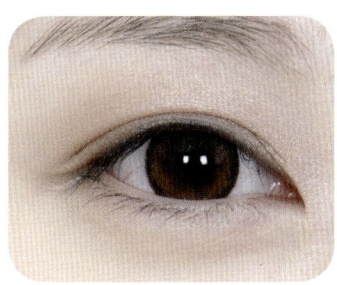

02 베이지 섀도우로 베이스를 깔아준 다음 눈을 떴을 때의 모습입니다.

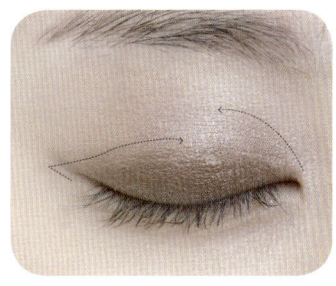

03 점선 부분에 브라운 섀도우를 이용해 포인트를 넣어주세요. 눈앞머리와 눈꼬리 부분이 서로 언밸런스하게 교차되는 느낌으로 넣어주면 된답니다. 눈앞머리는 눈꼬리보다 살짝 위쪽으로 컬러가 들어가면 돼요. 브라운 컬러가 너무 강해지지 않도록 주의하세요.

06 EYE POINT

언더에 아이라인을 그릴 때 주의해야 되는 화장!

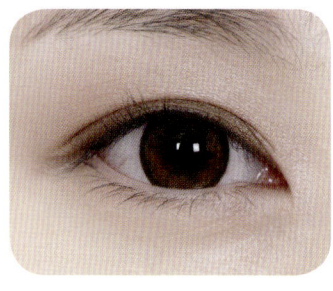

04 눈두덩이에 브라운 섀도우로 포인트가 들어간 다음 정면을 봤을 때 모습입니다.

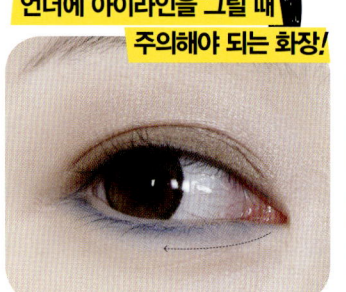

05 파스텔블루 라이너를 이용해 언더라인을 그려주세요. 언더라인은 점막을 메우는 게 아니라 속눈썹 부분을 쭉 그려주시면 돼요. 이때 언더라인의 두께가 너무 두꺼워지지 않게 주의하시면서 화살표 방향으로 쭉 그려주세요.

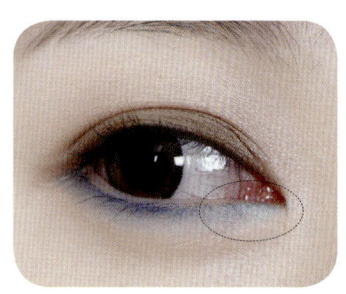

06 살짝 밝은 톤의 블루 섀도우를 이용해 눈앞머리에 하이라이트를 넣어주세요. 점선 부분에 하이라이트를 넣어주면 언더라인이 자연스럽게 눈앞머리부터 시작되는 느낌을 주면서 블루지만 어색하지 않고 좀 더 부드러운 느낌을 줄 수 있답니다.

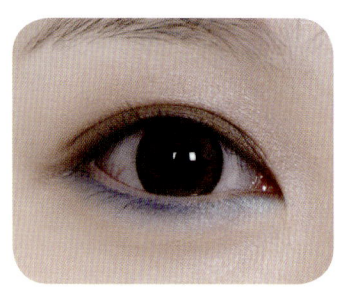

07 언더에 블루 섀도우로 하이라이트까지 완성하고 정면을 봤을 때 모습입니다.

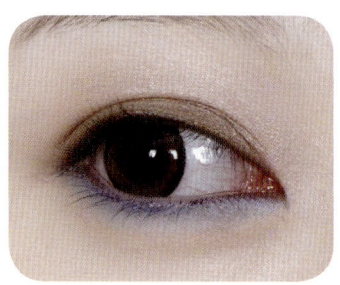

08 보라색 아이라이너로 점막을 메운다 생각하며 언더라인을 그려주세요. 이때 보라색 아이라이너는 펄감이 들어있는 제품을 선택해 블루와 질감의 차이를 주세요. 두 컬러가 서로 어우러져 색다른 매력을 준답니다. 또한 차가운 느낌이 줄면서 자연스럽게 포인트가 되어줘요.

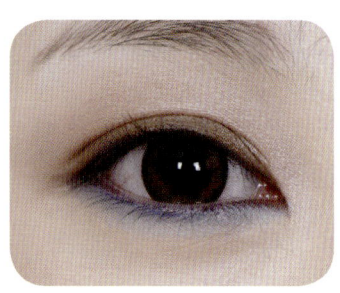

09 언더에 보라색 아이라이너로 라인을 그린 다음 정면을 봤을 때 모습입니다.

■ ■ **언더라인 포인트** 메이크업

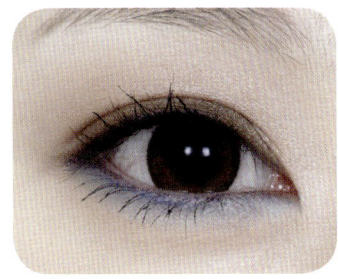 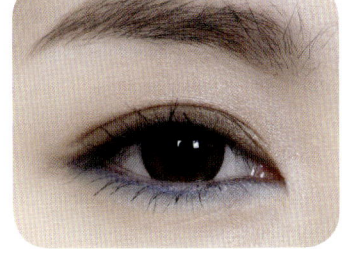 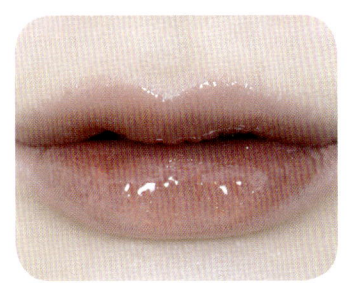

10 언더라인을 강조해주는 메이크업이기 때문에 윗속눈썹은 자연스럽게 마무리해주세요. 뷰러를 집은 후 편하게 마스카라를 발라주면 돼요. 언더래쉬는 좀 더 공들여 마스카라를 해주세요. 전체적으로 마스카라를 바를 때 떡지지 않게 깔끔한 느낌을 살려주세요.

11 브라운 컬러로 아이브로우를 그려주시되 약간 짙은 컬러를 이용하세요. 블루가 파스텔톤이라 아이브로우로 무게감을 잡아주는 거랍니다. 하지만 두께는 두꺼워지지 않도록 주의해주세요. 그리고 살짝 상승형으로 그려 눈썹산을 살려주세요.

12 코랄 컬러 립스틱을 입술에 전체적으로 발라준 후 같은 톤의 립글로스를 얹어주세요. 립글로스를 밀듯이 바르지 않고 얹어서 볼륨감을 최대로 살려주세요. 입술의 볼륨감이 전체적인 느낌을 더욱 귀엽고 사랑스럽게 만들어 준답니다.

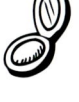

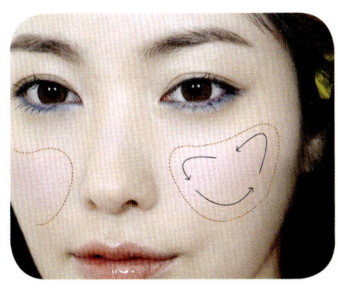 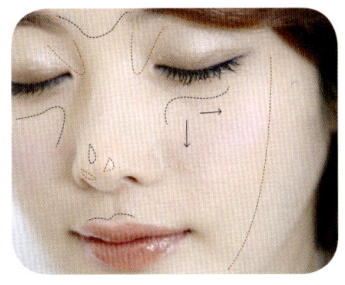

13 핑크빛 블러셔를 점선 부분에 넣어주세요. 화살표 방향으로 브러시를 돌려서 블러셔를 넣어주는데요. 블러셔는 컬러가 잘 나오도록 해주세요. 핑크와 블루는 어울리지 않을 거라고 생각할 수 있지만 함께 사용해준 보라색 덕분에 로맨틱하게 마무리됩니다.

14 검은 점선 부분에 펄감이 은은한 하이라이트를 넣어주세요. 화살표 방향으로 브러시를 가볍게 움직여 펄감이 얼굴 위에 돌도록 해주면 된답니다. 붉은 점선 부분에 셰딩을 은은하게 넣어주세요. 은은하게 넣어주지만 포인트는 살려줘 입체감은 더하세요.

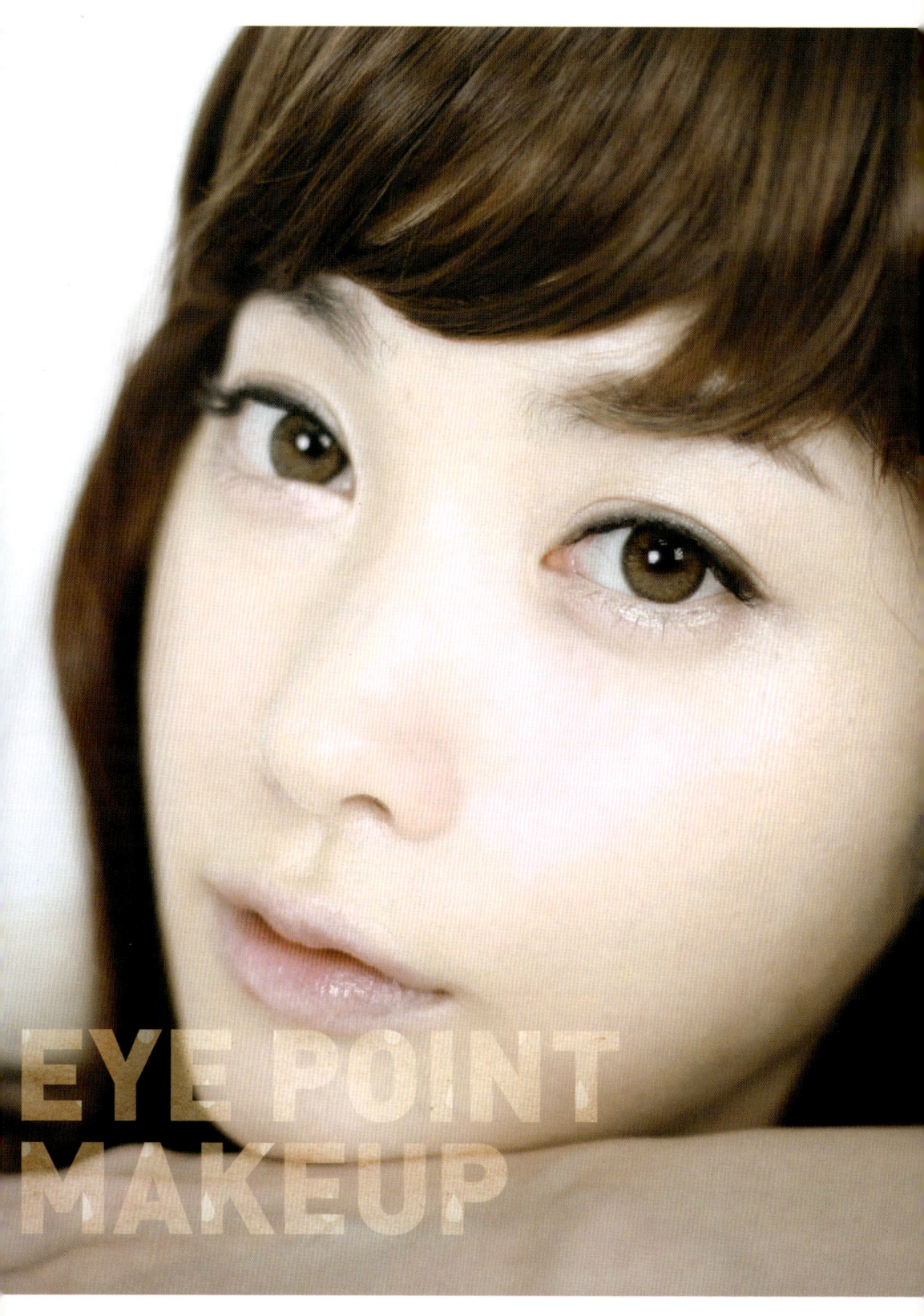

07 EYE POINT
퓨어 아이 포인트 메이크업

퓨어한 느낌이 살아나 데일리로 활용하기 좋은 예쁜 메이크업이다.
브라운 섀도우와 펄 글리터를 이용해 청순하면서도 단정한 느낌을 연출한다.
가냘픈 느낌 덕분에 보호본능을 깨우는 메이크업이다.

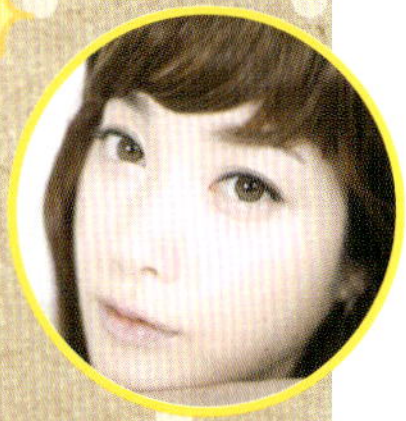

아이섀도우로 포인트를 넣을 때 주의해야 되는 화장!

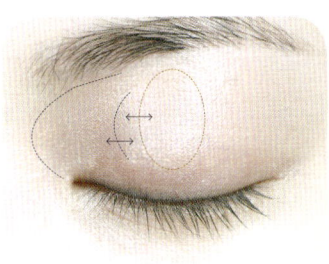
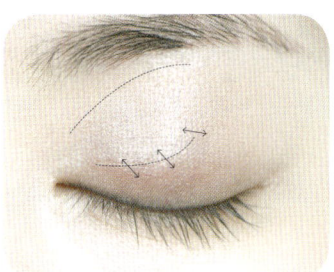
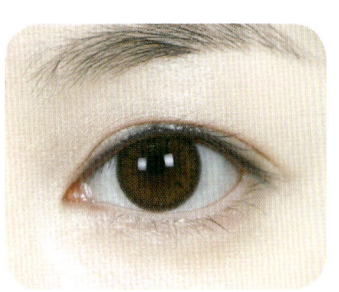

01 검은 점선 부분에 브라운 섀도우로 음영을 넣는데 눈의 앞머리 쪽에 넣는다고 생각하고 은은하게 넣어주세요. 붉은 점선 부분에 화이트 섀도우를 이용해 눈동자 부분에 둥글게 넣어준다고 생각하며 범위가 넓어지지 않도록 은은하게 하이라이트를 넣어주세요.

02 점선 부분에 베이지 섀도우로 베이스를 깔아주세요. 음영과 하이라이트를 이어주는 중간 컬러라고 생각하시면 된답니다. 베이지 섀도우를 은은하게 깔아준 후 화살표 방향으로 그라데이션 해서 탄탄하게 베이스를 마무리해주세요.

03 베이지 섀도우로 베이스를 깔아준 후 정면을 본 모습입니다.

07 EYE POINT

아이섀도우로 포인트를 넣을 때 주의해야 되는 화장!

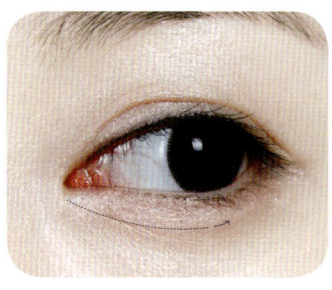

04 베이지 섀도우를 이용해 언더의 점선 부분에도 베이스를 깔아주세요. 애교살 부분에 자연스럽게 베이지 섀도우를 화살표 방향으로 쭉 깔아주시면 된답니다.

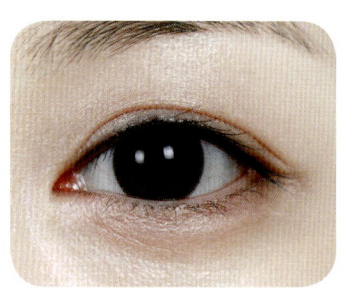

05 언더에 베이지 섀도우를 깔아준 다음 정면을 봤을 때 모습입니다.

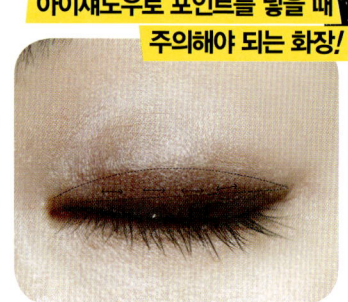

06 브라운 섀도우로 두 번에 걸쳐 포인트를 넣어주세요. 첫 번째 점선에 맞춰 쌍꺼풀라인에 전체적으로 포인트를 넣고 두 번째 점선에 맞춰 절반 정도 다시 포인트를 넣은 후 화살표 방향으로 그라데이션 해주세요. 두 번 컬러를 넣으면 눈매가 더 깊어진답니다.

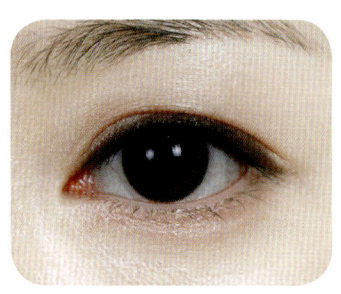

07 쌍꺼풀라인에 포인트가 완성된 모습입니다.

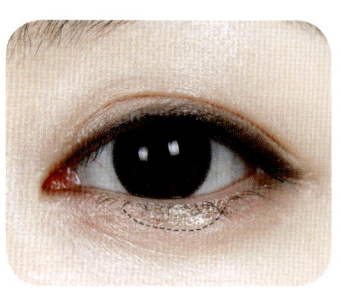

08 리퀴드 타입의 펄 글리터를 이용해 정확히 눈동자 밑에 하이라이트를 넣어주세요. 눈동자를 더욱 또렷하게 해주면서 눈물이 그렁그렁한 눈매를 만들어 준답니다. 하이라이트는 너무 넓게 들어가지 않도록 눈동자 밑에만 2~3번 레이어드해서 발라주세요.

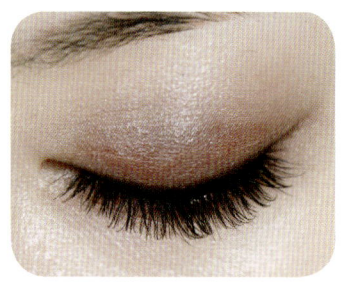

09 뷰러를 꼼꼼히 찝고 마스카라는 떡지지 않게 한올한올 발라주세요. 속눈썹을 붙일 때는 자신의 속눈썹보다 살짝만 긴 제품을 이용해 풍성하면서 자연스럽게 연출합니다. 언더래쉬는 하이라이트를 준 부분에 포인트가 되게 발라주세요.

퓨어 아이 포인트 메이크업

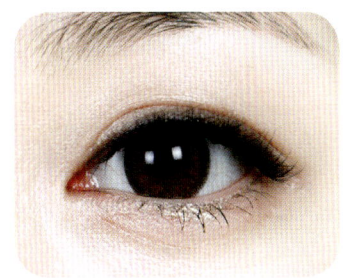
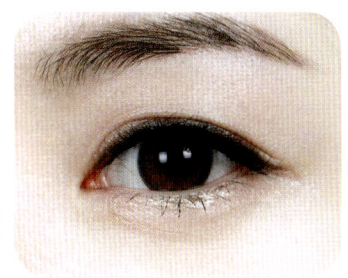
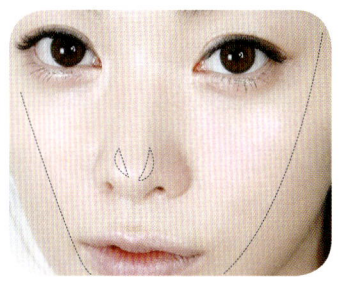

10 마스카라와 인조 속눈썹까지 마치고 나서 눈을 떴을 때의 모습입니다.

11 진브라운 컬러를 이용해 아이브로우를 그려주세요. 아이브로우는 군더더기 없이 깔끔하게 자신의 눈썹 모양을 따라서 그려주시면 된답니다. 전체적으로 깔끔하게 마무리된 아이브로우가 더욱 선명하고 단정한 인상을 만들어줘요.

12 검은 점선 부분에 섀딩을 넣어주세요. 하이라이트나 블러셔를 넣지 않는 대신 섀딩을 좀 넓게 넣습니다. 볼의 중간보다 살짝 안 되게 섀딩 라인을 잡아서 은은하게 넣어 얼굴의 전체적인 라인을 샤프하게 잡아 더욱 여리고 가냘프게 연출하는 거예요.

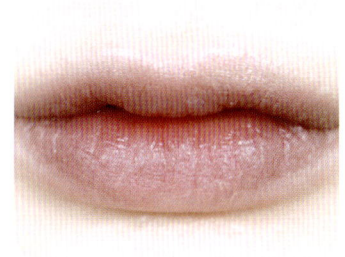
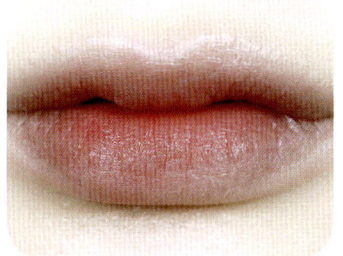
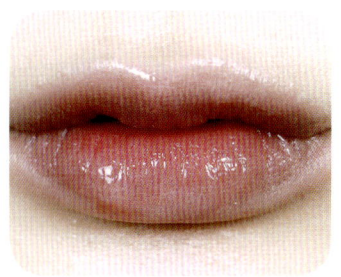

13 베이스 제품이나 립 컨실러를 이용해 입술의 색상을 죽여주세요. 입술의 중앙 부분의 컬러는 살려두시고 입술 외곽의 색상만 죽여주면 됩니다.

14 핑크 틴트를 이용해 자연스럽게 입술에 혈색을 살려주세요. 이때 틴트를 너무 강하게 한 번에 올리지 말고 은은하게 여러 번 덧발라 컬러가 자연스럽게 올라오도록 해주는 게 중요해요.

15 누드핑크 립글로스를 덧발라 입술의 컬러가 자연스럽게 살아나도록 해주세요. 입술 외곽부터 안쪽으로 누드핑크 립글로스를 발라 중앙의 컬러는 살아나며 외곽의 컬러는 자연스럽게 누드 톤이 되게 해주세요. 입체감이 살아나 키스하고픈 입술로 마무리된답니다.

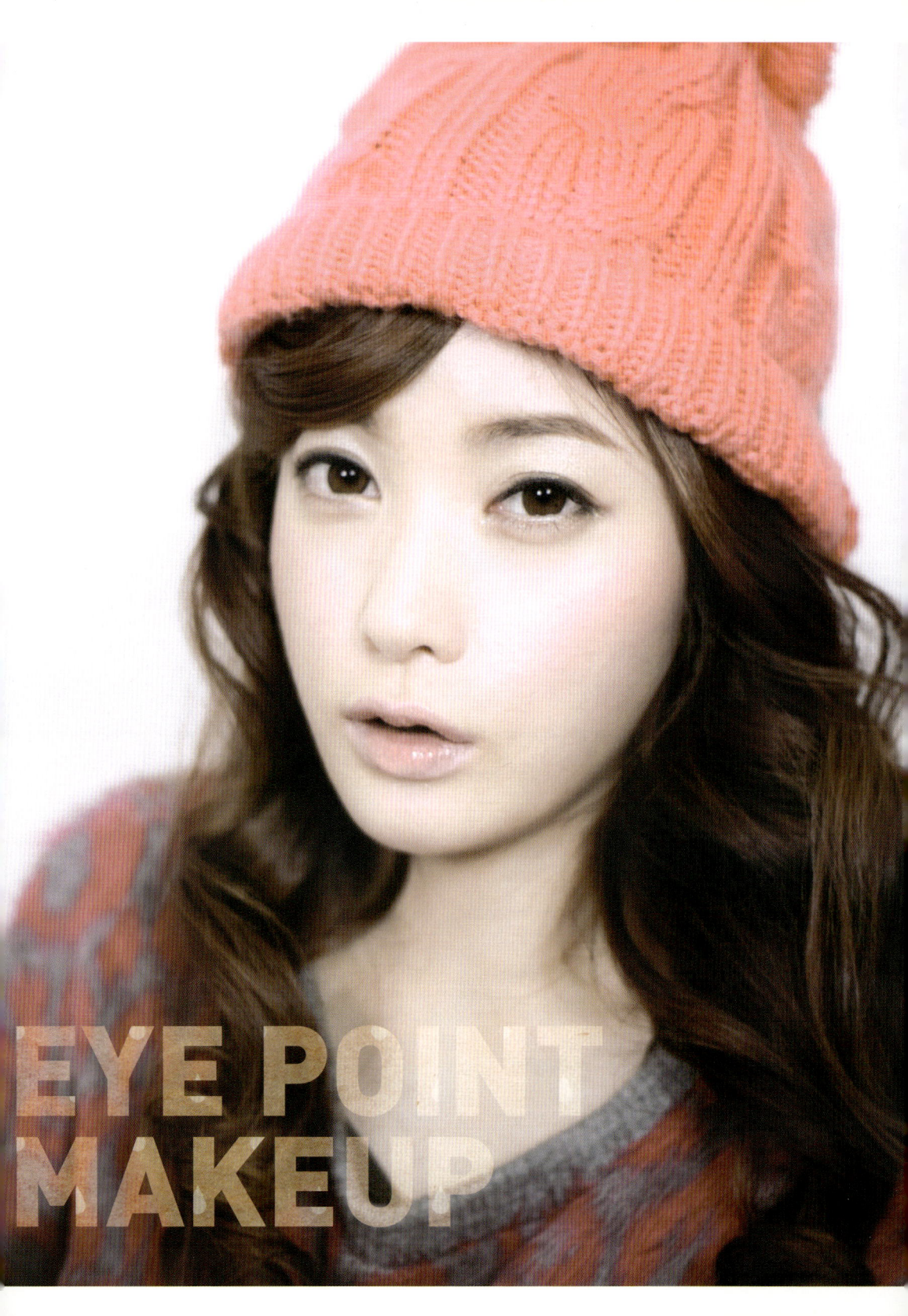

08 EYE POINT
데일리 아이 포인트 메이크업

브라운 컬러를 이용한 메이크업이라 데일리로 부담 없이 편하고 예쁘게 할 수 있다. 핑크 립을 포인트로 더해 앙증맞고 애교 있는 느낌을 주며 아기 같기도 하고 숙녀 같기도 한 두 가지의 매력이 숨어 있는 메이크업이다.

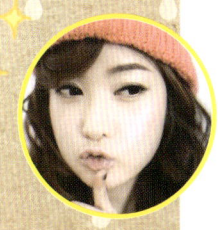

샤도우와 펄 글리터의 조합을 주의해야 되는 화장!

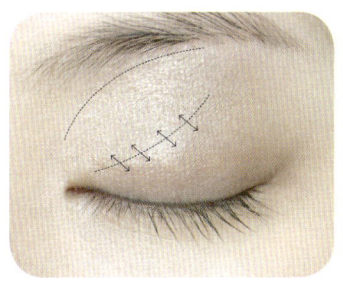
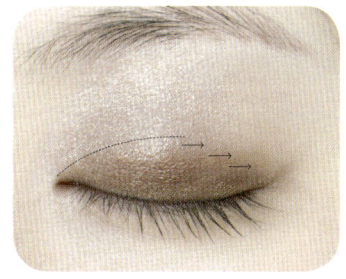
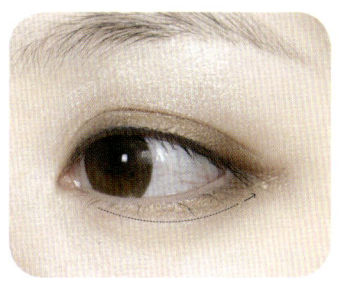

01 점선 부분에 화이트 펄 샤도우를 이용해 하이라이트를 넣어주세요. 아이브로우 부분부터 눈 중앙쪽으로 넣어주면 된답니다. 색상보다는 펄감이 더 주가 되는 느낌으로 펄감이 살아나게 베이스를 깔아준 후 화살표 방향으로 그라데이션 해서 마무리합니다.

02 점선 부분에 브라운 샤도우를 이용해 포인트를 넣어주세요. 포인트 컬러는 속눈썹에서부터 쌍꺼풀라인까지 잡아주면 된답니다. 눈의 앞쪽으로 포인트 컬러를 넣어준 후 화살표 방향으로 그라데이션 해서 자연스럽게 마무리되도록 해주세요.

03 언더의 점선 부분에 브라운 샤도우를 이용해 언더에도 포인트를 넣어주세요. 포인트 컬러는 눈동자가 시작되는 부분부터 눈꼬리까지 이어지도록 넣어주시면 된답니다. 눈꼬리 쪽이 좀 더 컬러가 진해지도록 컬러를 조절해서 포인트를 넣어주세요.

08 EYE POINT

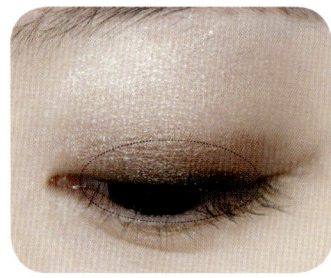
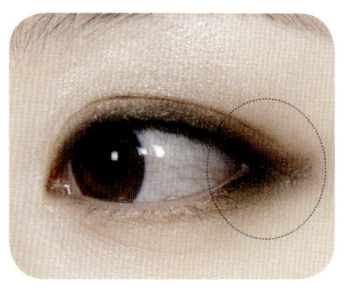
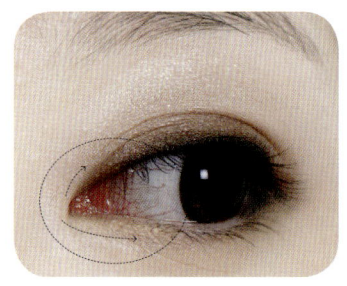

04 카키색 아이라이너를 이용해 점선 부분인 눈 중앙에 아이라이너를 그려주세요. 그리고 아이라이너 브러시를 이용해 자연스럽게 포인트 컬러와 어우러지도록 그라데이션 해주세요.

05 카키색 아이라이너로 눈의 중앙에 이어서 점선 부분인 눈꼬리까지 아이라인을 그려주세요. 그리고 나서 아이라이너 브러시를 이용해 자연스럽게 펴서 포인트 컬러와 어우러지도록 해주세요. 아이라인이 선이 아닌 면 같은 느낌으로 그려주시면 됩니다.

06 아이라인 브러시에 남은 제품으로 눈앞머리에 라인을 그려주세요. 눈의 위쪽은 아이라인을 그려준 후 브러시에 남은 양을 화살표 방향으로 터치해서 그려주세요. 자연스럽게 컬러가 올라와 부담 없고 또렷한 눈앞머리가 완성된답니다.

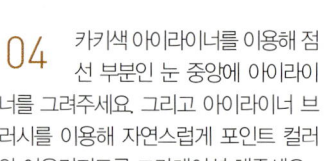

섀도우와 펄 글리터의 조합을 주의해야 되는 화장!

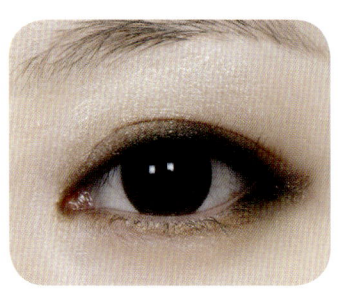
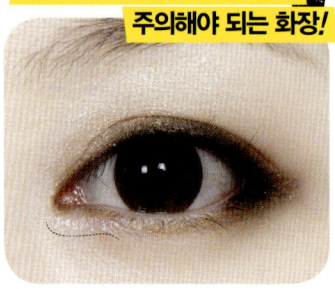
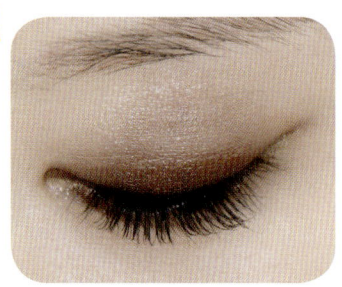

07 정면을 봤을 때 모습입니다. 이 때 언더라인 앞쪽은 베이지 섀도우로 하이라이트를 넣어주었습니다. 미리 깔아준 포인트 컬러와 어우러지도록 은은하게 넣어주었답니다.

08 은은하게 베이스를 깔아준 상태에서 언더라인에 화이트 펄 글리터를 이용해 한 번 더 하이라이트를 넣어주세요. 화이트와 베이지 컬러가 자연스럽게 어우러지면서 부드러우면서도 화사한 느낌을 준답니다.

09 뷰러를 꼼꼼히 집어주신 후 마스카라를 발라주거나 속눈썹을 붙여주시는데요, 마스카라는 눈 중앙이 좀 더 포인트가 되도록 발라주면 됩니다. 속눈썹을 붙여줄 때도 통짜를 잘라서 좀 더 자연스러운 느낌이 들도록 붙여주세요.

■ ■ **데일리 아이 포인트** 메이크업

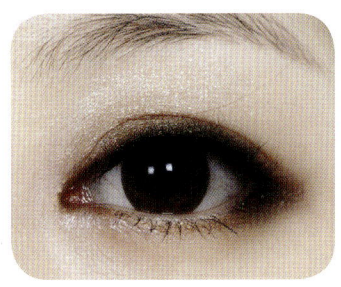

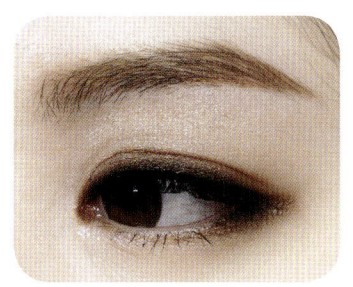

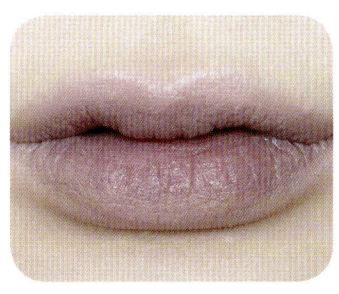

10 언더의 중앙에 자연스럽게 마스카라를 발라주세요. 굳이 속눈썹을 부각시키기 위해 마스카라를 많이 바르지 말고 자연스럽게 해주세요. 떡지거나 뭉치지 않도록 주의하세요.

11 아이 메이크업과 자연스럽게 어우러지도록 브라운 컬러를 이용해 아이브로우를 그려주세요. 살짝 상승형으로 그려서 눈썹산이 잘 살아나게 그리는데 평소보다 살짝 더 얇게 그려주시면 여성스러운 느낌이 더욱 잘 살아난답니다.

12 입술에 전체적으로 누드 톤 핑크 립스틱을 발라주세요. 특히 입술 외곽 부분은 피부와 자연스럽게 어우러지도록 손으로 톡톡 두드려 정리해주세요.

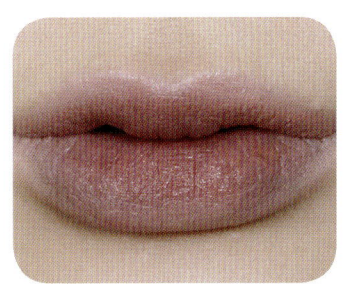

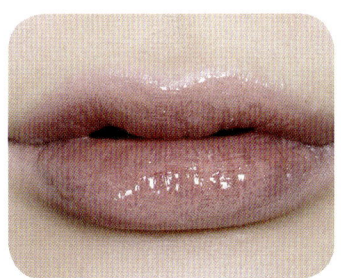

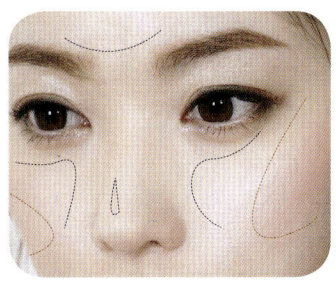

13 입술 중앙에만 핑크 립스틱을 한 번 더 발라 입술의 볼륨감을 살려주세요. 이때 사용하시는 핑크도 같은 누드 톤으로 사용하시되 조금 더 핑크빛이 도는 제품을 사용해주시면 좋답니다.

14 살구빛 립글로스를 입술 위에 전체적으로 얹어주세요. 핑크와 살구가 어우러지면서 누드 핑크의 부담감을 줄여주며 살 톤의 부드럽고 뽀송한 느낌이 살아나 더욱 앙증맞은 입술이 연출되거든요.

15 붉은 점선 부분에 붉은빛의 핑크 컬러 블러셔를 얼굴 외곽부터 중앙으로 넣어주세요. 블러셔는 혈색을 주는 느낌으로 광대부터 자연스럽게 넣어줍니다. 검은 점선 부분은 브러시에 남은 양으로 자연스럽게 주변까지 가볍게 하이라이트를 넣어주세요.

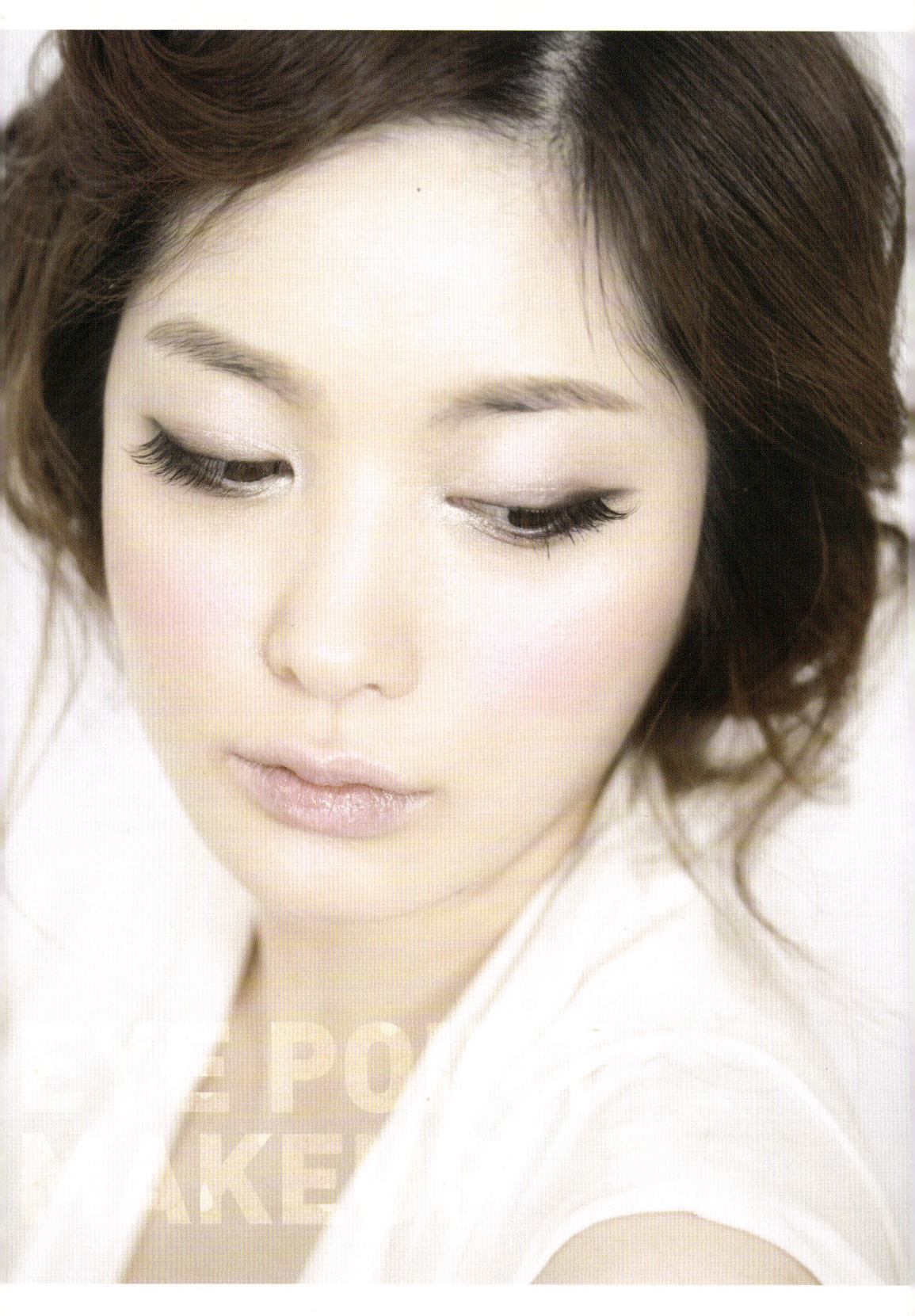

09 EYE POINT
이성 모임 아이 포인트 메이크업

남자친구의 기를 살려주는 고급스럽고 우아한 메이크업이다. 브라운 톤을 이용해 부드럽고 깊이 있는 느낌을 주며 핑크와의 조화로 사랑스러워 데일리로 활용도가 높다. 언제 어디서든 실패하지 않을 만족도 높은 메이크업이다.

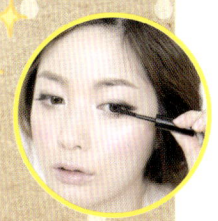

아이섀도우와 하이라이트가 포인트가 되는 화장!

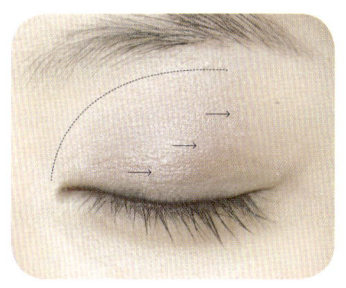
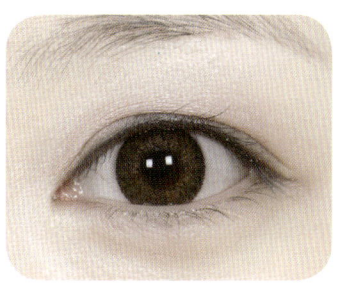
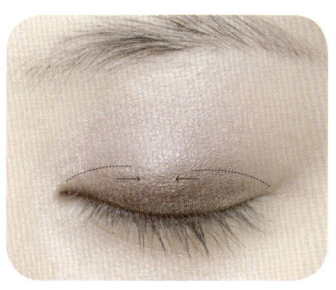

01 베이지 섀도우를 이용해 점선 부분에 베이스를 깔아주세요. 눈앞머리를 시작으로 눈의 중앙 부분까지 자연스럽게 베이스를 깔아주면 됩니다. 베이스가 끝나는 부분은 화살표 방향으로 자연스럽게 그라데이션 해서 마무리 해주세요.

02 눈두덩이에 베이지 섀도우로 베이스를 깔아준 다음 눈을 떴을 때 모습입니다.

03 점선 부분에 브라운 섀도우로 포인트를 넣어주세요. 포인트 컬러는 눈의 양쪽 끝에서 가운데로 모인다는 느낌으로 넣어주시면 된답니다. 화살표 방향으로 브러시를 움직여주면 자연스럽게 모이는 느낌으로 발립니다.

09 EYE POINT

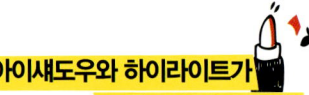

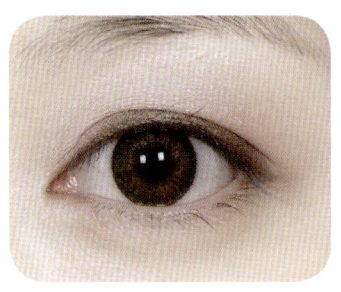
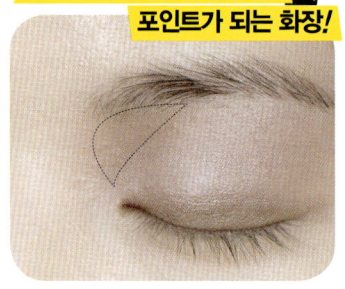
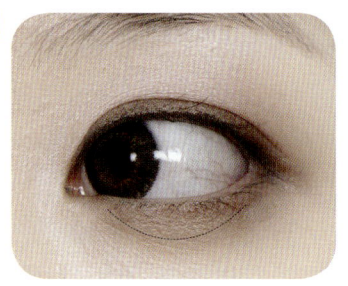

04 브라운 섀도우로 포인트가 완성된 모습입니다.

05 은은한 브라운 섀도우를 이용해 눈앞머리에 음영을 넣어주세요. 음영을 넣어주실 때 베이스 섀도우와 자연스럽게 어우러지도록 그라데이션 해주세요. 고급스러우면서도 우아한 느낌을 주기 위한 과정이므로 과하게 들어가지 않도록 주의해주세요.

06 언더에도 베이스를 깔아주세요. 눈두덩이에 베이스와 포인트로 사용했던 섀도우를 이용해 점선 부분에 베이스를 전체적으로 깔아준 뒤 속눈썹 가까운 부분에 포인트 컬러로 가볍게 한 번 더 베이스를 깔아주세요. 눈매가 입체적으로 살아난답니다.

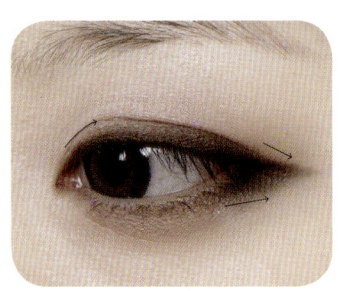
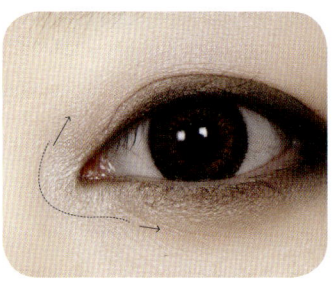
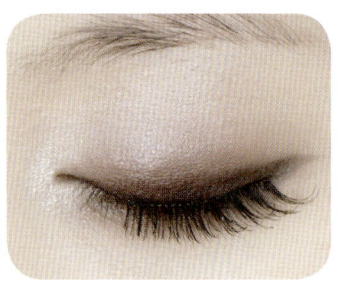

07 다크 브라운 섀도우를 이용해 전체적으로 부드럽고 고급스럽게 아이라인을 그려줍니다. 눈앞머리부터 눈매를 타고 눈꼬리까지 쭉 빼주세요. 언더도 자연스럽게 베이스부터 눈매를 타고 위쪽의 라인과 만나게 하면 된답니다. 화살표 방향으로 브러시를 움직이면 쉽게 그릴 수 있어요.

08 눈앞머리 점선 부분에 화이트 섀도우를 이용해 하이라이트를 넣어주세요. 눈앞머리가 시원하게 트이는 느낌 덕분에 눈매가 좀 더 환하고 커 보인답니다. 화이트 섀도우는 딱 끊어지게보다는 화살표 방향으로 자연스럽게 그라데이션 해서 은은하게 마무리하는 게 좋아요.

09 뷰러는 꼼꼼하게 찝어주세요. 특히 눈 중앙부터 눈꼬리까지요. 눈의 중앙부터 눈꼬리까지 마스카라를 발라주는데 얼굴 외곽 쪽으로 뻗듯이 발라 눈꼬리가 좀 더 과장된 느낌으로 해주세요. 인조 속눈썹도 눈꼬리가 포인트가 되는 것을 이용하는데 숱이 너무 많은 것은 쓰지 마세요.

■ ■ **이성 모임 아이 포인트** 메이크업

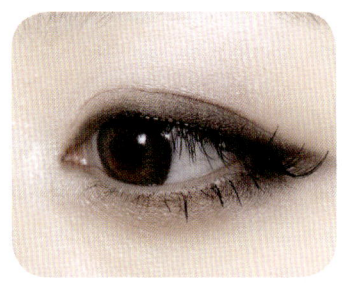
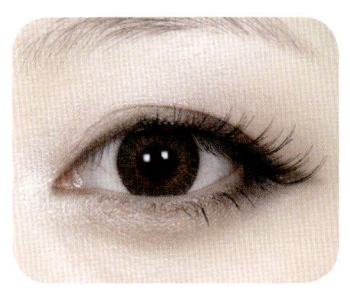
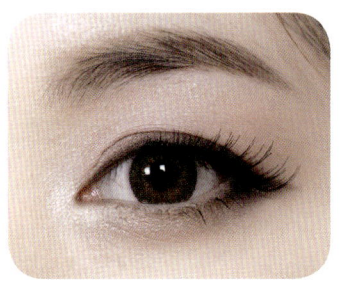

10 언더래쉬는 눈동자가 끝나는 부분부터 눈꼬리까지 마스카라를 발라주세요. 마스카라는 충분히 바르지만 떡지거나 뭉치지 않도록 발라주세요. 그렇다고 너무 깔끔하게 바르실 필요는 없답니다.

11 언더래쉬까지 마스카라를 끝내고 정면을 봤을 때 모습입니다.

12 아이브로우는 모발이나 눈동자 색상에 맞춰 자연스럽게 그려주면 된답니다. 눈앞머리에 좀 더 두께감을 주어 너무 가볍지 않은 인상을 만들어주세요. 좀 더 여성스럽고 숙녀 같은 이미지를 원한다면 살짝 눈썹산이 살아나게 그려주는 게 좋아요.

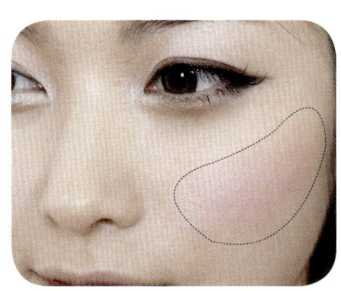
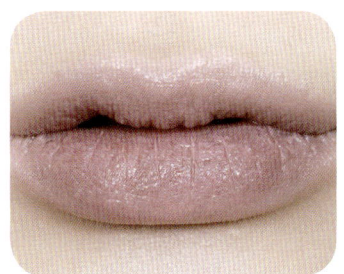
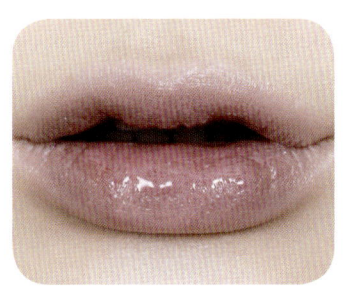

13 라벤더와 핑크 컬러를 믹스해 점선 부분에 볼터치를 넣어주세요. 라벤더의 순수함과 핑크의 사랑스러운 느낌이 어우러져 묘하게 성숙한 느낌을 만들어 준답니다. 블러셔는 얼굴의 중앙 부분에만 들어갈 수 있도록 너무 외곽까지 이어서 넣지 않도록 주의하세요.

14 누드 톤 핑크 립스틱을 입술에 전체적으로 발라주세요. 그리고 입술 외곽을 손가락으로 톡톡 두드리듯 립스틱 컬러를 펼쳐주세요. 립스틱 컬러와 베이스 메이크업이 자연스럽게 어우러져 경계가 예쁘게 사라집니다.

15 투명 립글로스를 입술의 중앙을 중심으로 펴 발라주세요. 입술의 중앙부터 양을 조절해 발라주면 볼륨감과 광택감이 더욱 부각되며 입술 외곽은 립글로스의 느낌이 거의 없어서 더욱 자연스럽게 마무리된답니다.

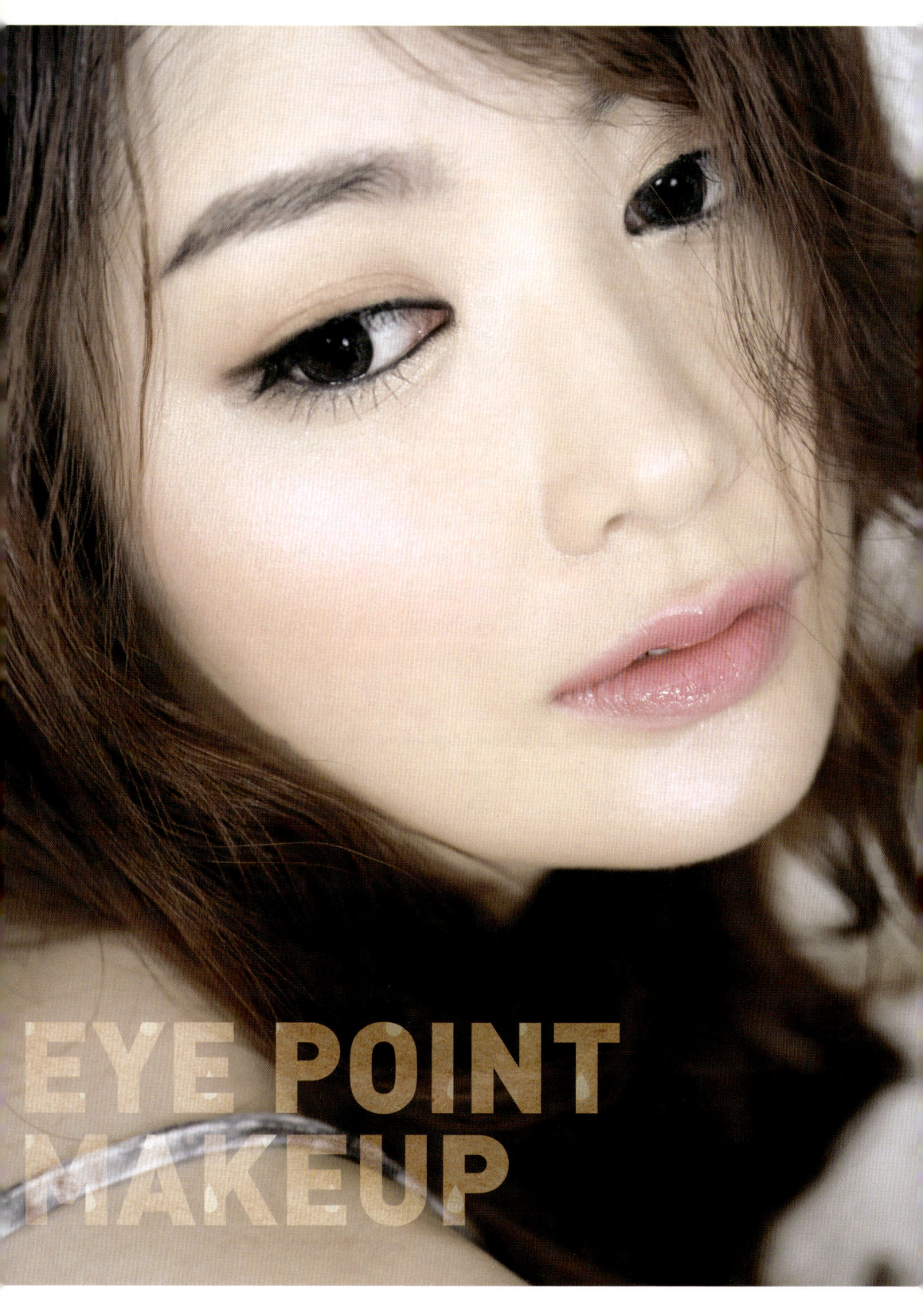

10 EYE POINT
동성 모임 아이 포인트 메이크업

여자들끼리 모이면 단연 돋보이는 메이크업 스모키! 여자들 사이에서 가장 인기 있고 해보고 싶은 워너비 메이크업이 아닐까 싶다. 섹시하면서도 매력적인 스모키 메이크업으로 모두의 부러움을 사는 오늘의 퀸이 되어보자.

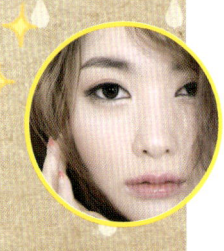

아이섀도우와 아이라인이 돋보이는 화장!

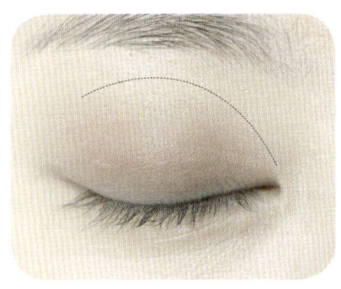

01 연브라운 섀도우를 이용해 점선 부분에 베이스를 깔아주세요. 눈두덩이를 정리한다는 느낌으로 전체적으로 은은하게 깔아주면 된답니다.

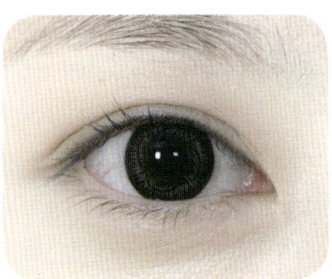

02 연브라운 섀도우를 베이스로 깔고 눈을 떴을 때 모습입니다.

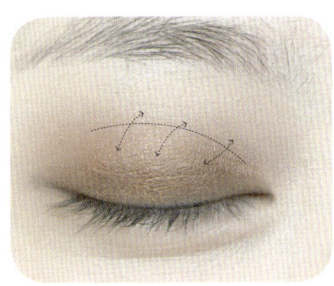

03 점선 부분에 골드브라운 섀도우를 이용해 포인트를 넣어주세요. 쌍꺼풀라인에 맞춰 포인트를 넣어준 다음 화살표 방향으로 그라데이션 해주세요.

10 EYE POINT

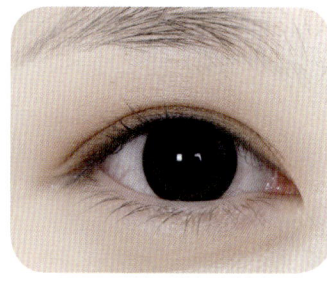

04 골드브라운 섀도우로 포인트가 완성된 모습입니다.

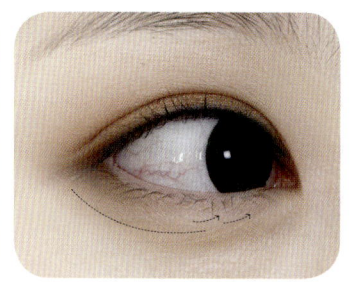

05 연브라운 섀도우를 이용해 언더에도 점선 부분에 베이스를 깔아주세요. 눈꼬리부터 시작해서 눈동자가 있는 쪽으로 깔아주시며 마무리는 화살표 방향으로 그라데이션 해주세요.

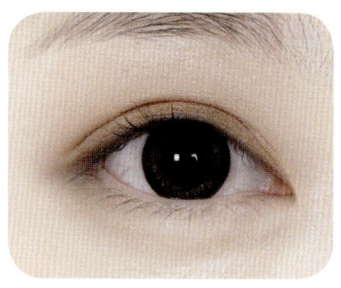

06 언더까지 베이스가 깔리고 정면을 봤을 때 모습입니다.

아이섀도우와 아이라인이 돋보이는 화장!

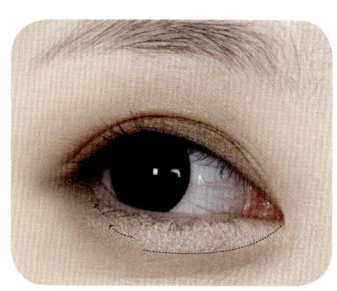

07 아이보리 섀도우를 이용해 언더의 점선 부분에 하이라이트를 넣어주세요. 눈앞머리부터 시작해서 눈동자가 끝나는 부분까지 넣어주시며 연브라운으로 깔아놓은 베이스와 자연스럽게 어우러지도록 화살표 방향으로 그라데이션 해서 마무리해주세요.

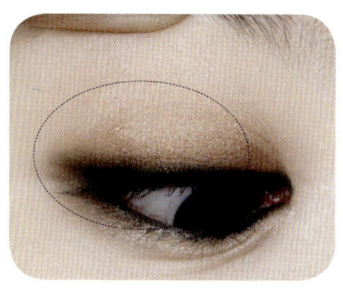

08 블랙 아이라이너를 이용해 눈에 전체적으로 아이라인을 그려주세요. 살짝 두께감이 있게 그려주셔도 된답니다. 블랙 느낌이 확 살아나도록 진한 컬러로 아이라인을 명확하게 그려주세요.

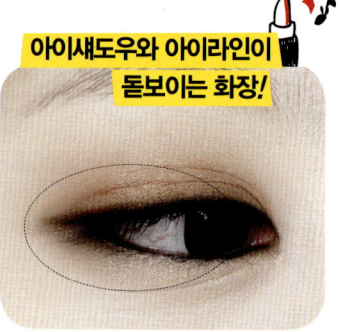

09 아이라인을 그린 후 자연스럽게 블렌딩하여 점막을 메워주세요. 아이라인이 포인트 컬러와 어우러지게 눈꼬리부터 눈 중앙까지 그라데이션을 해주세요. 그리고 아이라인 브러시로 경계 부분을 자연스럽게 풀고 언더의 점막까지 블랙 아이라이너로 꼼꼼히 메워주세요.

동성 모임 아이 포인트 메이크업

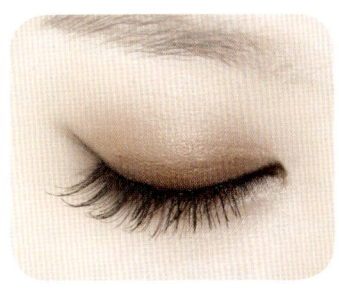

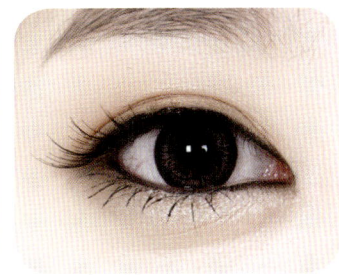

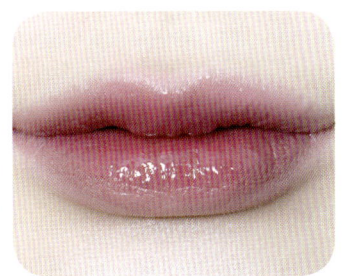

10 속눈썹을 붙여주세요. 아이 메이크업이 강하기 때문에 마스카라만으로는 효과를 거의 보실 수 없답니다. 눈꼬리가 길어지는 포인트 속눈썹을 붙여주는데 이때 눈앞머리 쪽보다는 눈꼬리 쪽에 맞춰서 속눈썹을 붙여주는 게 더욱 섹시하답니다.

11 언더래쉬는 전체적으로 마스카라를 발라주세요. 위쪽 속눈썹과 밸런스를 맞추기 위해 두 번 정도 레이어드해서 발라주세요. 언더래쉬도 충분히 포인트가 될 수 있도록 꼼꼼히 발라주세요.

12 입술의 중앙을 포인트로 핫핑크 립글로스를 발라주세요. 입술의 중앙부터 바르며 브러시에 남은 양으로 외곽을 발라서 외곽 부분엔 거의 컬러감이 살짝만 드러나도록 해주시면 된답니다. 마지막으로 입술 중앙엔 핫핑크 립글로스를 한 번 더 덧발라 마무리해주세요.

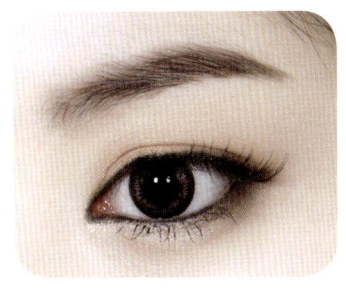

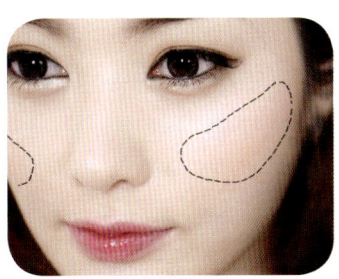

13 진브라운 컬러로 아이브로우를 그려주세요. 아이브로우는 좀 강한 컬러를 이용해 그려야 아이 메이크업과 함께 고급스럽게 무게감을 잡아준답니다. 아이브로우는 컬러가 진하니 두께감을 주지 말고 얇게 그려주세요. 눈썹산을 살려 그리면 더 여성스럽게 완성됩니다.

14 핑크와 브라운을 믹스해서 점선 부분에 볼터치를 넣어주세요. 그리고 브러시에 남은 양으로 광대뼈를 가볍게 쓸어주시면 더욱 자연스럽게 올라온답니다. 핑크와 브라운을 믹스할 때 브라운이 좀 더 많이 들어가게 믹스해주면 글래머러스한 느낌이 한층 살아납니다.

11 EYE POINT

클럽 아이 포인트 메이크업

브라운과 블랙을 이용해 강렬하면서도 섹시한 느낌을 살린 메이크업이다. 클럽 메이크업으로도 손색이 없으며 조명과 아름답게 어우러지도록 펄을 함께 사용해 매력적인 클럽 퀸으로 연출해보자.

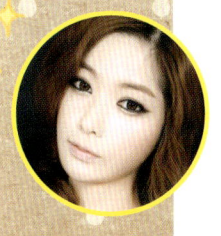

깊이감 있는 아이섀도우 표현이 중요한 화장!

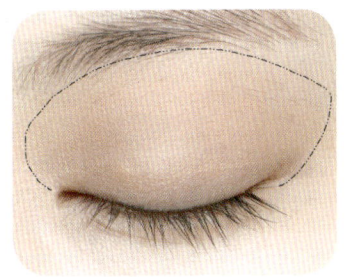

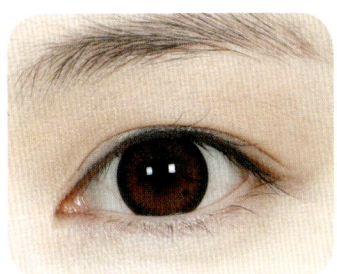

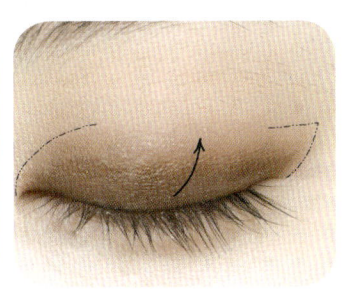

01 아이보리 섀도우를 이용해 점선 부분에 전체적으로 베이스를 깔아주세요. 눈가의 유분기를 없애주면서 지속력도 올려주고 눈가를 차분하게 연출해준답니다. 또한 컬러가 더욱 예쁘게 올라갈 수 있도록 도와주죠.

02 아이보리 섀도우를 이용해 베이스를 깔아준 다음 눈을 떴을 때 모습입니다.

03 브라운 컬러의 섀도우로 점선 부분에 포인트를 얹어주세요. 눈앞머리는 포물선을 그리듯, 눈 뒤쪽은 눈꼬리를 빼 삼각형을 그리듯 넣으면 됩니다. 이때 속눈썹 가까이부터 화살표 방향으로 브러시를 움직여 주세요. 컬러가 자연스럽게 그라데이션 된답니다.

11 EYE POINT

깊이감 있는 아이섀도우 표현이 중요한 화장!

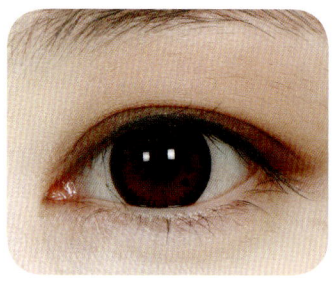

04   브라운 섀도우로 포인트 컬러가 완성된 모습입니다.

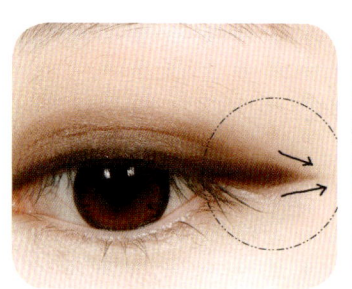

05   브라운 컬러로 아이라인을 그리는데 살짝 두껍게 그려주세요. 대략 0.3cm 정도의 두께가 드러나도록 두툼하게 그리며 두께를 유지하면서 눈꼬리까지 그리고 눈꼬리는 샤프하게 포인트 컬러와 겹쳐 빼주세요. 눈을 뜨면 쌍꺼풀라인에 자연스럽게 아이라인이 보인답니다.

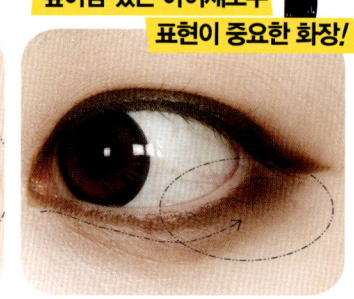

06   언더에 브라운 섀도우를 화살표 방향으로 베이스로 깔아주세요. 베이스는 속눈썹 부분부터 애교살로 컬러가 진해지지 않도록 펴 발라주세요. 눈꼬리 쪽으로 갈수록 짙어지게 해주며 마무리로 아이라인 브러시를 이용해 포인트 컬러를 속눈썹 가까이에 아이라인을 그리듯 넣어주세요.

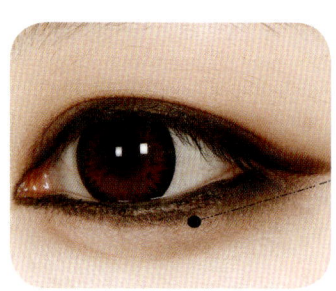

07   블랙 아이라이너를 이용해 강렬하게 아이라인을 그려주세요. 브라운 아이라인 위에 그려주는 것이라서 블랙 컬러가 튀지 않고 더 깊이 있게 살아난답니다. 눈앞머리까지 꼼꼼하게 그려주신 후 아이라인 브러시를 이용해 점선 부분에 눈꼬리와 이어지도록 블렌딩해주세요.

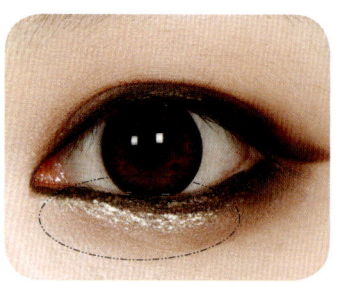

08   언더의 눈 중앙 눈동자가 있는 부분에 눈물 효과를 넣어주세요. 리퀴드 타입의 펄 글리터를 이용해 눈동자 밑 부분에 화려한 느낌이 들도록 펄을 듬뿍 얹어주세요. 아이라인과 겹치지 않도록 아이라인 바로 밑에 눈물 효과를 넣어주면 된답니다.

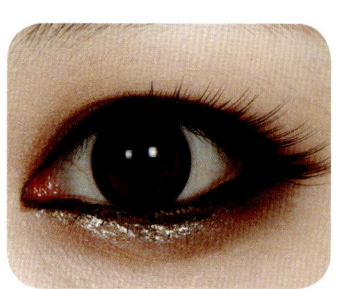

09   이 메이크업에서는 뷰러로 눈꼬리 부분의 속눈썹까지 잘 올라갈 수 있도록 꼼꼼히 찝어주는 게 중요해요. 그리고 마스카라를 속눈썹이 중앙부터 눈꼬리 쪽으로 쏠린다는 느낌으로 발라주세요. 인조 속눈썹은 눈꼬리가 강조되는 타입을 이용해서 붙여주세요.

■ ■ 클럽 아이 포인트 메이크업

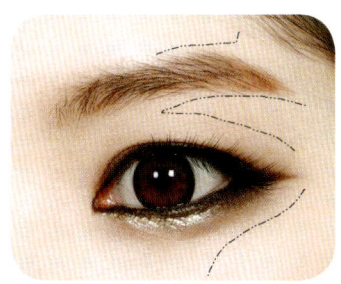

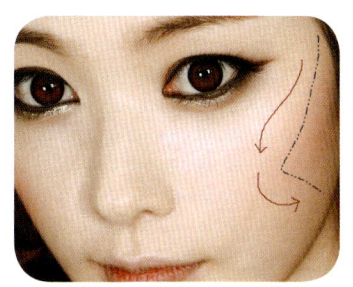

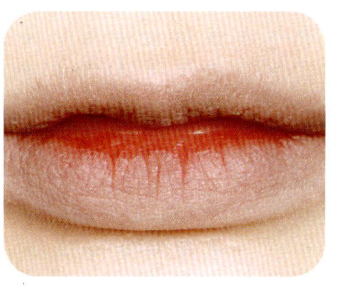

10 아이브로우는 부드러운 브라운 컬러로 그려주면 좋답니다. 너무 밝은 브라운을 이용하기보다 아이 메이크업 할 때 사용한 컬러보다 살짝 은은한 컬러를 사용하면 좋아요. 눈썹산을 살짝 살리며 끝을 샤프하게 빼고 점선 부분은 하이라이트로 정리해주세요.

11 브라운 블러셔로 검은 점선 부분에 먼저 블러셔를 넣어 음영을 살리고 브러시에 남은 양으로 외곽에 전체적으로 섀딩을 넣어서 입체감을 줍니다. 브라운 블러셔 위에 레드 블러셔를 아주 소량 레이어드해서 붉은색 화살표 방향으로 브러시를 둥글게 굴려주세요. 더욱 섹시하게 마무리된답니다.

12 누드 핑크로 립 메이크업을 해주세요. 베이스 제품을 이용해 입술 외곽의 색상은 죽여줘야 합니다.

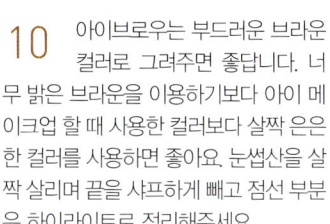

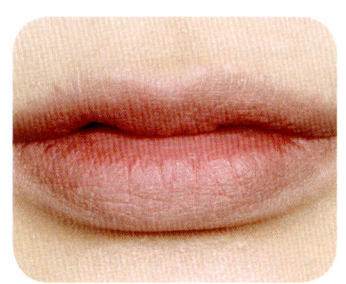

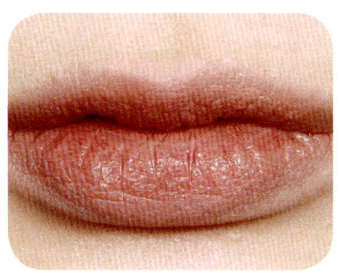

13 입술의 중앙부터 핑크 립스틱을 발라주세요. 입술 외곽은 거의 바르지 않고 미리 발라준 베이스와 자연스럽게 그라데이션 해주세요.

14 입술에 누드 립글로스를 전체적으로 펴 발라주세요.

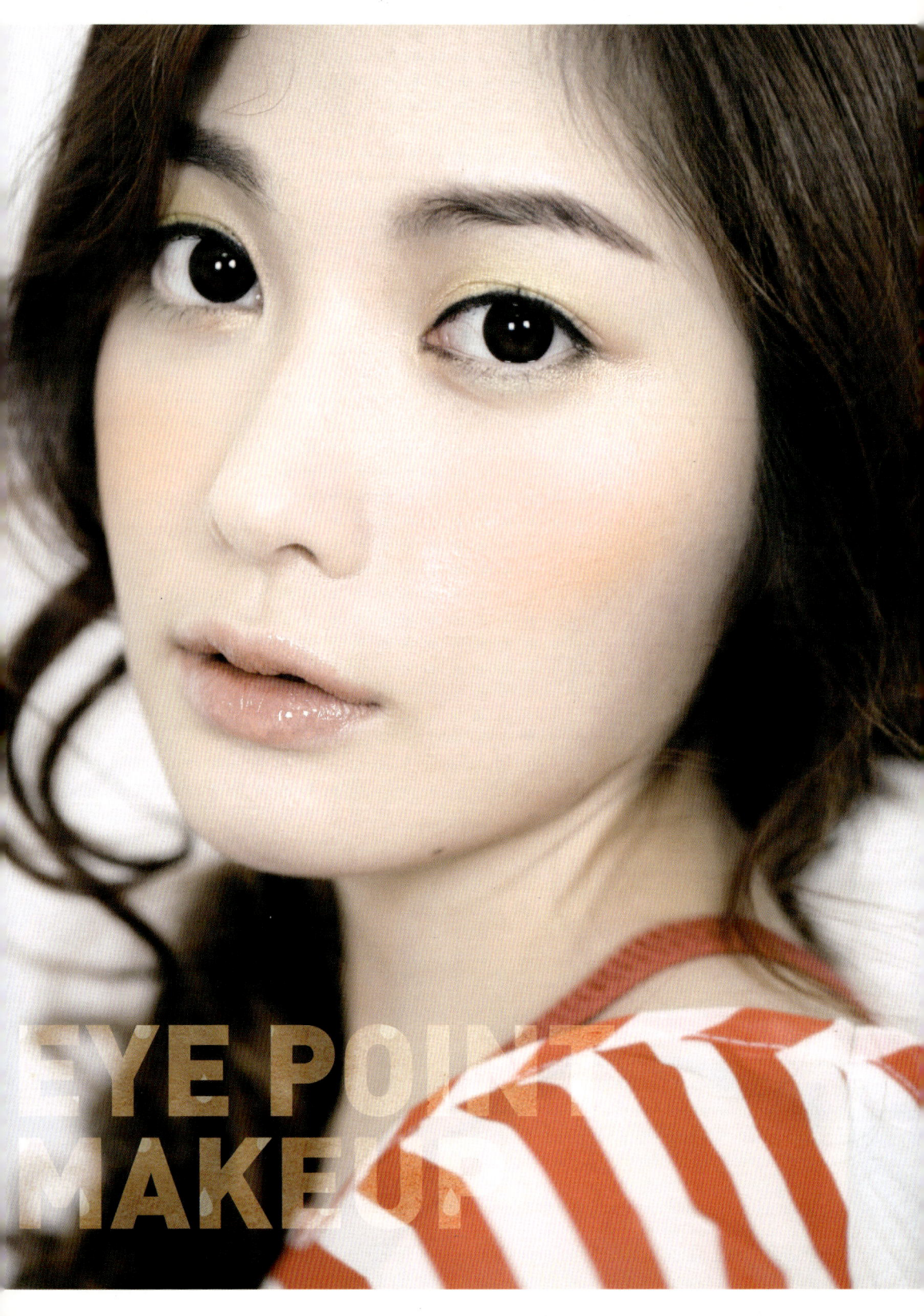

12 EYE POINT
옐로우 데이트 메이크업

톡톡 튀는 컬러를 이용해 상큼하고 싱그러운 느낌을 살린 데이트 메이크업이다. 오렌지와 옐로우 아이섀도우를 믹스해서 산뜻하면서도 깨끗한 메이크업을 연출한다. 네일 컬러로 옐로우 톤 그린과 함께 매치해주면 더욱 예쁘다.

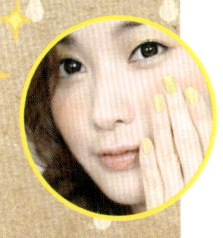

아이섀도우를 바를 때 주의해야 되는 화장!

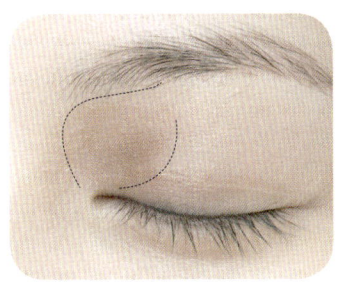
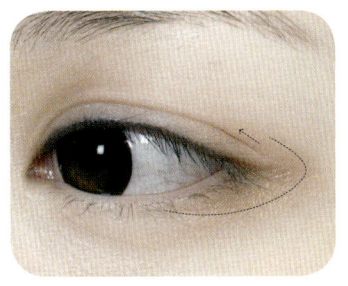
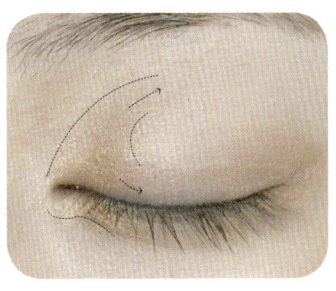

01 펄이 없는 은은한 브라운 섀도우로 눈앞머리에 음영을 넣어주세요. 점선 부분에 컬러가 너무 진하게 들어가지 않도록 부드럽게 브러시로 몇 번 터치해주면 됩니다.

02 오렌지 섀도우를 이용해 점선 부분에 은은하게 베이스를 깔아주세요. 베이스를 깔아준 후 브러시에 남은 양은 화살표 방향으로 자연스럽게 그라데이션 해주세요.

03 오렌지 섀도우를 이용해 눈앞머리 점선 부분에 베이스를 깔아주세요. 컬러가 진해지지 않게 은은하게 베이스를 깔아준 후 브러시에 남은 양은 화살표 방향으로 자연스럽게 그라데이션 해서 마무리해주세요.

12 EYE POINT

아이섀도우를 바를 때 주의해야 되는 화장!

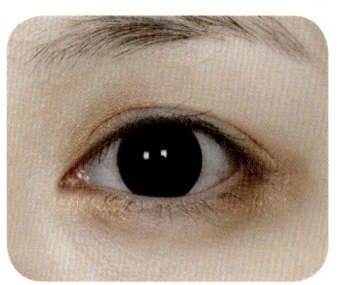

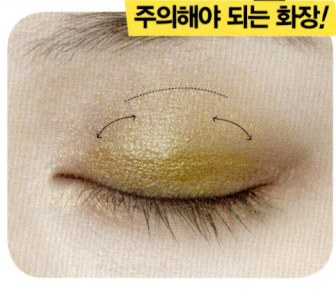

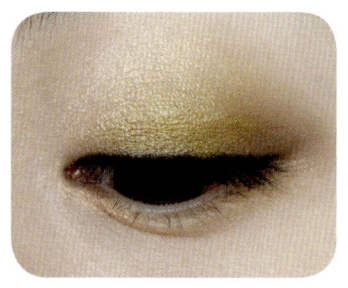

04 오렌지 섀도우로 베이스를 깔아준 모습입니다.

05 눈두덩이의 중간에 옐로우 섀도우를 이용해 포인트를 넣어주세요. 포인트 컬러는 점선 부분을 넘어가지 않도록 해주고 눈동자가 있는 부분을 중심으로 화살표 방향으로 그라데이션 해서 베이스 컬러와 자연스럽게 어우러지도록 해주세요.

06 블랙 아이라이너로 아이라인을 그려주세요. 아이라인은 속눈썹을 메워준다는 느낌으로 그려주며 눈의 중앙을 지나면서 살짝 두께감이 생기도록 그려주세요. 눈꼬리는 빼지 않으셔도 된답니다.

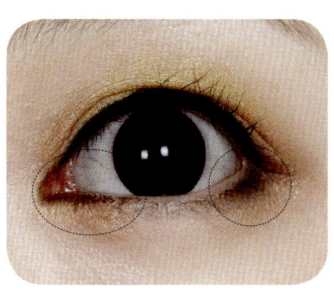

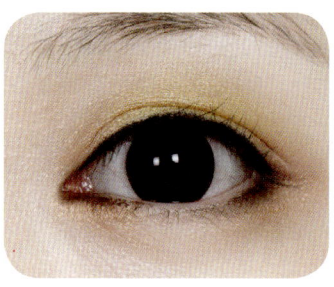

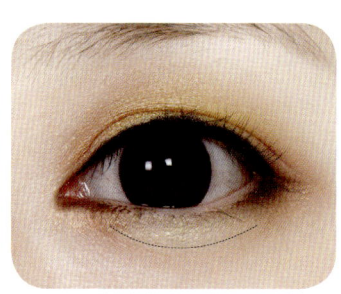

07 은은한 컬러의 브라운 아이라이너로 언더라인을 마무리해주세요. 점선 부분인 눈앞머리와 눈꼬리 부분에 브라운으로 언더라인을 그려준 후 베이스 컬러와 자연스럽게 그라데이션 시켜주세요.

08 눈꼬리 부분에 언더라인이 완성된 모습입니다.

09 눈동자 밑 부분에 골드 섀도우를 이용해 하이라이트를 넣어주세요. 컬러보다는 펄감이 더 살아나는 제품을 이용해주며 빛에 따라 컬러가 달라지는 투톤 섀도우를 쓰셔도 예쁘답니다.

옐로우 데이트 메이크업

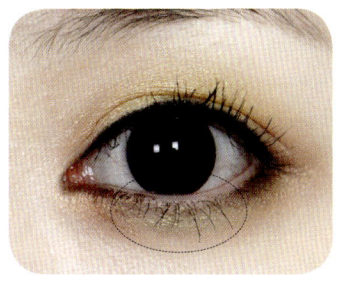

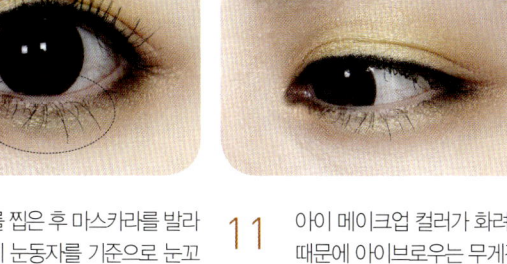

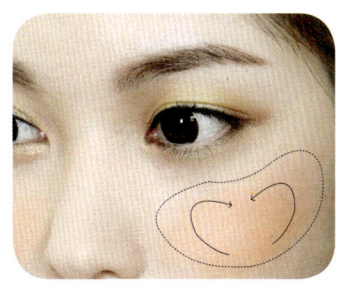

10 뷰러를 찝은 후 마스카라를 발라주는데 눈동자를 기준으로 눈꼬리 쪽에 신경 써서 발라주세요. 눈앞머리는 신경 쓰지 않아도 된답니다. 눈 중앙부터 눈꼬리 쪽으로 꼼꼼하게 바른 후 언더쉐도 발라주세요. 언더쉐도는 점선 부분을 포인트로 발라주세요.

11 아이 메이크업 컬러가 화려하기 때문에 아이브로우는 무게감 있게 다크브라운 컬러로 완성해주세요. 아이브로우는 눈썹산을 살리며 얇게 그려 여성스러운 느낌과 샤프한 느낌을 동시에 살려 그려주세요.

12 점선 부분에 오렌지 컬러로 볼터치를 넣는데 화살표 방향으로 브러시를 움직이세요. 하트를 그리듯 부드럽게 움직이면 러블리한 볼이 완성된답니다. 아이 메이크업과 맞춰 볼터치를 넣어주는 건데 볼터치 컬러는 너무 은은한 것보단 화사한 것이 더욱 예쁘답니다.

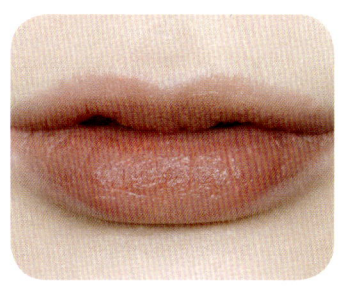

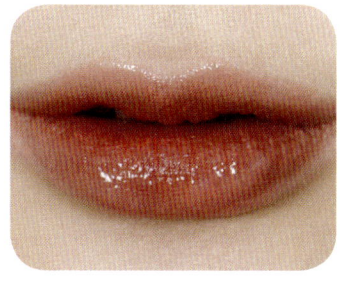

13 글로시한 코랄 립스틱을 입술에 전체적으로 발라주세요. 글로시한 타입의 립스틱이 없다면 립밤과 믹스해서 발라주셔도 돼요. 컬러가 은은한 코랄 립스틱을 가볍게 입술에 전체적으로 발라주세요.

14 투명 립글로스를 덧발라주세요. 볼륨감과 광택감은 살리되 입술은 본연의 색상인 듯 로맨틱한 코랄 빛이 돌게 해주세요. 투명 립글로스는 너무 많이 바르지 않도록 주의해주세요!

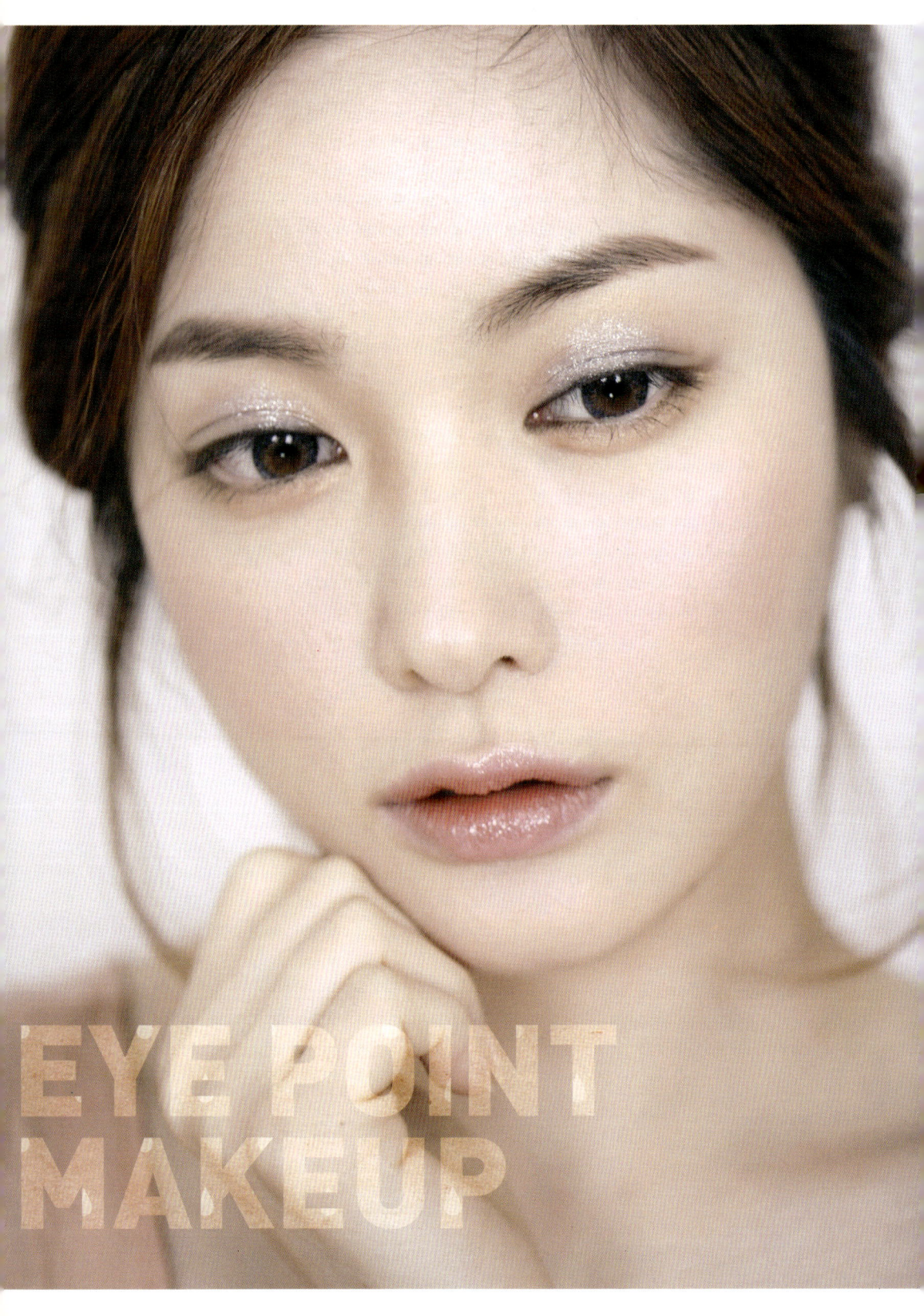

13 EYE POINT
퍼플 데이트 메이크업

데이트할 때 언제든 활용하기 좋은 메이크업!
우아하면서도 성숙한 느낌 덕분에 남자들이 더욱 사랑하는 메이크업이다.
퍼플의 신비로움과 핑크의 로맨틱함이 어우러져 더욱 매력적이다.

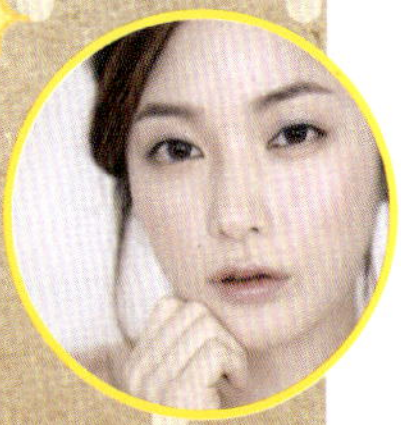

아이섀도우를 바를 때 주의해야 되는 화장!

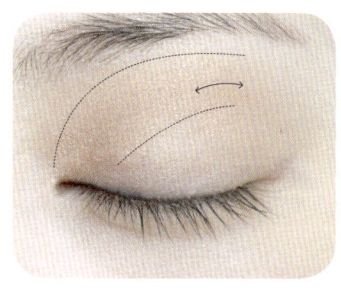

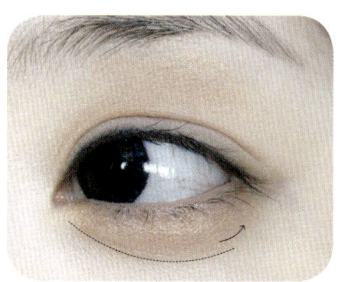

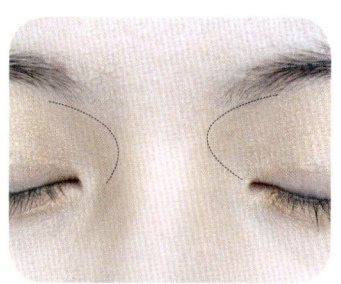

01 은은한 오렌지 섀도우를 점선 부분에 베이스로 깔아주세요. 눈두덩이를 빼고 아이브로우와 눈두덩이 사이에 베이스를 깔아줍니다. 눈앞머리부터 베이스를 깔면서 중앙 부분을 지나 화살표 방향으로 브러시를 움직여 컬러가 자연스럽게 마무리되도록 해주세요.

02 은은한 오렌지 컬러의 섀도우를 점선 부분에 베이스로 깔아주세요. 언더에 베이스를 깔아주실 때는 눈동자가 있는 부분이 가장 포인트가 되게 컬러를 넣은 후 화살표 방향으로 자연스럽게 그라데이션 되도록 마무리하면 된답니다.

03 브라운 섀도우를 이용해 베이스로 깔아준 오렌지 섀도우와 자연스럽게 연결해 점선 부분에 음영을 넣어주세요. 브라운 컬러지만 오렌지 컬러와 어우러져 화사하면서도 부드러운 느낌으로 음영감이 생성된답니다.

13 EYE POINT

아이섀도우를 바를 때 주의해야 되는 화장!

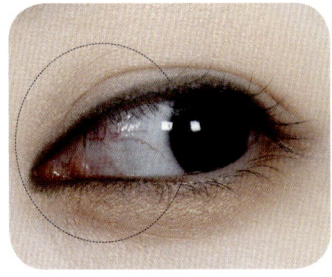
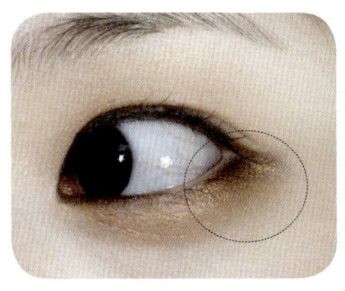
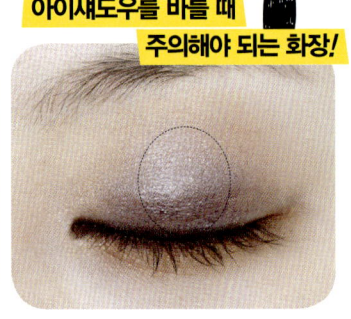

04 다크브라운 컬러로 아이라인을 그려주세요. 펄이 없고 짙은 컬러로 눈앞머리에 그려주는데 눈동자가 시작되는 부분까지 그려주면 된답니다. 앞트임을 한 듯 눈앞머리에 명확하게 아이라인을 그린 다음 중앙 부분은 브러시를 이용해 그라데이션 하시면 돼요.

05 골드브라운 섀도우를 이용해 언더의 점선 부분에 포인트를 넣어주세요. 언더라인을 그려주지 않기 때문에 포인트 컬러지만 너무 강하지 않고 자연스럽고 은은하게 넣도록 주의해주세요.

06 은은한 퍼플 섀도우를 눈동자가 있는 부분에 포인트로 넣어주세요. 그러고 나서 양쪽 옆으로 자연스럽게 그라데이션 하면 된답니다. 컬러는 비비드하고 강하게 들어가는 것이 아니라 은은한 컬러지만 중앙 부분에 들어가 정확히 포인트로 드러나게 해주세요.

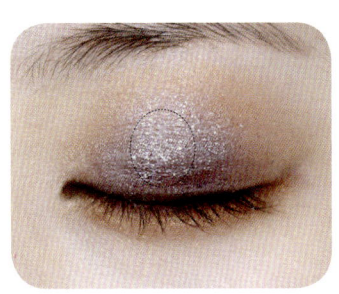
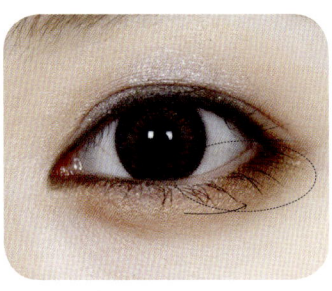
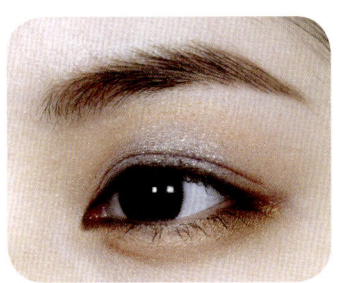

07 퍼플 섀도우로 포인트를 넣어주신 부분에 글리터를 이용해 하이라이트를 넣어주세요. 퍼플 컬러의 오묘함과 글리터의 화려함이 어우러져 신비로우면서 매력적인 눈매를 만들어 준답니다.

08 언더래쉬에 마스카라를 발라주세요. 점선 부분에 발라주시는데요, 눈동자가 있는 중앙 부분을 지나 눈꼬리 쪽으로 발라주세요. 마스카라는 너무 과하지 않고 자연스럽게 발라주시면 돼요. 위쪽 속눈썹은 마스카라를 생략하고 뷰러만 찝어 자연스럽게 마무리 해주세요.

09 아이브로우는 다크브라운 컬러로 우아하면서도 고급스러운 느낌이 나도록 마무리해주세요. 평소보다 살짝 얇게 그리면서 눈썹산을 살려주세요. 눈썹 꼬리는 평소보다 살짝 길게 빼줍니다.

퍼플 데이트 메이크업

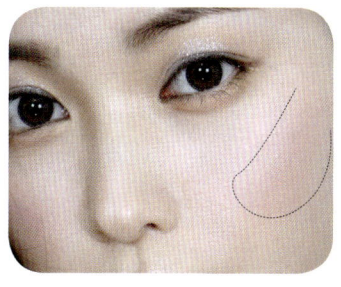

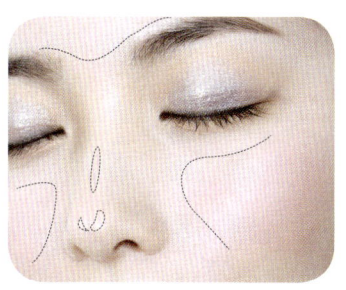

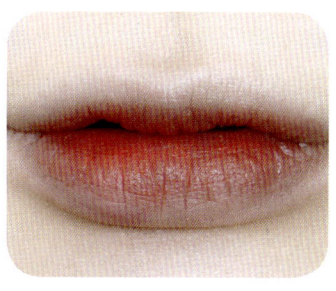

10 핑크 컬러를 이용해 점선 부분에 볼터치를 넣어주세요. 볼터치의 핑크 컬러와 아이 메이크업의 포인트 퍼플이 어우러져 더욱 여성스러우면서도 아름답게 연출이 된답니다. 볼터치는 너무 넓어지지 않도록 주의하며 얼굴의 중앙부터 볼이 끝나는 부분까지만 넣어주세요.

11 점선 부분에 은은하게 전체적으로 하이라이트를 넣어주세요. 펄 타입의 하이라이트 제품을 이용해 브러시로 가볍게 쓸어주듯 피부가 화사해지도록 마무리해주시면 돼요.

12 레드 틴트를 면봉을 이용해 소량씩 레이어드해서 입술 중앙에 발라주세요. 이때 너무 경계가 심하게 지지 않도록 신경 써서 발라주셔야 더욱 예쁘게 립 메이크업이 완성된답니다.

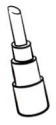

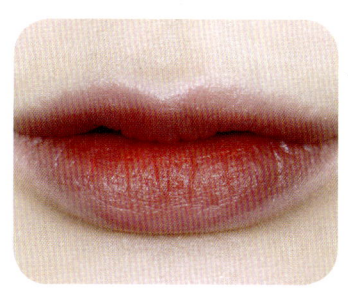

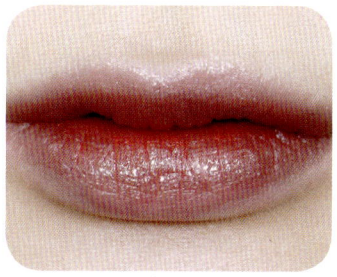

13 거의 색상이 없는 은은한 핑크 립스틱을 입술 외곽부터 틴트를 발라준 안쪽으로 발라주세요. 레드 컬러와 은은한 핑크 컬러가 어우러져 자연스럽게 그라데이션이 된답니다.

14 아이 메이크업과 매치해 더욱 신비롭고 우아한 느낌을 주기 위해 실버 립글로스를 발라주세요. 실버 립글로스는 정말 소량만 사용해서 입술 중앙에 스치듯 발라주시면 됩니다. 실버 컬러 자체가 워낙 강해 가볍게 발라주셔도 충분히 발색이 됩니다.

103

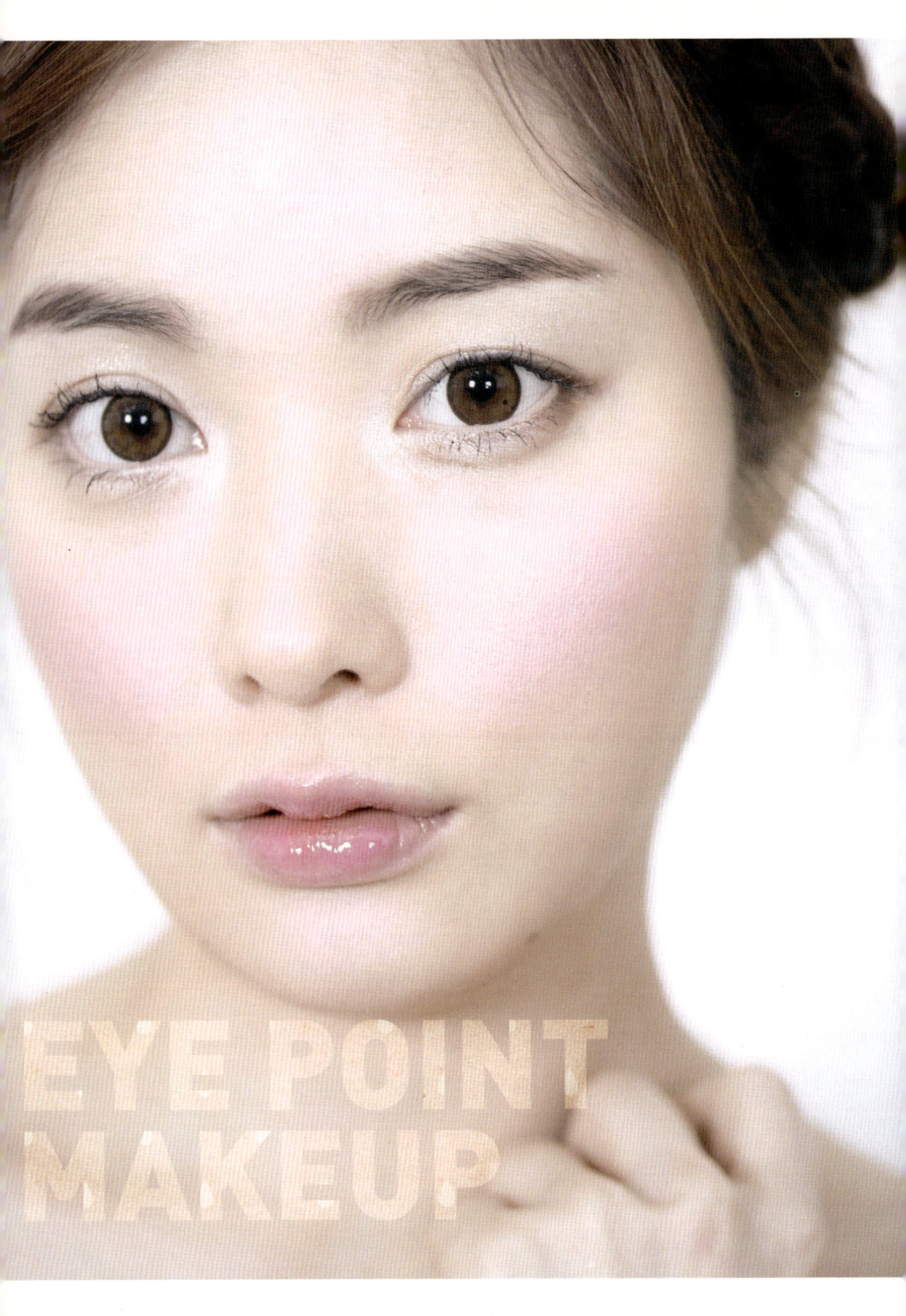

14 EYE POINT

인형 속눈썹 포인트 메이크업

속눈썹을 강조한 인형 메이크업이지만 부담 없이 누구나 예쁘게 할 수 있다. 아이 메이크업의 컬러를 빼고 립과 볼을 핑크로 물들여 어릴 적 누구나 가지고 싶었던 예쁜 마론 인형이 떠오르는 사랑스러운 메이크업이다.

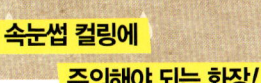

속눈썹 컬링에 주의해야 되는 화장!

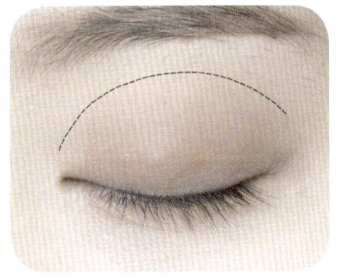
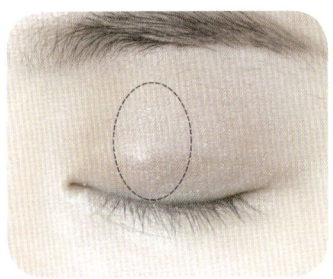
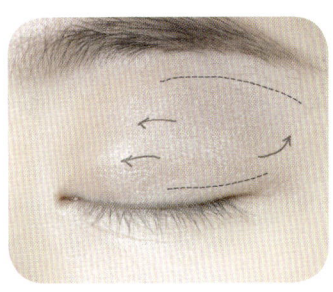

01 펄이 없는 은은한 브라운 섀도우를 너무 어두워지지 않게 눈두덩이를 정리하는 느낌으로 베이스로 깔아주세요. 점선 부분까지 전체적으로 유분기를 정리하며 깔아주시면 됩니다.

02 점선 부분인 눈동자가 있는 중앙 부분에 화이트펄 섀도우를 얹어주세요. 중앙을 포인트로 발라서 주변에 자연스럽게 그라데이션 해주시면 된답니다.

03 실버펄 섀도우로 눈두덩이를 정리해주세요. 그리고 실버펄 섀도우와 화이트펄 섀도우를 블랜딩해 눈의 입체감과 펄감을 살려주세요. 화이트와 실버의 컬러 차이가 자연스럽게 눈의 입체감을 살려주고 두 가지 펄이 어우러져 더욱 순수한 느낌이 연출돼요.

14 EYE POINT

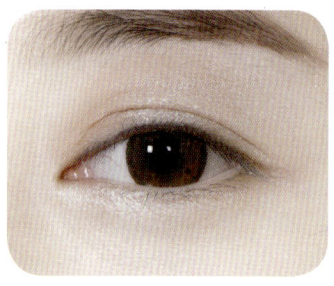

04 베이스와 펄 섀도우를 얹은 다음 눈을 떴을 때 모습입니다.

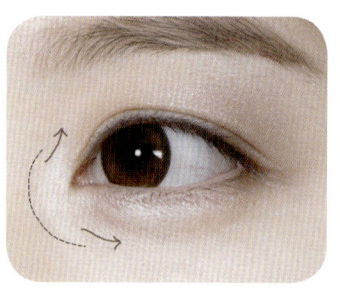

05 눈앞머리인 점선 부분에 화이트 펜슬을 이용해 하이라이트를 넣어주세요. 이때 경계가 생기지 않게 펴 발라주는 것 잊지 마세요. 화이트 펜슬은 화살표 방향으로 자연스럽게 그라데이션 하면 된답니다. 그리고 언더라인까지 이어서 언더 베이스를 함께 넣어주세요.

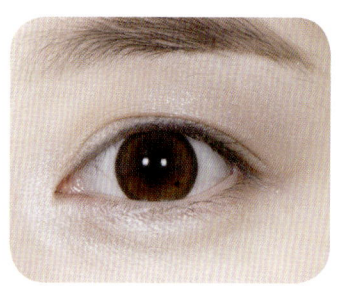

06 화이트 펜슬로 하이라이트를 넣고 정면을 본 모습입니다.

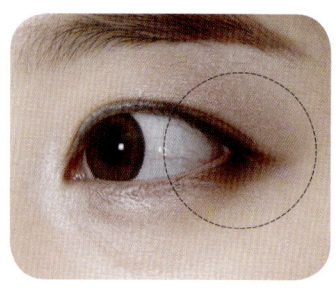

07 눈꼬리 부분에 살짝 눈이 처지는 느낌이 들도록 진브라운 섀도우를 이용해 포인트를 넣어주세요. 아이라인을 생략하고 포인트로만 마무리할 것이기 때문에 컬러가 너무 퍼지지 않게 주의해주세요. 포인트 컬러는 눈꼬리 부분에 진하게 넣어주세요.

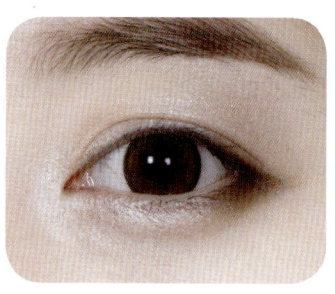

08 포인트를 넣은 후 정면을 봤을 때 모습입니다.

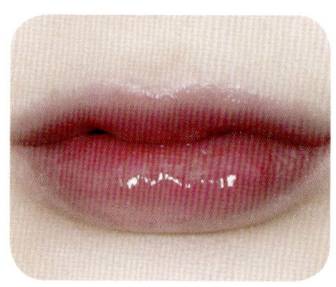

09 핑크 립글로스를 발라주세요. 눈에 색조가 거의 없기 때문에 립 컬러로 포인트를 주는 게 좋아요. 핫한 핑크 컬러를 이용하시되 부담감을 줄이기 위해 립글로스를 사용해주세요. 광택감과 함께 촉촉한 느낌이 사랑스럽게 연출된답니다. 입술 중심에 좀 더 두께감을 줘서 발라주세요.

인형 속눈썹 포인트 메이크업

속눈썹 컬링에 주의해야 되는 화장!

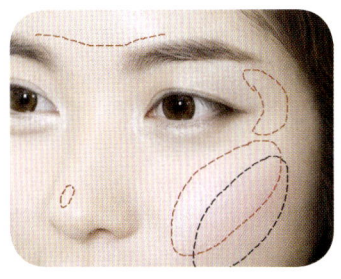

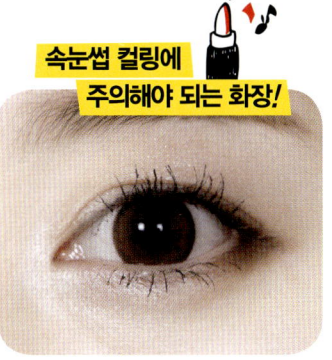

10 검은 점선 부분에 입술에 사용한 컬러와 비슷한 컬러를 이용해 볼터치를 넣어주세요. 입술과 볼을 핑크빛으로 물들이면 더욱 화사하게 마무리할 수 있답니다. 붉은 점선 부분에는 하이라이트를 넣어주는데 화이트, 핑크 두 가지를 믹스해 포인트 부분에만 살짝 넣어주세요.

11 뷰러로 속눈썹을 꼼꼼히 찝어 컬링이 확실히 올라온 상태에서 속눈썹이 더욱 풍성해 보일 수 있도록 마스카라를 2번 정도 덧발라 평소보다 훨씬 과해 보이도록 해주시면 된답니다. 이때 속눈썹을 두세 가닥씩 뭉쳐서 발라주셔도 느낌이 잘 살아나요.

MAKE-UP BONUS TIP

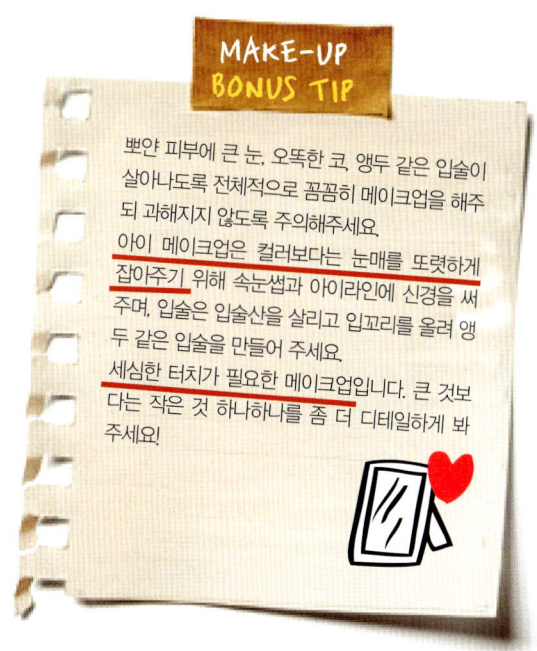

뽀얀 피부에 큰 눈, 오똑한 코, 앵두 같은 입술이 살아나도록 전체적으로 꼼꼼히 메이크업을 해주되 과해지지 않도록 주의해주세요.
아이 메이크업은 컬러보다는 눈매를 또렷하게 <u>잡아주기</u> 위해 속눈썹과 아이라인에 신경을 써주며, 입술은 입술산을 살리고 입꼬리를 올려 앵두 같은 입술을 만들어 주세요.
<u>세심한 터치가 필요한 메이크업입니다.</u> 큰 것보다는 작은 것 하나하나를 좀 더 디테일하게 봐주세요!

15 EYE POINT
파티 속눈썹 포인트 메이크업

파티 메이크업으로 매우 화려하지만 컬러감을 배제해 가볍지 않고 무드 있게 연출한다. 핑크와 오렌지가 사랑스러우면서도 발랄한 느낌을 주며, 펄감 덕분에 조명 아래에서 더욱 아름다운 메이크업이다.

■ ■

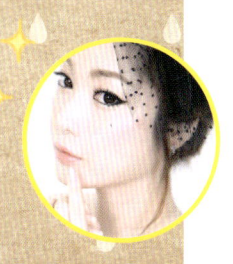

인조 속눈썹을 붙일 때 주의해야 되는 화장!

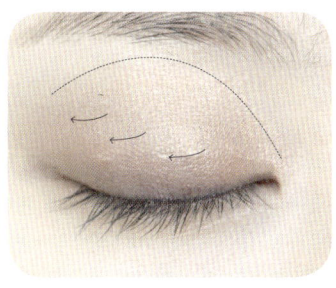

01 점선 부분에 골드 섀도우로 베이스를 깔아주세요. 베이스는 눈두덩이부터 화살표 방향으로 그라데이션 해서 깔아주면 된답니다.

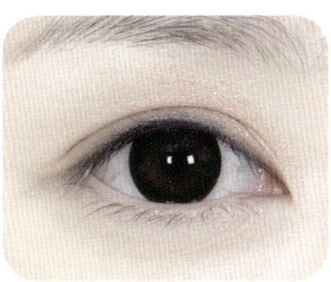

02 골드 섀도우로 베이스를 깔아준 다음 정면을 봤을 때 모습입니다.

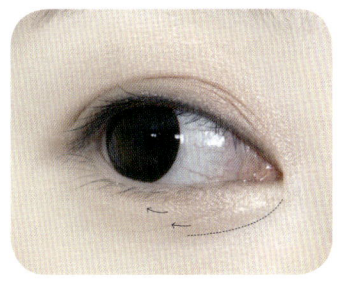

03 골드 섀도우를 이용해 언더의 점선 부분에도 베이스를 깔아주세요. 베이스는 눈앞머리에서 포인트를 준 후 화살표 방향으로 그라데이셔 해서 깔아주면 된답니다.

15
EYE POINT

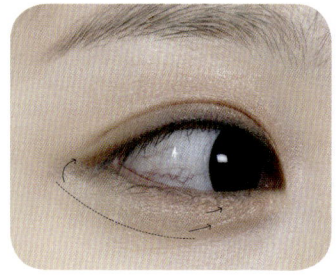

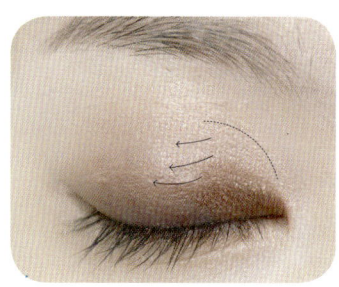

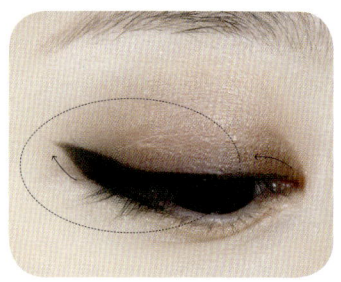

04 화이트 섀도우를 이용해 언더의 점선 부분에 베이스를 깔아주세요. 눈꼬리 부분에 포인트를 준 후 화살표 방향으로 자연스럽게 그라데이션 해서 깔아주면 된답니다.

05 브라운 섀도우를 이용해 눈앞머리에 포인트를 넣어주세요. 포인트 컬러는 점선 부분에 짧고 강하게 넣은 후 화살표 방향으로 자연스럽게 그라데이션 해서 마무리해주세요.

06 블랙 아이라이너를 이용해 아이라인을 전체적으로 캣츠아이로 만들어 주세요. 눈앞머리부터 시작해서 눈꼬리 쪽을 인위적으로 올려서 과감하게 그려주면 된답니다.

인조 속눈썹을 붙일 때 주의해야 되는 화장!

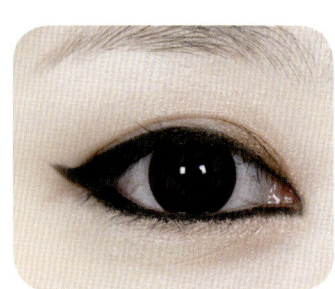

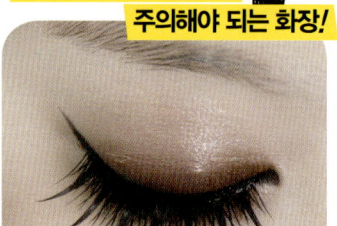

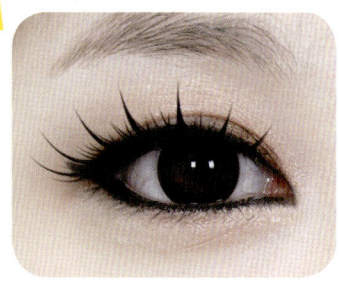

07 블랙 아이라이너를 이용해 언더라인도 마저 그려주세요. 언더라인은 눈앞머리부터 눈꼬리까지 이어지도록 그려주면 된답니다. 아이라인은 진한 블랙 컬러가 명확히 올라오도록 과감하게 그려주는 게 가장 중요해요.

08 파티 메이크업인 만큼 속눈썹은 다소 인위적이더라도 화려한 제품을 사용해주세요. 과한 느낌의 화려한 속눈썹을 눈에 전체적으로 붙여 눈매를 더욱 화려하게 연출해주세요.

09 인조 속눈썹을 붙이고 눈을 떴을 때 모습입니다.

■ 파티 속눈썹 포인트 메이크업

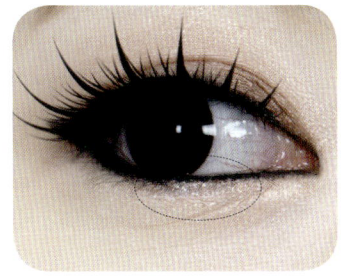

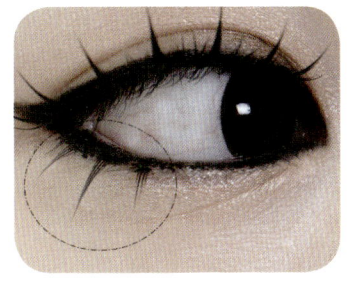

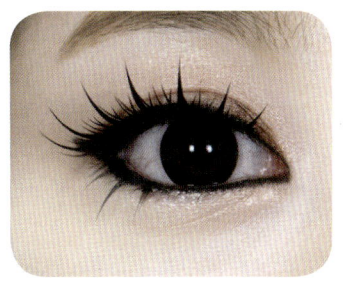

10 언더의 중앙 눈동자 부분에 하이라이트를 넣어주시는데요, 언더라인을 그려준 바로 밑 부분에 화이트 글리터로 하이라이트를 넣어 더욱 화려하게 부각되도록 해주세요. 글리터가 전체적으로 퍼지지 않도록 미리 픽서를 뿌려서 고정해주는 것도 좋답니다.

11 윗부분에 화려한 속눈썹이 들어갔으므로 밸런스를 위해 언더에도 속눈썹을 붙여주는데 언더에는 눈꼬리 쪽에만 포인트가 되도록 붙입니다. 눈의 크기에 따라서 달라지는데 대략 3개 정도 붙이면 충분하고 언더래쉬엔 따로 마스카라는 안 발라도 된답니다.

12 언더에 속눈썹을 붙이고 정면을 봤을 때 모습입니다.

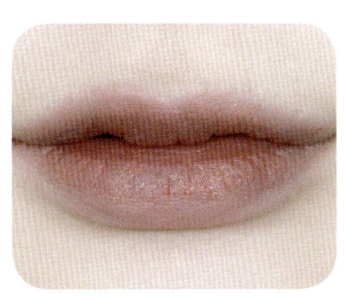

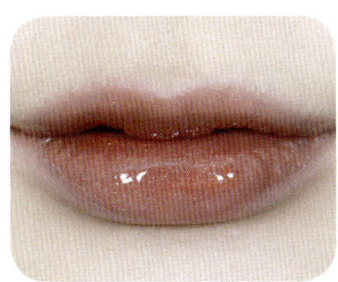

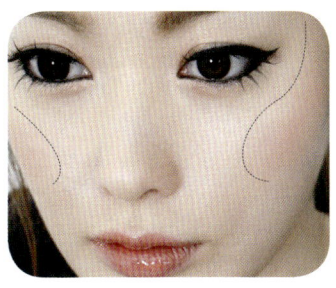

13 은은한 오렌지 립스틱을 입술 중앙에 발라주세요. 입술의 붉은빛이 중앙에 살아나면서 오렌지 립스틱과 그라데이션 되어 더욱 자연스럽게 마무리된답니다.

14 입술에 펄 립글로스를 덧발라주세요. 자연스럽게 붉은빛과 오렌지 컬러가 그라데이션 되어 있기 때문에 다른 컬러를 더할 필요 없이 투명 펄 립글로스만 얹어 탱탱하고 촉촉한 느낌을 살려주는 거랍니다.

15 오렌지와 핑크를 믹스해서 볼터치를 넣어주세요. 러블리한 느낌을 원한다면 핑크, 상큼한 느낌을 원한다면 오렌지의 비율을 더 많이 넣어주세요. 볼터치는 점선 부분에 넣어주는데 광대뼈부터 자연스럽게 흐르는 느낌으로 S자를 그리듯 화사하게 넣어주면 돼요.

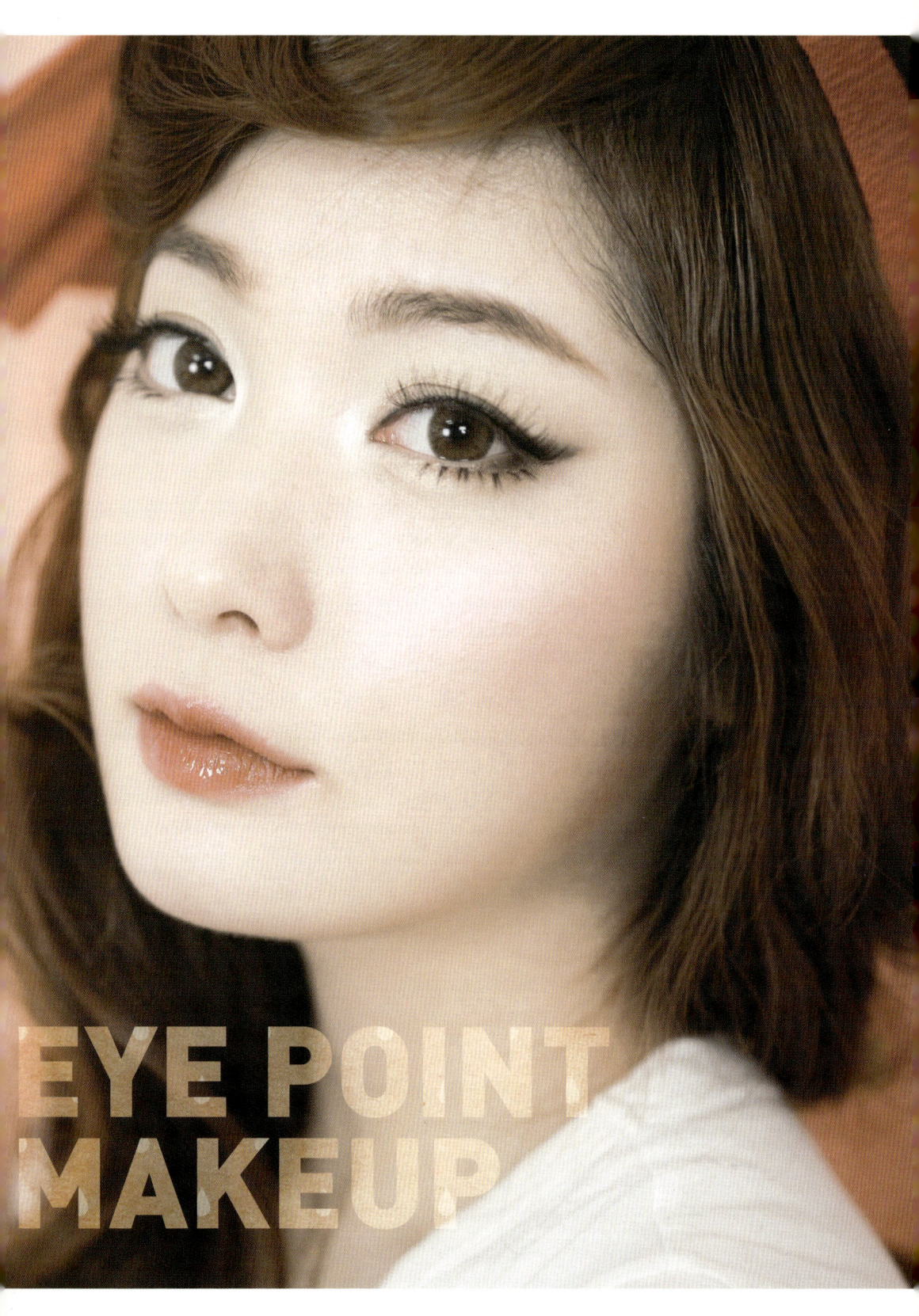

16 EYE POINT
갸루 속눈썹 포인트 메이크업

갸루 메이크업의 장점은 살리고 부담은 줄인 인형 같이 예쁜 메이크업이다. 레드 컬러를 포인트로 주어 귀여우면서도 섹시한 이미지를 함께 가지기 때문에 더욱 매력적이다. 전체적으로 밸런스를 맞춰줘야 하며 루즈하게 하는 게 중요하다.

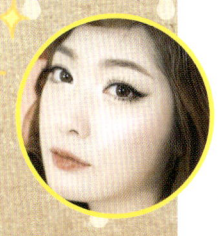

속눈썹과 입술 표현을 동시에 주의해야 되는 화장!

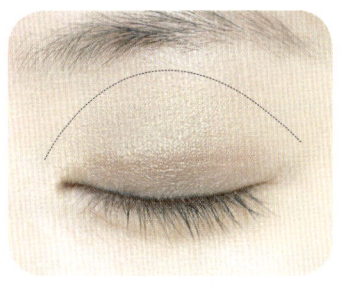

01 베이지 섀도우를 이용해 점선 부분에 베이스를 깔아주세요. 베이스는 눈두덩이에 전체적으로 깔아주면 된답니다. 컬러가 너무 강하게 나오지 않는 은은한 펄감의 베이지 섀도우를 이용해주세요.

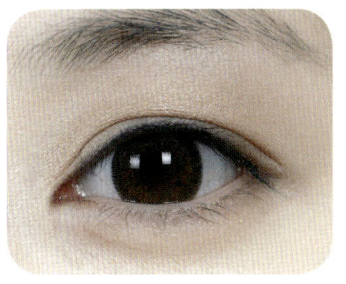

02 베이지 섀도우로 베이스를 깔아준 다음 눈을 떴을 때의 모습입니다.

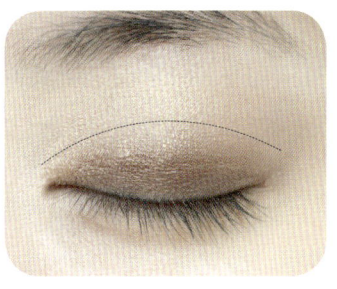

03 브라운 섀도우를 이용해 점선 부분에 포인트 컬러를 넣어주세요. 포인트 컬러는 쌍꺼풀라인에 맞춰서 넣어준다고 생각하시면 된답니다. 쌍꺼풀라인에 맞춰 넣어준 후 베이스 섀도우와 자연스럽게 어우러질 수 있도록 그라데이션 해주세요.

16 EYE POINT

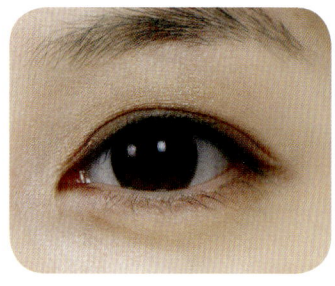

04 브라운 섀도우로 포인트 컬러가 들어간 다음 눈을 떴을 때 모습입니다.

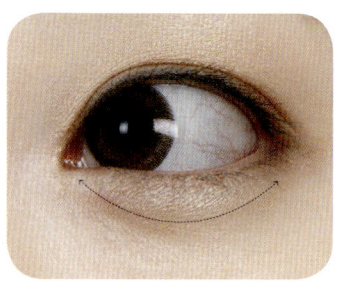

05 은은한 펄감을 가진 아이보리 섀도우를 이용해 언더에 베이스를 깔아주세요. 언더에 전체적으로 베이스를 깔아주는 게 아니라 점선 부분에 포인트로 들어갈 수 있도록 베이스를 깔아주세요. 눈의 중앙 부분이 부각되며 애교살이 좀 더 살아나 귀여운 느낌이 연출됩니다.

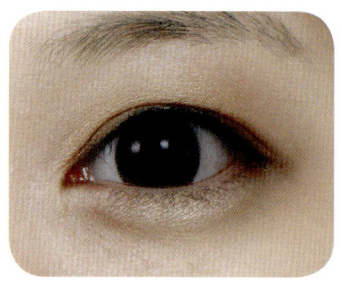

06 언더에 아이보리 섀도우로 베이스가 들어간 다음 정면을 봤을 때 모습입니다.

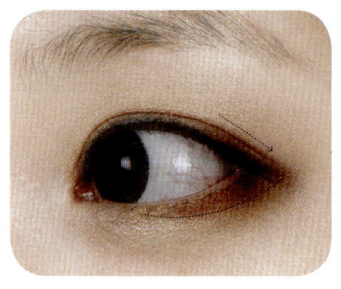

07 진브라운 섀도우를 이용해 눈꼬리에 포인트를 주세요. 진브라운 섀도우는 펄감보다는 색감이 강한 컬러를 선택해 눈동자가 끝나는 부분부터 눈꼬리까지 점선 부분에 눈매에 맞춰 깔아주면 된답니다. 자신의 눈을 연장시켜준다는 느낌으로 포인트를 넣어주시면 돼요.

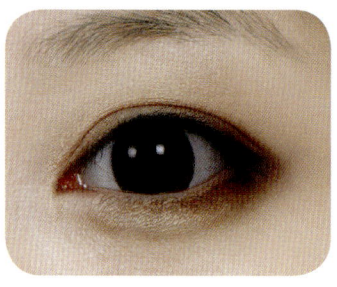

08 언더에 진브라운 포인트가 들어간 다음 정면을 봤을 때 모습입니다.

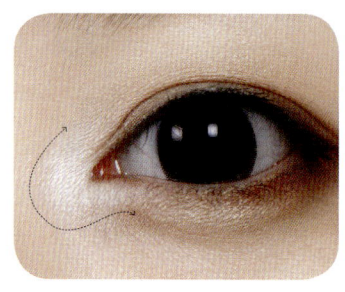

09 화이트 섀도우를 이용해 눈앞머리에 하이라이트를 넣어서 앞트임한 듯 눈앞머리를 확장시켜주세요. 화이트 섀도우는 범위를 좀 넓게 잡아서 확실히 컬러감이 올라오도록 해주시되 주변과 자연스럽게 그라데이션 해 어색하지 않게 마무리해주세요.

■ ■ 갸루 속눈썹 포인트 메이크업

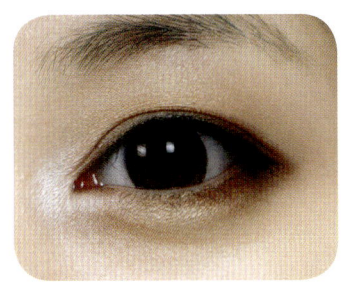

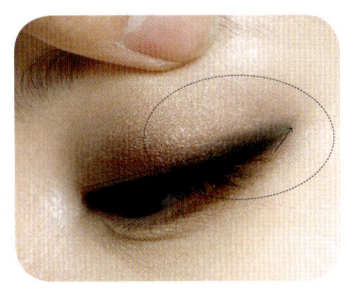

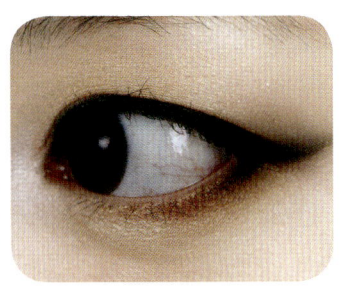

10 화이트 섀도우로 눈앞머리에 하이라이트가 완성된 다음 정면을 본 모습입니다.

11 블랙 아이라이너로 속눈썹 가까이부터 시작해 눈매를 따라 아이라인을 쭉 그려주다가 눈꼬리 부분에서 두껍게 해주세요. 눈꼬리는 길게 원하는 길이만큼 빼주지만 너무 길면 어색하답니다. 눈꼬리를 그린 후 아이라인 브러시를 이용해 점선 부분을 그라데이션 해주세요.

12 블랙 아이라인이 완성된 다음 옆에서 본 모습입니다.

속눈썹과 입술 표현을 동시에 주의해야 되는 화장!

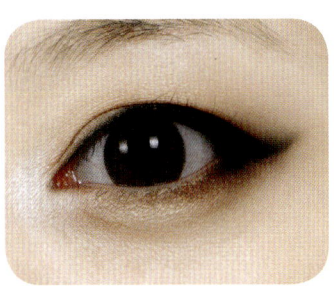

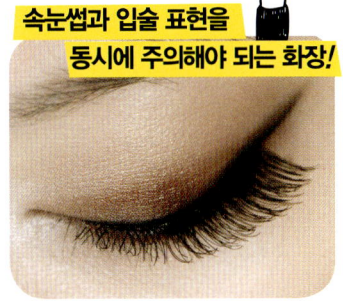

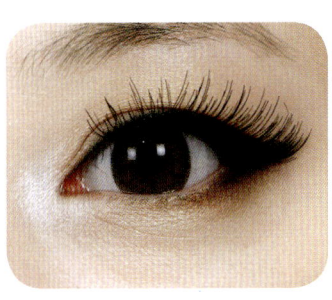

13 아이라인이 완성된 다음 앞에서 본 모습입니다.

14 갸루 메이크업은 속눈썹이 포인트인 메이크업이니만큼 속눈썹을 붙여주세요. 속눈썹은 눈꼬리로 갈수록 점점 길어지는 제품을 이용해 눈매를 길게 빼주세요. 눈매가 가로로 확장된 듯 커지면서 귀여움과 함께 섹시한 느낌도 든답니다.

15 인조 속눈썹을 붙인 다음 눈을 떴을 때 모습입니다.

16 EYE POINT

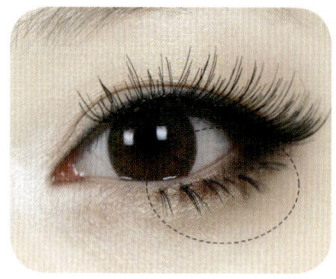 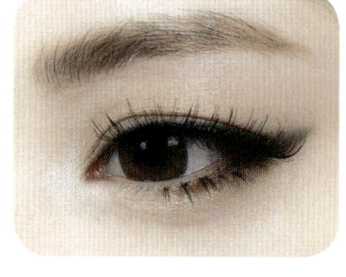 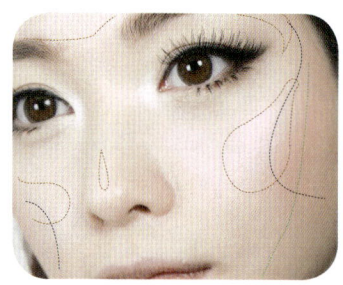

16 포인트로 언더래쉬를 눈의 중앙부터 눈 끝쪽까지 붙여주세요. 이때 중요한 건 점막을 따라 일자 같은 느낌으로 붙이는 거예요. 점막에 딱 맞게 붙이면 윗속눈썹과 언밸런스 되어 눈이 오히려 작아 보일 수 있답니다. 또 언더래쉬의 양은 적당히 붙여야 예쁘답니다.

17 브라운으로 아이브로우를 그려주세요. 아이브로우는 평소보다 좀 밝은 컬러를 이용해도 된답니다. 아이 메이크업에 무게가 많이 들어가므로 아이브로우는 좀 가볍게 가주시는 것도 예뻐요. 아이브로우는 얇게 그려주며 눈썹산을 살려서 마무리해주면 된답니다.

18 검은 점선 부분에 핑크와 코랄을 믹스해서 다소 진하게 블러셔를 넣어주세요. 붉은 점선 부분에는 하이라이트를 얼굴 전체에 넣되 필요한 부분에만 소량씩 넣으며 터치를 최소화해주세요. 녹색 점선 부분에 섀딩을 살짝 진하게 평소보다 터치를 좀 더 해주세요.

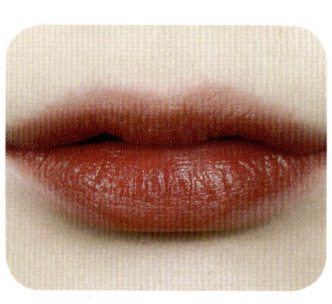 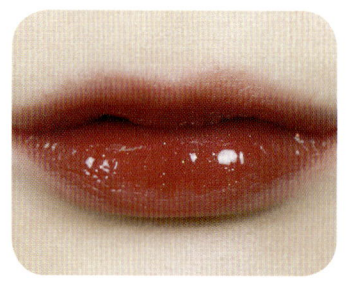

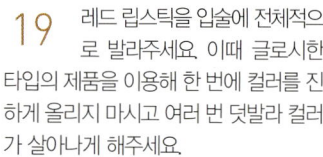

19 레드 립스틱을 입술에 전체적으로 발라주세요. 이때 글로시한 타입의 제품을 이용해 한 번에 컬러를 진하게 올리지 마시고 여러 번 덧발라 컬러가 살아나게 해주세요.

20 레드 립글로스를 덧발라주세요. 입술에 볼륨감이 더해집니다. 입술 중앙에 들어간 레드 립글로스가 시선을 모아 입술이 더욱 입체적인 느낌이 들며 앵두같이 탐스럽게 마무리된답니다.

하코냥의 메이크업 팁

❤ 아이섀도우 엣지 있고 예쁘게 바르는 방법

아이섀도우를 바르는 가장 기본적인 방법입니다. 이 방법이 쉬워지면 그때부터 조금씩 응용이 들어가 다양한 스타일로 바꾸실 수 있어요. 이 방법의 장점은 다양한 스타일의 아이라인에도 무난하게 잘 어울리고, 특별히 의상이나 장소를 타지 않아 언제 어디서나 예쁘게 하고 다닐 수 있다는 거예요. 현재 판매되고 있는 웬만한 아이섀도우 팔레트 조합으로 다 하실 수 있답니다. 단 컬러가 화려한 아이섀도우 팔레트는 기본 브라운 섀도우 1개를 따로 준비해주세요.

1. 베이스 섀도우 – 음영 섀도우
눈을 살짝 깊어 보이게 하면서 차분하게 만들어줍니다.
또한 눈썹 쪽으로 자연스럽게 그라데이션 해 노우즈 섀딩 없이도 눈매는 깊고 콧대는 높아 보이도록 연출해줍니다.

2. 하이라이트 섀도우
펄감이 있는 섀도우로 눈의 입체감을 살려주면서 블링블링하고 화사한 느낌을 줍니다.

3. 포인트 섀도우
하이라이트로 가벼워진 눈매에 다시 차분한 느낌을 더할 수 있도록 무게감을 줍니다.

4. 미디엄 섀도우
언더에 눈물 효과를 줍니다. 하이라이트처럼 펄감이 과하지 않은 은은한 펄을 이용해 우수에 젖은 눈빛을 연출합니다.

5. 포인트 섀도우
눈꼬리 부분 쪽에 포인트를 넣어주어서 눈매가 깊어 보이면서 아이라인이 튀지 않도록 해줍니다.

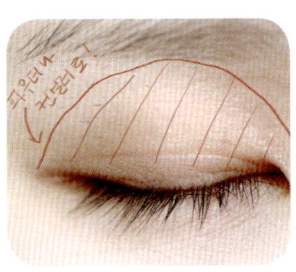

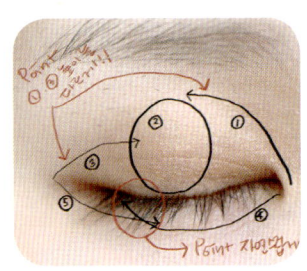

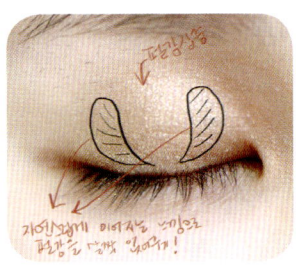

01 메이크업 전에 유분기를 제거해주세요. 파우더로 유분기를 잡아주는 것도 좋고, 아이프라이머 제품을 이용해주는 것도 좋고, 컨실러를 이용해주는 것도 좋아요. 유분기만 제거되는 게 아니라 아이섀도우의 발색력이나 밀착력도 좋아지게 해준답니다.

02 베이스 섀도우를 눈앞머리에 깔아주세요. 눈앞머리 쪽에 베이스 섀도우를 눈뼈 모양대로 브러시를 이용해서 왔다갔다 해주세요. 그럼 자연스럽게 아몬드 모형의 처음 부분이 된답니다. 눈의 약 1cm 정도까지만 해주시면 돼요. 1cm 정도 부분부터는 섀도우와 자연스럽게 연결될 수 있도록 브러시로 터치해주세요.

03 눈의 중앙에 하이라이트 섀도우를 얹어주세요. 눈을 감고 눈동자가 있는 부분에 집중적으로 하이라이트 섀도우를 얹어주면 됩니다. 그리고 나서 양옆으로 펄감을 줄여서 얹어주세요. 가운데가 가장 펄감이 화려하고 나머지 양옆은 가운데 하이라이트를 넣어준 후 남은 양으로 자연스럽게 펄감이 느껴지는 정도로 연결해주시면 돼요.

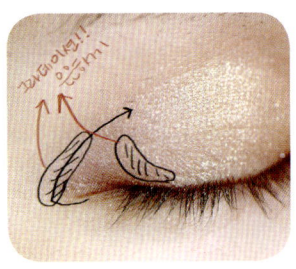

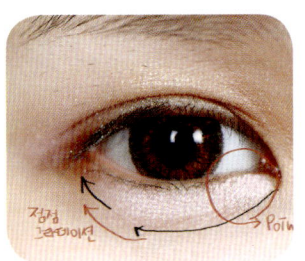

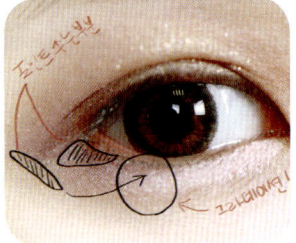

04 포인트 섀도우로 눈꼬리에 포인트를 넣어주세요. 포인트는 자신의 눈 길이에 맞춰서 넣어주면 됩니다. 강력한 스모키 메이크업을 하실 거라면 아이라인을 얼마큼 뺄지 정한 후 아이라인의 길이에 맞춰서 조절해서 넣어주시면 돼요.

05 미디엄 섀도우로 언더라인을 채워주세요. 눈동자가 끝나는 지점까지 넣어준다고 생각하시면 돼요. 그리고 나서는 자연스럽게 색상이 없어지는 느낌으로 면적도 줄여주시고 색상도 줄여서 그라데이션 해 마무리해주세요. 눈이 시작되는 부분에 좀 더 진하게 얹어주세요. 메이크업에 따라 위치를 조금씩 바꿔 주시는 것도 좋아요.

06 포인트 섀도우로 언더에 포인트를 넣어주세요. 눈두덩이와 마찬가지로 눈이 끝나는 눈꼬리 부분에 색상을 진하게 넣어주세요. 그리고 나서 자연스럽게 앞부분과 이어지게 그라데이션 해주면 된답니다. 이때 언더라인은 너무 풀어지는 느낌이 들지 않게 눈매를 잡아줄 수 있도록 살짝 경계를 잡아주세요.

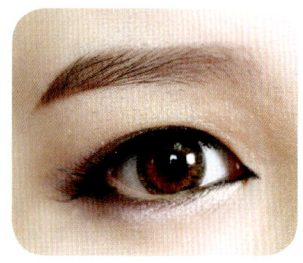

07 메이크업이 완성된 사진입니다. 적당히 포인트가 잡힌 것을 볼 수 있어요.

MAKE-UP TIP

2번 과정에서 ①과 ③의 높이를 다르게 조정해주는 것이 좋아요. ①부터 ③까지 높이가 다 똑같으면 정말 촌스러운 메이크업이 되어 버린답니다. 특히나 요즘은 펄감을 사용하는 분들이 많으신데요. 펄감을 다 똑같은 높이로 발라놓으면 굉장히 어색하고 촌스러워요. ④와 ⑤의 교차 부분은 자연스럽게 그라데이션 해주세요. ⑤는 색상이 너무 과하게 넘어오지 않도록 하는 게 중요하답니다.

포인트 섀도우를 이용해서 마무리해주실 때. 경계면이 너무 칼 같이 날카롭지만 않게 해주면 됩니다. 언더라인까지 너무 풀어지면 눈매가 흐지부지 되어서 애매모호해질 수 있으니 꼭 잊지 마세요! 정말로 중요한 것은 아이라인을 그리기 전에 아이섀도우 바탕이 얼마나 탄탄하게 잘 준비되어 있는지에 달려있어요. 기초공사를 튼튼히 해주셔야 부실공사가 없듯이 아이 메이크업도 바탕이 잘 깔려 있을 때에 모든 것이 아름답게 연출된답니다.

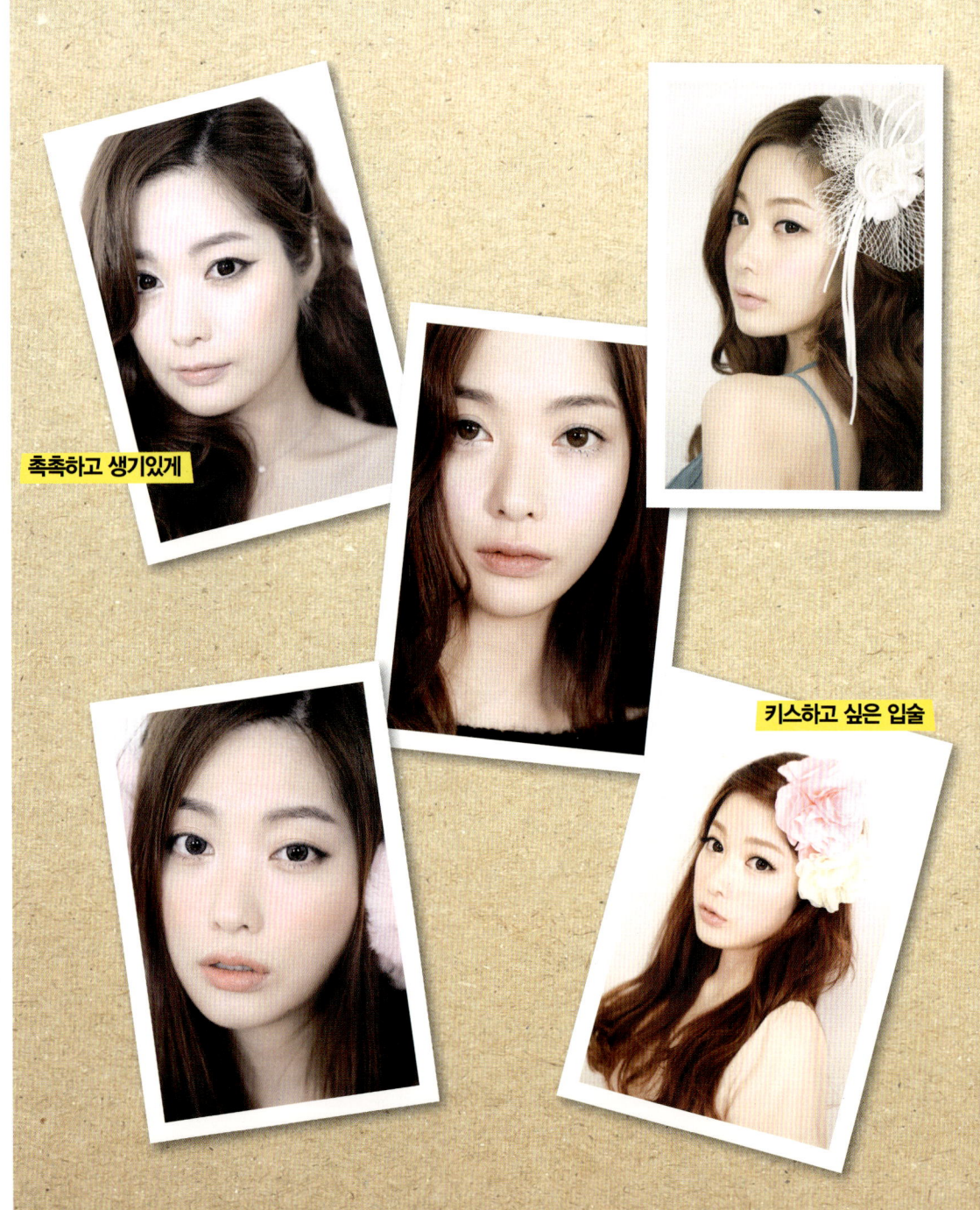

PART3

RIP POINT MAKE UP

립 포인트 메이크업

촉촉하고 탱탱한 입술은 여자의 매력을 한층 끌어올려주지요. 메이크업의 가장 마지막을 장식하는 립 메이크업은 화장의 화룡정점이라고도 할 수 있답니다. 키스를 부르는 입술, 쉽고 간단하게 연출하세요!

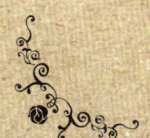
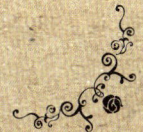

01 RIP POINT
러블리 핑크 립 메이크업

핑크 톤을 이용해 소녀다움과 여성스러움을 극대화시킨 메이크업. 순수한 입술이 더욱 사랑스러운 느낌을 준다. 전체적으로 핑크 컬러를 이용하기 때문에 컬러의 농도를 조절해 밸런스를 맞춰주는 게 중요한 포인트!

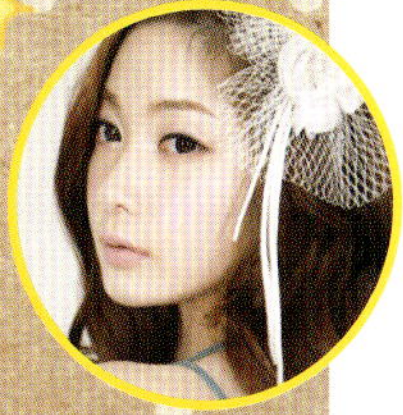

입술 표현을 할 때 주의해야 되는 화장!

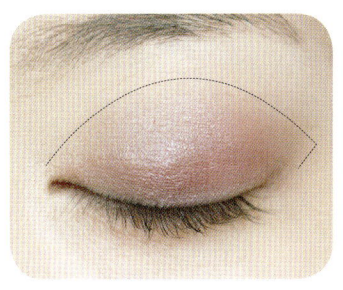

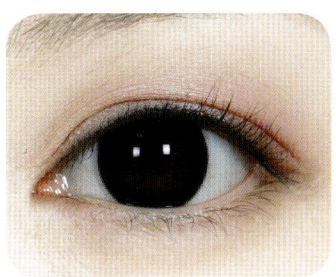

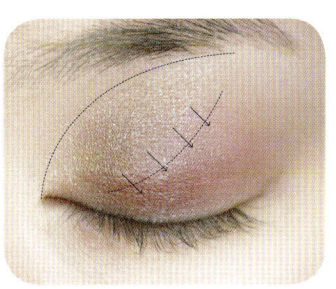

01 핑크 섀도우를 이용해 점선 부분에 베이스를 깔아주세요. 은은한 펄감의 핑크 섀도우를 속눈썹 가까이부터 자연스럽게 눈두덩이에 전체적으로 깔아주면 된답니다.

02 핑크 섀도우를 깔아준 다음 눈을 떴을 때 모습입니다.

03 베이지 섀도우로 점선 부분에 베이스를 깔아주세요. 베이지가 핑크의 부은 느낌을 완화시키며 자연스럽게 음영을 더해준답니다. 그리고 나서 화살표 방향으로 자연스럽게 그라데이션 해주세요. 이때 컬러가 섞이면서 탁해지지 않도록 주의해주세요.

01 RIP POINT

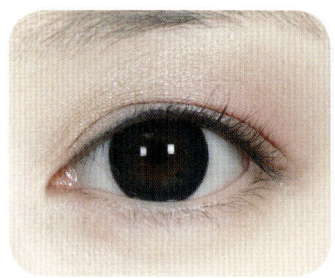
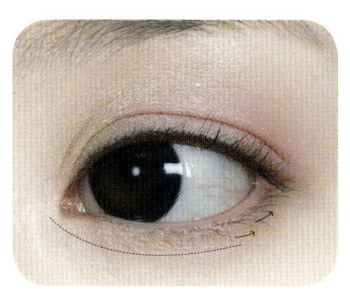
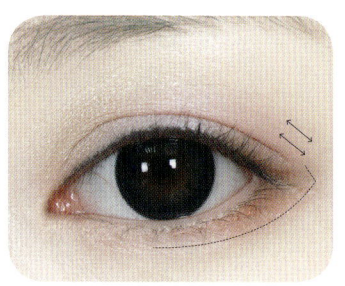

04 눈두덩이에 베이지 섀도우를 베이스로 깔아준 다음 눈을 떴을 때 모습입니다.

05 베이지 섀도우를 이용해 언더의 점선 부분에 베이스를 얇게 깔아주세요. 애교살의 절반 정도만 채워서 베이스를 깔아준 후 눈동자가 끝나는 부분부터는 화살표 방향으로 자연스럽게 그라데이션 해서 마무리해주세요.

06 베이지 섀도우와 자연스럽게 어우러지도록 오렌지브라운 섀도우를 이용해 언더의 점선 부분에 포인트를 넣어주세요. 포인트 역시 너무 범위가 넓어지지 않도록 주의하면서 눈꼬리로 갈수록 점점 넓어지며 눈두덩이의 핑크 컬러와 그라데이션 해줍니다.

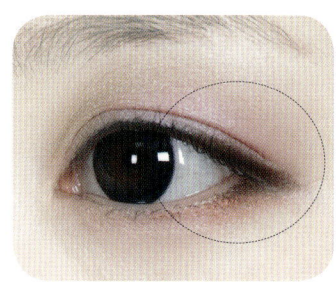
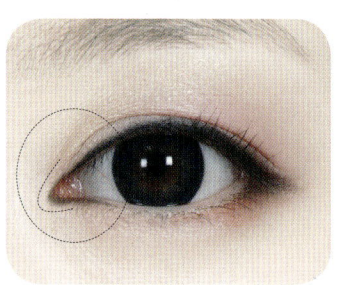
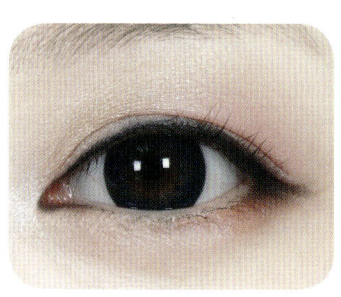

07 브라운 섀도우를 이용해서 눈꼬리 부분에 포인트 컬러를 주세요. 눈썹 사이사이를 메우는 느낌으로 얇게 넣어주시면 된답니다. 자연스럽게 음영이 드리워지는 느낌으로 넣고 눈꼬리 부분만 살짝 빼준다는 느낌으로 해주세요. 인상이 순해 보이는 효과를 준답니다.

08 블랙 아이라이너로 눈 중앙 속 눈썹 사이사이를 메우며 얇게 그려주세요. 그리고 눈 양쪽 끝을 브라운 아이라이너로 정리하면 눈매가 깊고 부드럽게 마무리됩니다. 눈앞머리에 브라운 아이라이너를 화살표 방향으로 한 바퀴 돌려 딱 눈앞머리에서 멈춰 짧게 그려주세요.

09 아이라인을 그린 후 정면을 봤을 때 모습입니다.

러블리 핑크 립 메이크업

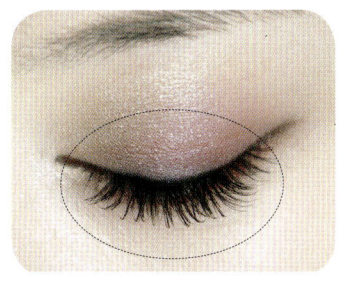

10 뷰러를 꼼꼼히 찝은 후, 마스카라를 눈 중앙을 포인트로 잡아 풍성하게 바르되 떡지지 않게 주의하세요. 인조 속눈썹은 부분 속눈썹을 이용해 마스카라 후 빈곳에 심듯 붙여서 자연스럽고 풍성하게 만들어 주세요.

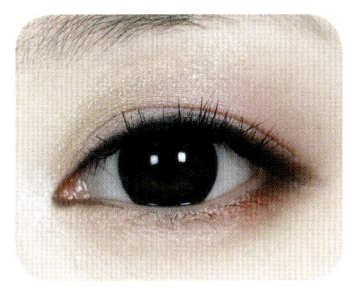

11 마스카라를 바른 후 정면을 본 모습입니다.

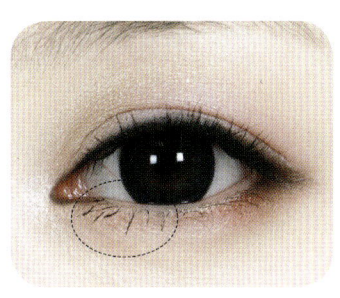

12 언더래쉬에는 눈앞머리 쪽만 마스카라를 발라주세요.

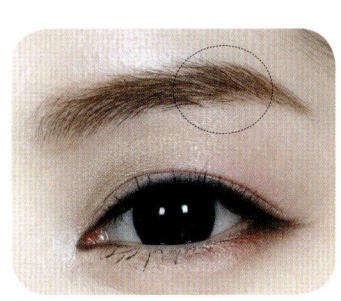

13 아이브로우는 전체적으로 밝은 느낌의 컬러를 선택해(모발이 블랙이라면 좀 더 어두운 브라운) 눈썹산을 살려서 그려주시되 살짝 얇게 그려주세요. 눈썹산을 살려서 그려주면 샤프하면서도 성숙한 느낌이 살아나 더욱 여성스러운 분위기가 연출된답니다.

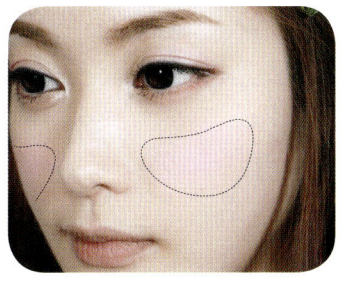

14 점선 부분에 핑크 블러셔를 이용해 볼터치를 넣어주세요. 볼터치는 펄이 없는 제품을 이용하면 더욱 깔끔하고 소녀다운 느낌이 살아난답니다. 맑은 핑크빛이 잘 올라올 수 있도록 브러시를 이용해 둥글리듯 여러 번 터치해주세요.

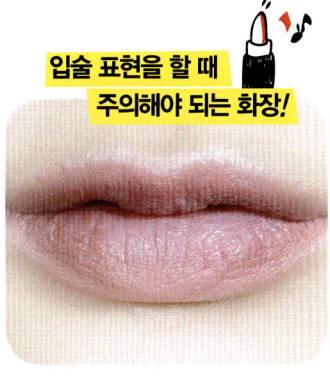

입술 표현을 할 때 주의해야 되는 화장!

15 입술 본연의 색상을 파운데이션이나 립 컨실러를 이용해 죽여주세요. 그리고 딸기우유 컬러의 립스틱을 입술에 전체적으로 발라주면 된답니다. 이때 립스틱은 매트한 제품을 이용하면 발색이 더욱 선명하게 되니 좀 더 순수한 느낌을 강조해주세요.

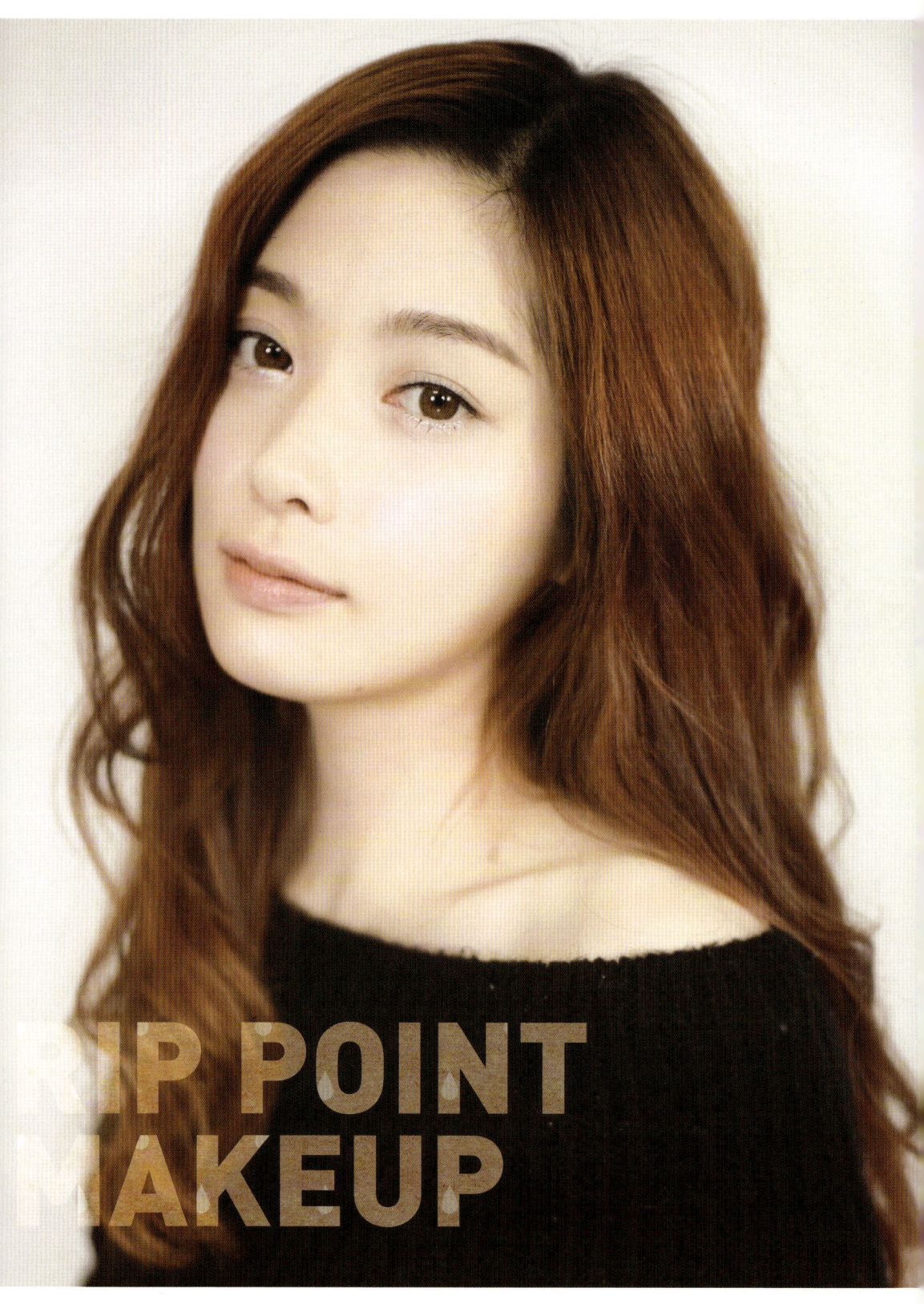

02 RIP POINT
캠퍼스 핑크 립 메이크업

내추럴하면서 생기 있는 느낌이라 캠퍼스 메이크업으로 잘 어울린다. 상큼한 딸기우유 립 컬러와 촉촉한 눈매가 돋보이는 캠퍼스 메이크업! 부담 없으면서 아름다워 남녀노소 누구에게나 호감을 주는 이미지를 만들어준다.

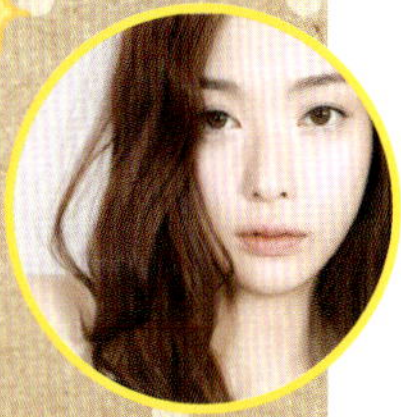

핑크 입술과 볼터치의 조화를 주의해야 되는 화장!

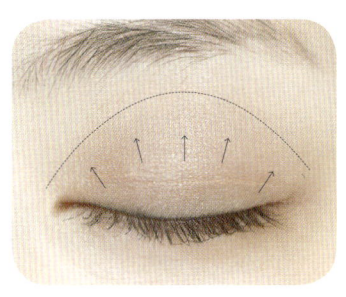

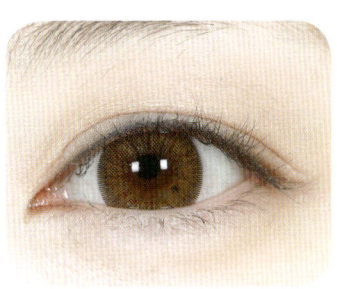

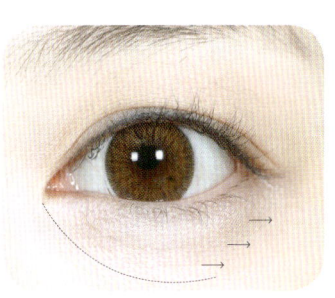

01 점선 부분에 베이지 섀도우로 베이스를 깔아주세요. 속눈썹 가까이부터 화살표 방향으로 깔아주면 된답니다. 눈동자가 있는 부분이 가장 포인트가 되게 넣은 후 주변은 자연스럽게 블랜딩 해주세요. 베이지 섀도우는 은은한 펄감의 제품을 이용해주세요.

02 눈두덩이에 베이지 섀도우로 베이스를 깔아준 다음 눈을 떴을 때 모습입니다.

03 베이지 섀도우를 이용해 언더의 점선 부분에도 베이스를 깔아주세요. 베이스는 넓게 펴 발라주면 된답니다. 하이라이트를 넣어준다는 느낌으로 자연스럽게 베이스를 깔아준 후 화살표 방향으로 자연스럽게 흐려지도록 그라데이션 해서 마무리하면 됩니다.

02 RIP POINT

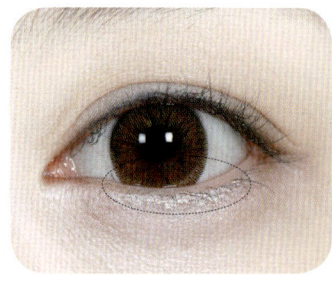 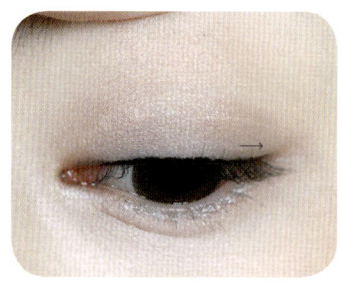 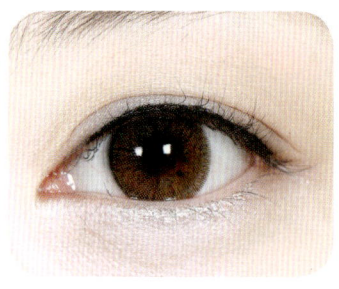

04 리퀴드 타입의 글리터를 이용해 언더에 눈물 효과를 넣어주세요. 베이스로 깔아놓은 컬러 위에 한 번 더 펄감을 얹어 더욱 반짝이는 느낌을 준답니다. 또한 눈동자 밑 부분에만 포인트로 넣어주어서 촉촉한 눈망울에 눈동자는 똘망똘망해 보여요.

05 블랙 아이라이너를 이용해 아이라인을 그려주세요. 아이라인은 눈앞머리를 살짝 띄운 후 눈꼬리까지 쭉 그리면 된답니다. 속눈썹 사이사이를 메우듯 얇게 그리며 눈꼬리는 빼거나 올리지 말고 자신의 눈매를 따라 자연스럽게 마무리해주면 됩니다.

06 아이라인을 그린 다음 정면을 봤을 때 모습입니다.

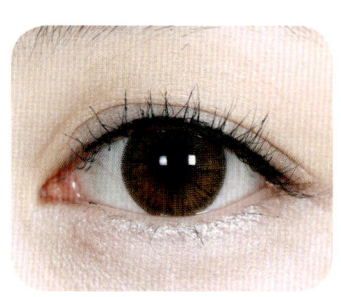 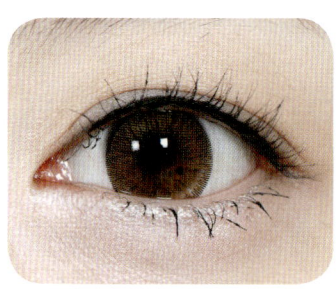 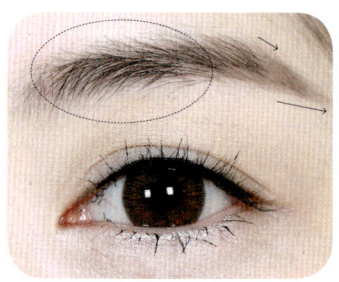

07 아이라인을 그린 다음 측면으로 봤을 때 모습입니다.

08 뷰러를 꼼꼼히 찝어주신 후 마스카라를 발라주세요. 마스카라는 위아래 다 바르되 깔끔하게 표현해주세요. 밝은 컬러로 아이 메이크업을 했기 때문에 깔끔하게 마스카라가 들어가도 충분히 돋보이게 된답니다. 뭉치거나 떡지는 느낌이 들지 않게 주의하세요.

09 브라운 컬러로 아이브로우를 그려주세요. 눈의 중앙부터 뒤쪽으로 눈앞머리는 색상만 살짝 채워주는 느낌으로 마무리하시고, 눈썹산부터 눈꼬리까지 자연스럽게 그려주세요.

캠퍼스 핑크 립 메이크업

핑크 입술과 볼터치의 조화를 주의해야 되는 화장!

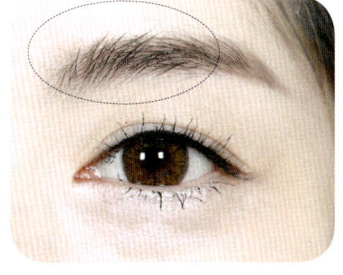
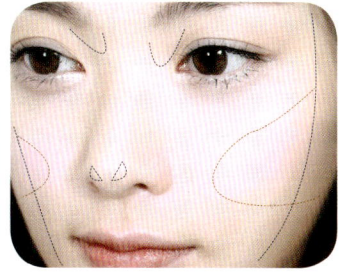
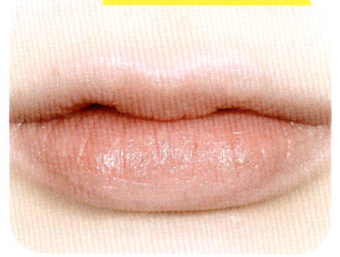

10 눈앞머리 쪽은 눈썹의 결이 살아나도록 투명 마스카라를 이용해 눈썹을 정리해주세요. 눈썹을 정리해주는 것만으로도 더욱 청순하고 깨끗한 느낌이 살아난답니다.

11 붉은 점선 부분에 볼터치를 해주는데 딸기우유 빛의 핑크 컬러를 볼 주변에 은은하게 펴주세요. 셰딩은 검은 점선 부분의 외곽을 둘러주는 느낌으로 넣습니다. 셰딩은 블러셔와 경계가 생기지 않게 그라데이션 해주고 노우즈 셰딩을 넣어 깊이 있는 눈매로 마무리하세요.

12 입술에 전체적으로 글로시한 핑크 립스틱을 발라주세요. 이때 입술 중앙을 중심으로 자연스럽게 펴 발라 경계가 생기지 않도록 해주면 된답니다. 특히나 입술의 외곽 부분은 컬러를 거의 얹지 않고 촉촉한 느낌만 살려 원래 입술 색상인 듯 표현해주시면 돼요.

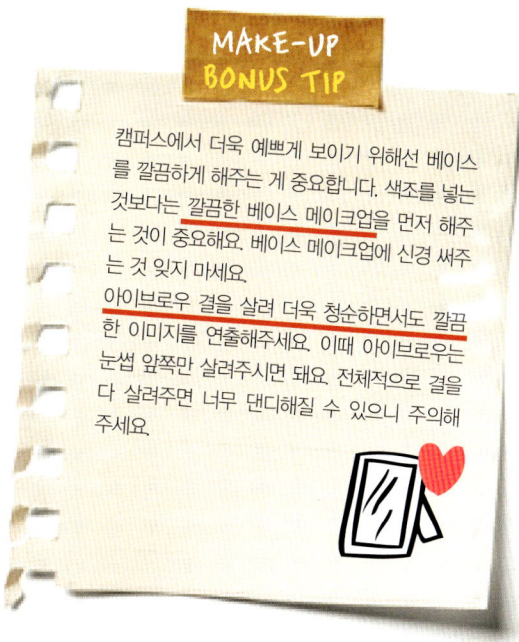

MAKE-UP BONUS TIP

캠퍼스에서 더욱 예쁘게 보이기 위해선 베이스를 깔끔하게 해주는 게 중요합니다. 색조를 넣는 것보다는 <u>깔끔한 베이스 메이크업을 먼저 해주</u>는 것이 중요해요. 베이스 메이크업에 신경 써주는 것 잊지 마세요.
<u>아이브로우 결을 살려 더욱 청순하면서도 깔끔</u>한 이미지를 연출해주세요. 이때 아이브로우는 눈썹 앞쪽만 살려주시면 돼요. 전체적으로 결을 다 살려주면 너무 댄디해질 수 있으니 주의해주세요.

03 RIP POINT
퓨어 핑크 립 메이크업

전체적으로 퓨어한 느낌으로 마무리된 메이크업. 깔끔한 느낌과 함께 청순미가 느껴져 더욱 사랑스러운 메이크업이다. 컬러를 더하는 것보다는 빼는 것이 중요한 메이크업으로 전체적으로 깨끗한 느낌이 들도록 컬러감을 조절해주는 게 중요하다.

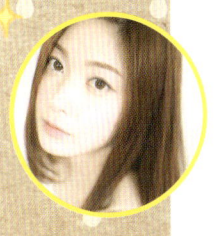

깔끔하고 청순한 입술 표현이 중요한 화장!

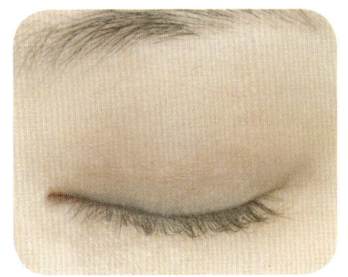
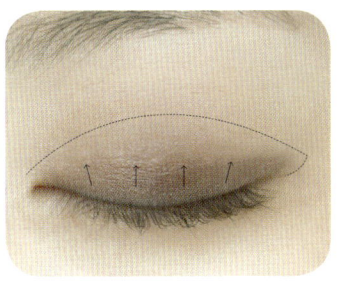
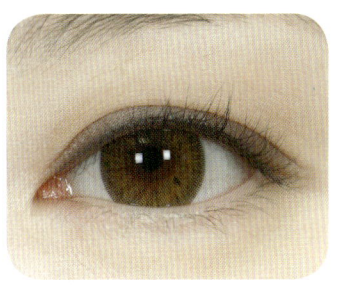

01 눈두덩이에 전체적으로 아이보리 섀도우나 파우더를 가볍게 깔아서 유분기를 정리해주세요. 아이 메이크업이 훨씬 더 깔끔하게 들어갈 수 있답니다.

02 점선 부분에 브라운 섀도우를 이용해 포인트 컬러를 넣어주세요. 포인트 컬러는 너무 강한 것보다 부드럽고 분위기 있는 것을 선택해주세요. 포인트 컬러는 속눈썹 가까이부터 시작해서 화살표 방향으로 그라데이션 해주는데 점선을 넘지 않도록 주의하세요.

03 포인트 컬러가 들어간 다음 눈을 떴을 때 모습입니다.

03 RIP POINT

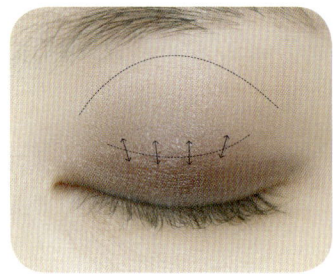
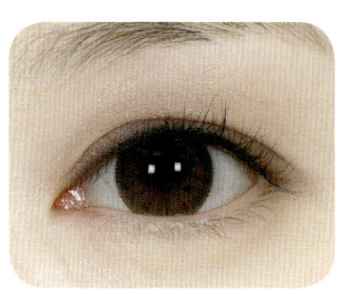
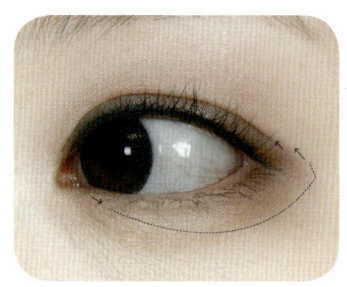

04 은은한 펄감의 베이지 섀도우를 점선 부분에 베이스로 깔아주세요. 베이스는 눈두덩이 부분에 은은하게 깔되 펄감이 잘 살아날 수 있도록 해주세요. 베이스를 깔아주신 후 화살표 방향으로 그라데이션 해서 포인트 컬러와 자연스럽게 어우러지도록 마무리해주세요.

05 눈두덩이에 베이지 섀도우가 베이스로 들어간 다음 눈을 떴을 때 모습입니다.

06 베이스로 사용한 베이지 섀도우를 이용해 언더의 앞부분부터 자연스럽게 베이스를 깔아주세요. 눈꼬리까지 한 번 깔아준 후 눈동자가 끝나는 부분부터 포인트 섀도우로 한 번 더 깔아주세요. 이때 눈꼬리까지 컬러를 은은하게 얹고 화살표 방향으로 그라데이션 해주세요.

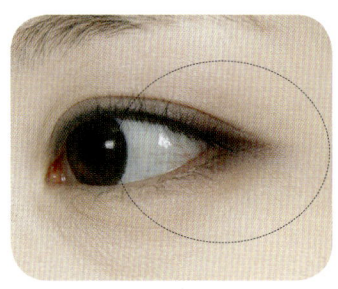
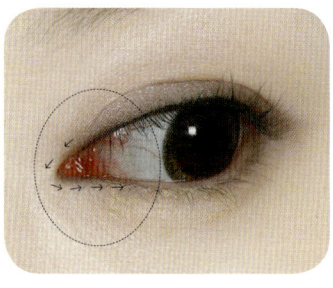
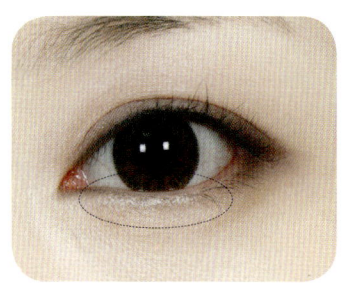

07 브라운 섀도우로 눈꼬리에 포인트를 넣어주세요. 언더에 베이스를 넣어준 상태에서 계속해서 언더에 포인트를 넣어주면 됩니다. 눈꼬리를 확장시킨다고 생각하며 눈꼬리 쪽으로 브러시를 길게 빼주면 자연스럽게 눈꼬리가 길어지고 그윽하면서도 부담스럽지 않습니다.

08 브라운 섀도우를 이용해 눈앞머리에 라인을 그려주세요. 섀도우이기 때문에 라인이 딱 떨어지진 않는답니다. 화살표 방향을 따라서 브러시를 움직여주시면 자연스럽게 컬러가 올라와 눈매가 또렷해지고 깊이감이 생기면서 부드럽게 완성하실 수 있어요.

09 언더라인에 펄 화이트 라이너를 이용해 눈물 효과를 넣어주세요. 이때 눈물 효과는 언더라인을 그려주듯 얇고 선명하게 그려주세요. 깔끔하게 들어간 눈물 효과가 눈동자를 또렷하게 해주면서 너무 화려하지 않게 촉촉한 눈매를 완성해줍니다.

퓨어 핑크 립 메이크업

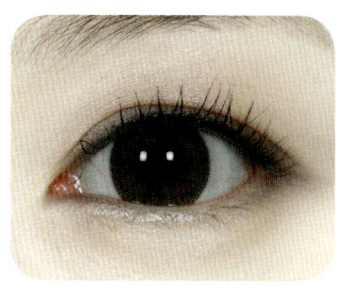

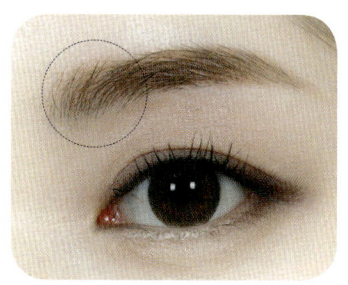

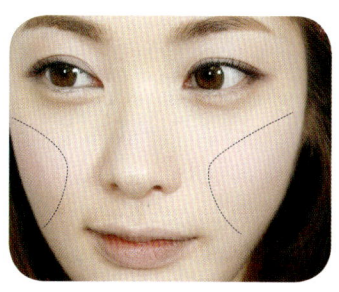

10 마스카라를 바르시기 전엔 뷰러를 꼼꼼히 신경 써서 찝는 게 정말 중요하답니다. 뷰러로 컬링을 잘 해주셨다면 마스카라를 발라주세요. 마스카라는 속눈썹을 한올한올 살려주는 느낌으로 깔끔하면서도 컬링이 살아나게 발라주면 된답니다.

11 아이브로우는 부드러운 느낌을 주고 싶으면 밝은 컬러를, 깔끔한 느낌을 살리고 싶으면 어두운 컬러를 선택해 자신의 눈썹 모양을 그대로 살려주세요. 이때 꼬리는 너무 명확하게 그리지 말고 자연스럽게 흐려지는 느낌으로 마무리하세요.

12 약간 붉은 느낌이 들어있는 핑크 블러셔를 점선 부분에 볼터치해주세요. 양볼이 상기된 느낌이 들도록 전체적으로 은은하게, 컬러감이 거의 드러나지 않게 넣어주시면 됩니다.

깔끔하고 청순한 입술 표현이 중요한 화장!

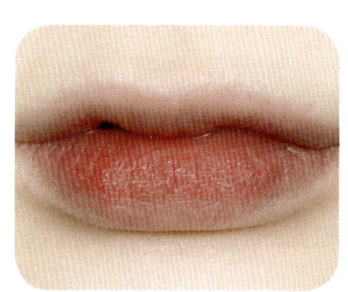

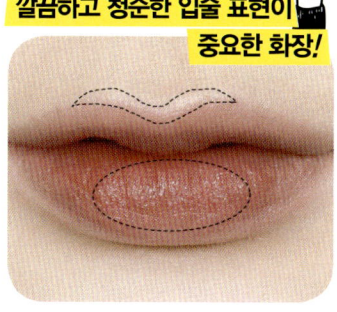

13 틴트를 입술에 전체적으로 바르고 나서 입술의 외곽을 정리해주세요.

14 점선 부분에 하이라이트를 넣어서 입술산을 확실히 살려주세요. 또렷한 입술산이 도톰하면서 사랑스러운 입술을 만들어 준답니다. 마지막으로 입술 중앙의 점선 부분에 펄을 살짝 덧발라주세요. 펄 덕분에 더욱 청순하면서도 섹시하게 마무리된답니다.

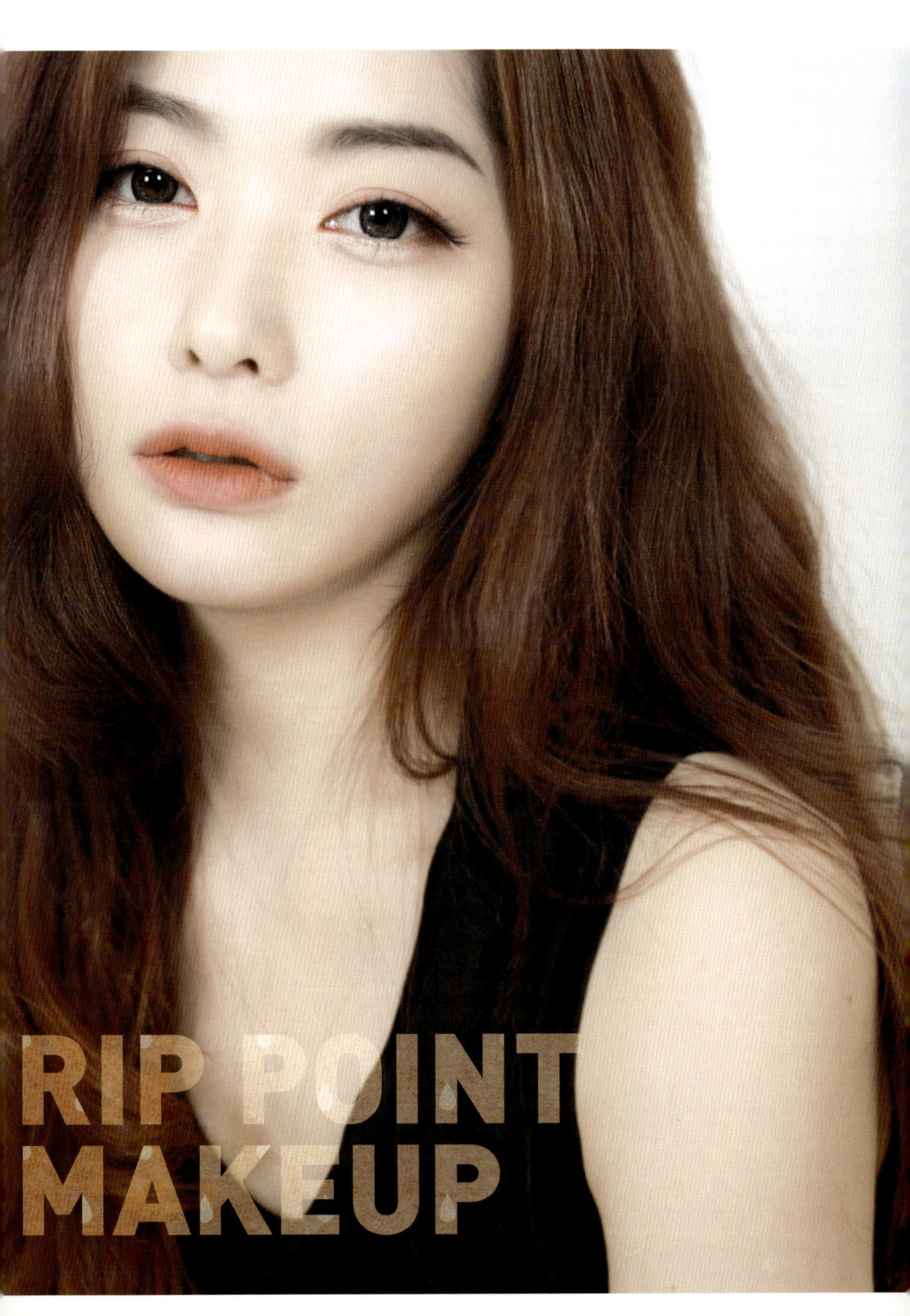

04 RIP POINT
유니크 레드 립 메이크업

레드가 가지고 있는 강렬한 이미지를 빼고 청순하면서도 섹시한 느낌을 강조한 메이크업이다. 청순한 느낌 덕분에 레드 컬러를 부담 없이 사용할 수 있으며 식상하지 않아 유니크한 매력을 풍긴다.

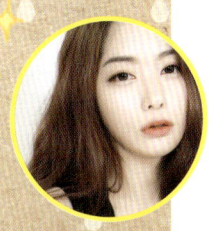

도발적인 입술 표현과 눈꼬리 표현에 주의해야 되는 화장!

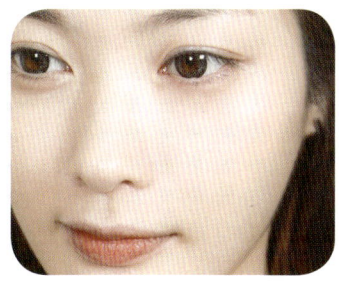

01 레드 컬러를 이용할 땐 베이스 메이크업을 깔끔하게 해주세요. 기초 케어로 충분한 수분을 준 후 메이크업 베이스로 피부 톤을 정리해 잡티를 커버하고 윤기 나게 만드는데, 이때 너무 윤기가 많으면 투명 파우더를 더하고 반대로 너무 매트하면 미스트를 사용해주세요.

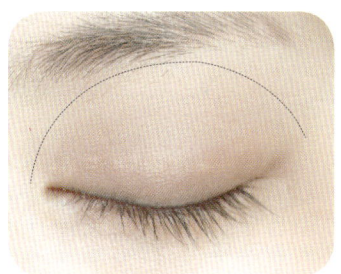

02 점선 부분에 아이보리 섀도우를 이용해 베이스를 깔아주세요. 베이스는 점선 부분에 전체적으로 넓고 얇게 깔아주면 된답니다. 눈두덩이에 유분기를 잡아 컬러감이 더욱 예쁘게 올라오도록 밑 작업을 하는 것이기 때문에 너무 두껍게 베이스가 발리지 않게 주의하세요.

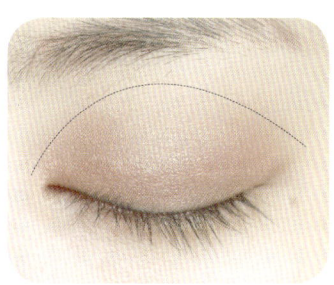

03 점선 부분에 코랄색 섀도우를 이용해 베이스를 깔아주세요. 이때도 전체적으로 코랄 톤 섀도우를 깔아주면 된답니다. 특별히 그라데이션 하거나 컬러를 조절할 필요 없이 편하게 전체적으로 깔아주세요.

04 RIP POINT

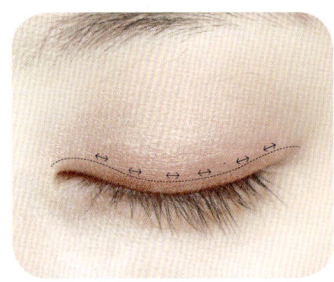

04 점선 부분에 레드 섀도우를 이용해 너무 높이 올라오지 않게 주의하며 포인트를 넣어주세요. 쌍꺼풀 라인의 삼분의 일 정도 높이로만 올라와도 된답니다. 화살표 방향으로 브러시를 움직여 전체적으로 레드 컬러가 균일하게 들어갈 수 있도록 해주세요.

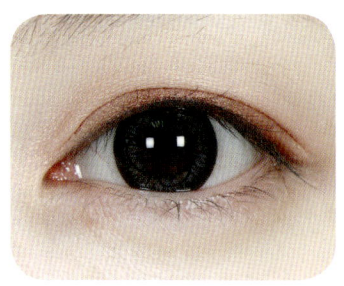

05 레드 섀도우로 포인트를 넣은 다음 눈을 떴을 때 모습입니다.

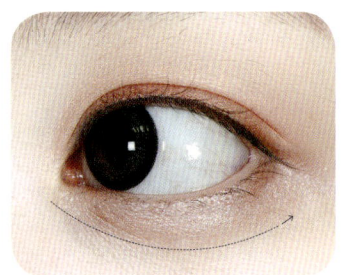

06 눈두덩이에 베이스를 깔아주었던 코랄색 섀도우를 이용해 점선 부분인 애교살 부분에 베이스를 깔아주세요. 베이스를 애교살 부분에 깔고 화살표 방향으로 자연스럽게 그라데이션 하면 된답니다.

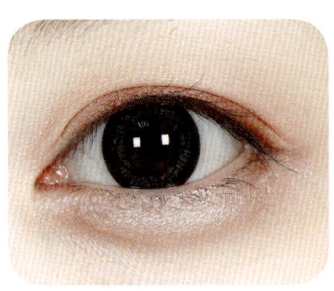

07 언더에 베이스 컬러가 들어간 다음 정면을 본 모습입니다.

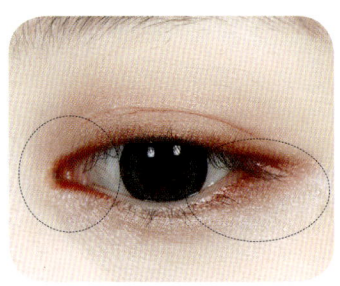

08 레드 섀도우로 눈앞과 끝에 포인트라인을 넣어주세요. 이러면 좀 더 부드럽고 고혹적인 느낌을 살릴 수 있어요. 눈의 앞쪽은 깔끔하게 포인트를 넣어주고 눈의 끝쪽은 눈꼬리가 살짝 빠지는 느낌으로 자연스럽게 눈꼬리를 빼서 그려주면 됩니다.

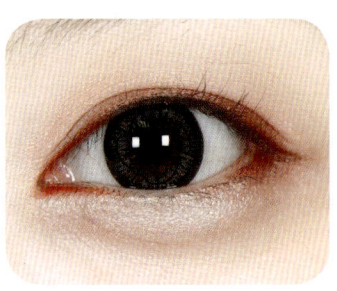

09 눈의 앞과 끝에 포인트 컬러를 넣은 다음 정면을 봤을 때 모습입니다.

■ ■ 유니크 레드 립 메이크업

도발적인 입술 표현과 눈꼬리 표현에 주의해야 되는 화장!

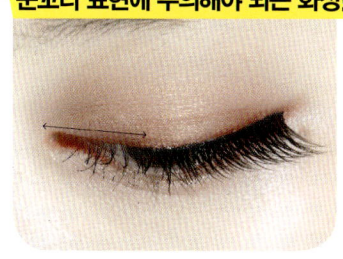 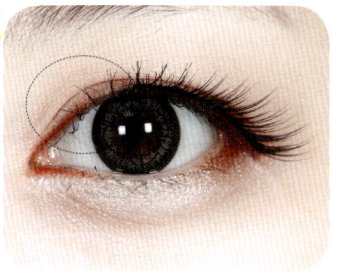 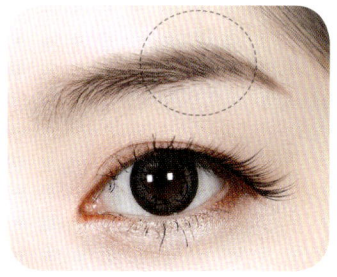

10 뷰러를 찝어주신 후 속눈썹을 붙여주세요. 눈꼬리가 포인트가 되는 메이크업이기 때문에 마스카라를 바르는 것보다 속눈썹을 붙이는 게 더욱 효과적이랍니다. 눈의 삼분의 일 지점부터 속눈썹을 붙여주세요. 눈꼬리가 길게 빠지는 느낌을 주어 섹시함이 살아난답니다.

11 속눈썹을 붙인 후 마스카라를 발라 마무리해주세요. 눈 중앙부터 눈꼬리 쪽으로만 속눈썹이 부각되기 때문에 부자연스러워 보일 수 있어요. 마스카라는 눈앞머리 쪽을 꼼꼼히 발라주고 인조 속눈썹과 어우러지도록 해주면 된답니다. 언더래쉬는 눈동자가 있는 부분을 중점적으로 발라주세요.

12 아이브로우는 모발 색에 맞춰서 그려주세요. 아이브로우가 진하면 더욱 섹시한 느낌이 잘 살아나니 약간 다크한 컬러로 그려주세요. 그리고 눈썹산을 살려서 그려주는데 눈썹산이 살아난 눈썹은 성숙한 느낌을 주기 때문이랍니다.

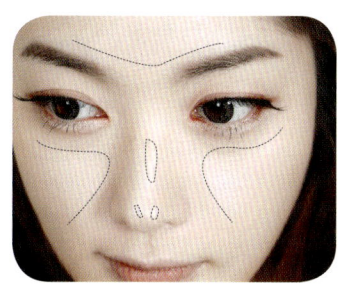 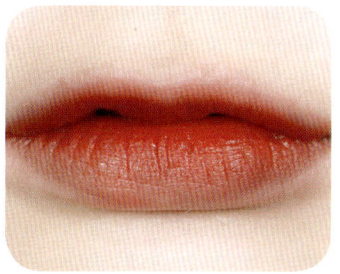

13 점선 부분에 전체적으로 하이라이트를 넣어서 얼굴에 입체감을 살려주세요. 이때 펄감이 은은한 골드 톤의 하이라이트를 사용해주세요. 골드 톤의 하이라이트가 자연스러우면서 고급스러운 광채를 만들며 얼굴에 입체감을 준답니다.

14 레드 틴트를 레이어드해서 립 메이크업을 해주세요. 입술이 촉촉하면 더 예쁘니 건조하다면 미리 립밤을 발라주세요. 면봉으로 입술 중앙부터 틴트를 펴 바르고 다시 중앙부터 절반을 펴 바른 후 마지막으로 중앙에 포인트를 주세요. 립스틱보다 틴트가 자연스러우면서도 도발적이랍니다.

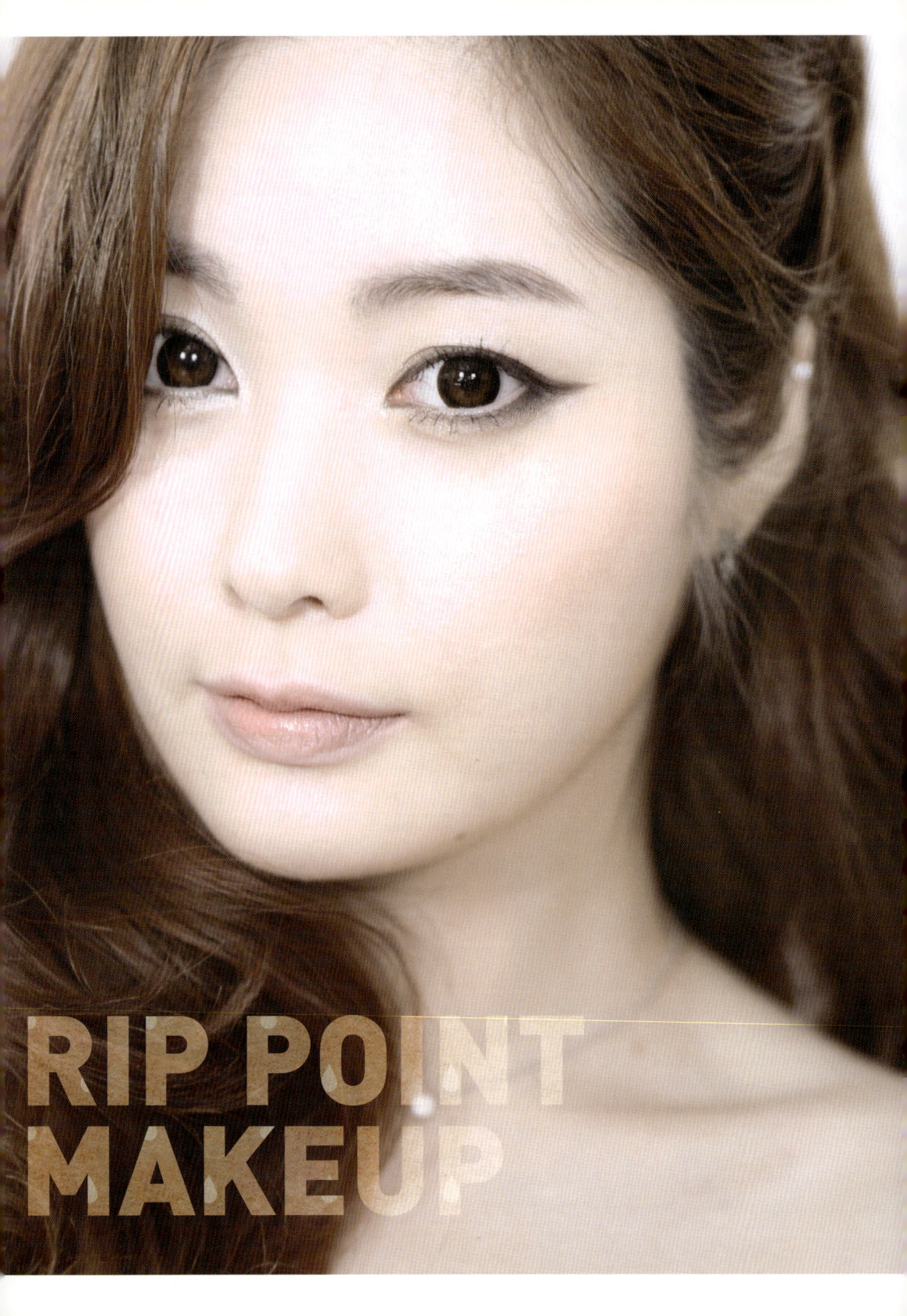

05 RIP POINT
스모키 누드 립 메이크업

강렬한 스모키 메이크업에 어울리는 누드 립 메이크업이다. 아이라인이 돋보이는 스모키 메이크업이지만 브라운 톤을 이용해 부담스럽거나 강해 보이지 않아 이미지 변신을 하고 싶은 여성들에게 좋은 메이크업이다.

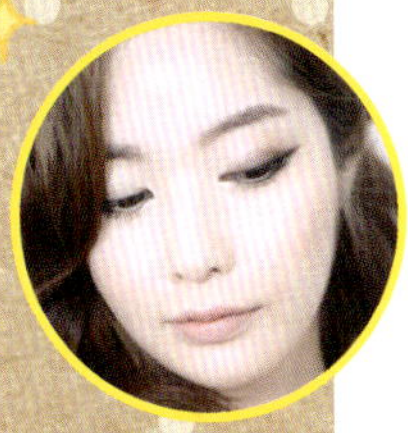

핑크 누드 립 표현에 주의해야 되는 화장!

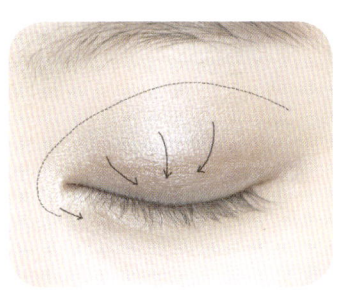

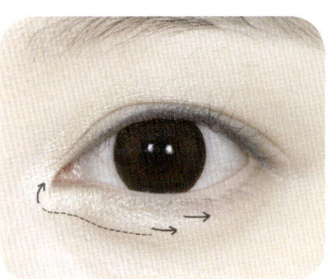

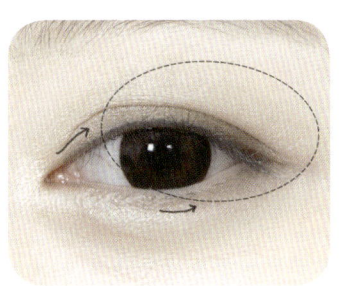

01 점선 부분에 베이지 섀도우로 베이스를 발라주세요. 베이스는 은은하게 발라주시되 화살표 방향으로 그라데이션 해 위쪽에만 밝은 광택이 돌도록 유지해주세요.

02 베이지 섀도우를 이용해 언더에도 점선 부분에 베이스를 발라주세요. 눈앞머리부터 눈동자가 있는 부분까지 컬러가 잘 올라오도록 해주는데 화살표 방향으로 자연스럽게 그라데이션 해서 마무리해주세요.

03 점선 부분에 브라운 섀도우로 포인트를 넣어주세요. 눈의 시작부터 끝나는 부분까지 쌍꺼풀을 메운다는 느낌으로 속눈썹 가까이엔 진하게 들어가되 베이스 컬러와 어우러지게 그라데이션 해주세요. 그리고 브러시에 남은 양으로 언더의 속눈썹 가까이를 몇 번 쓸어주세요.

05 RIP POINT

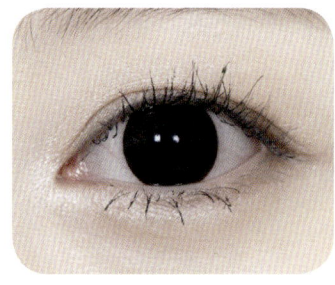
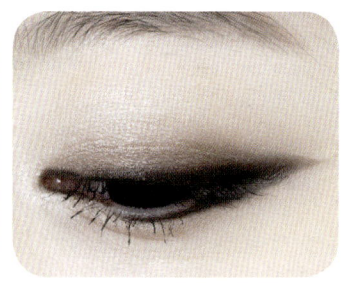
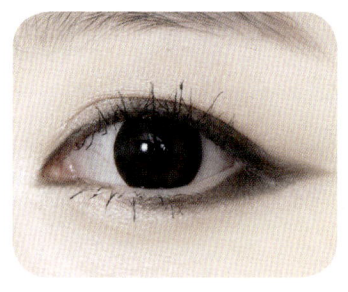

04 뷰러를 꼼꼼히 찝어주신 후 마스카라를 발라주세요. 마스카라를 미리 한 번 발라주는 거랍니다. 컬링이 잘 살도록 꼼꼼하게 마스카라를 발라주세요.

05 브라운 아이라이너를 이용해 전체적으로 아이라인을 그려주세요. 아이라인은 눈꼬리를 빼서 그리는데 포인트는 언더에 들어간답니다. 눈꼬리를 올리되 언더라인부터 자연스럽게 뻗어 나올 수 있도록 해주세요. 그리고 포인트 컬러와 그라데이션 해주세요.

06 언더까지 아이라인을 그린 다음 눈을 떴을 때 모습입니다.

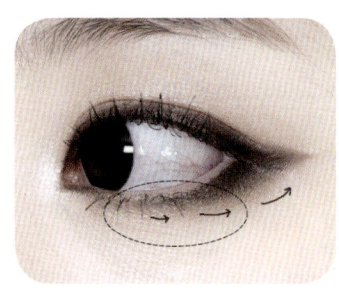
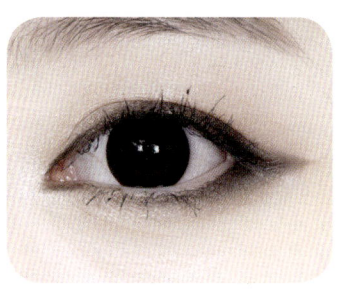
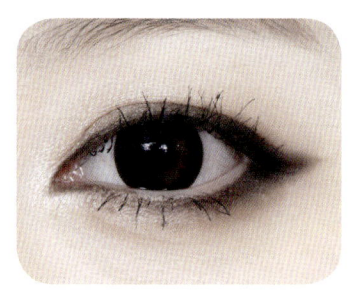

07 아이라인과 살짝 겹치도록 베이지 섀도우를 화살표 방향으로 그라데이션 해주세요. 이때 아이라인이 아래쪽으로 내려오지 않게 주의해주세요. 진한 컬러가 너무 아래로 내려오면 다크서클처럼 보일 수 있으니 베이스 섀도우로 자연스럽게 마무리해주세요.

08 언더에 아이라인과 살짝 겹치게 베이지 섀도우가 들어간 다음 정면을 봤을 때 모습입니다.

09 마스카라는 기본적으로 두 번 발라주었을 때 가장 효과가 좋답니다. 첫 번째 마스카라를 바른 후 마를 시간을 충분히 주었으니 한 번 더 꼼꼼하게 덧발라주세요. 속눈썹이 훨씬 더 돋보이며 예쁘게 연출됩니다.

스모키 누드 립 메이크업

핑크 누드 립 표현에 주의해야 되는 화장!

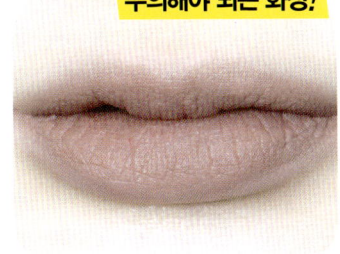 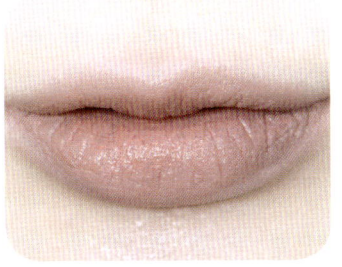

10 누드핑크 립스틱을 입술에 전체적으로 발라주세요. 입술이 많이 건조하다면 미리 립밤을 발라주세요. 입술색이 진하다면 립스틱을 바르기 전에 미리 립 컨실러나 베이스 제품으로 입술 색상을 죽여주세요.

11 미리 발라준 립스틱과 같은 색상의 립글로스를 옅게 덧발라주세요. 옅게 덧발라준 립글로스 덕분에 촉촉함은 살아나며 컬러도 명확해져 더욱 우아한 누드 립이 완성된답니다.

MAKE-UP BONUS TIP

피부는 매트하게 표현해주세요! 매트한 피부가 스모키를 더욱 깔끔하면서 돋보이게 해준답니다. 립 메이크업은 누드 톤을 이용해 좀 더 성숙한 느낌을 주세요. 누드 톤이지만 베이지보다는 핑크 톤을 사용해주세요. 아이 메이크업 컬러가 너무 베이지하기 때문에 같은 브라운 톤을 이용하면 다소 나이 들어 보일 수 있으니 립 컬러로 변화감을 주세요!

스모키지만 너무 부담스럽거나 강해 보이지 않는 비밀은 바로 자연스러운 그라데이션과 블랜딩에 있답니다. 아이라인과 베이스 또는 포인트 컬러가 경계가 지지 않도록 신경 써주세요.

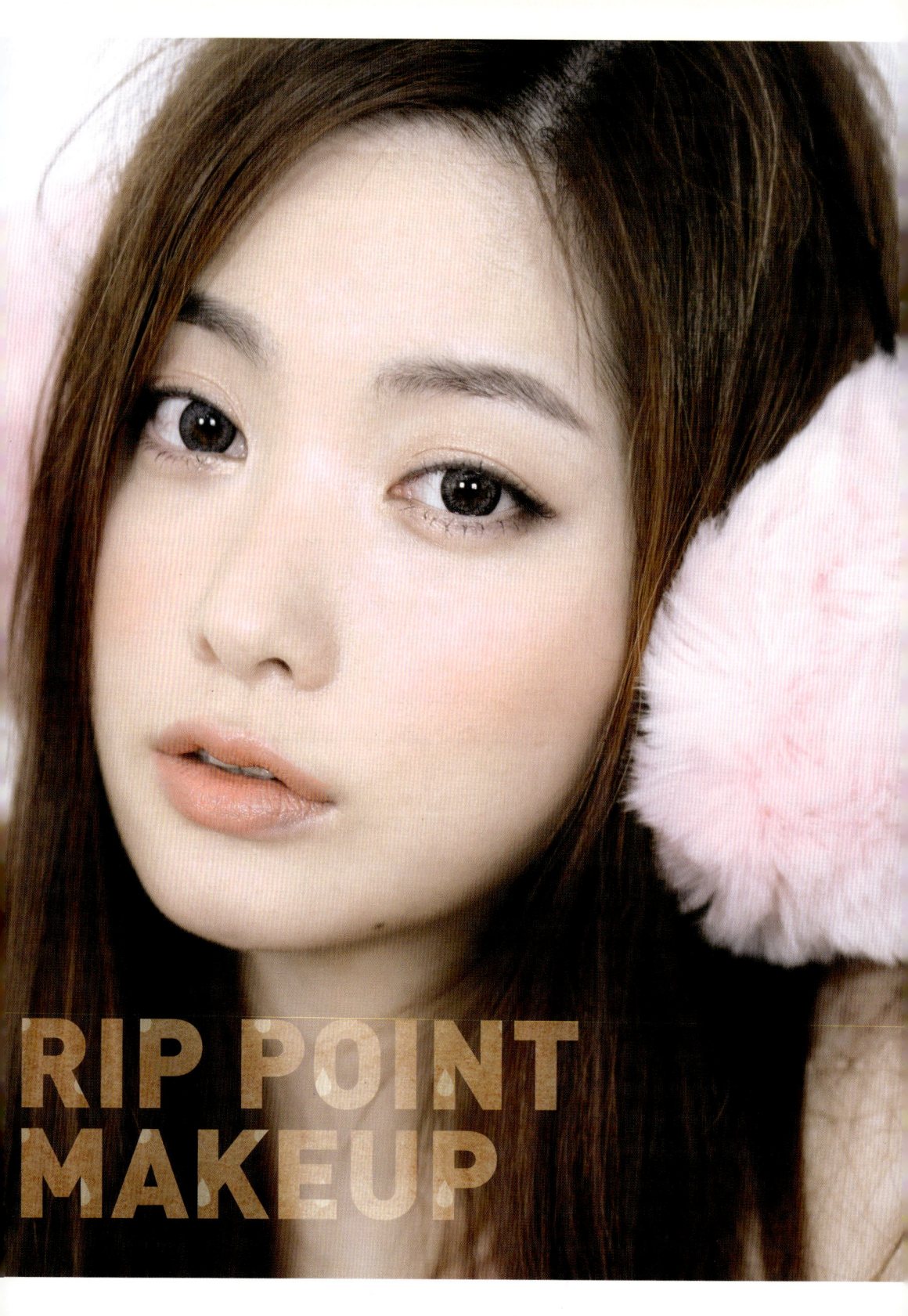

06 RIP POINT
걸리쉬 누드 립 메이크업

청순함이 폭발하는 걸리쉬 메이크업이다.
깨끗함의 절정! 코랄과 오렌지의 조화로 청순하면서도 빈티지한 느낌이 살아나 소녀처럼 풋풋하고 사랑스러운 느낌이다. 사랑할 수밖에 없는 걸리쉬 메이크업!

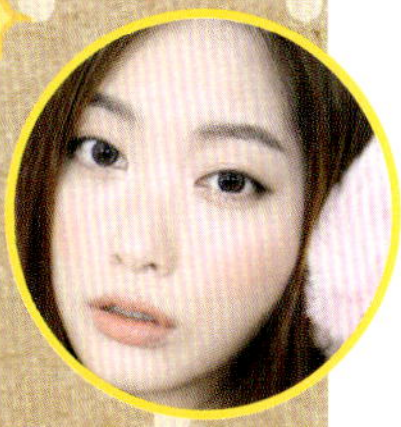

코랄 립스틱의 글로시 표현을 주의해야 되는 화장!

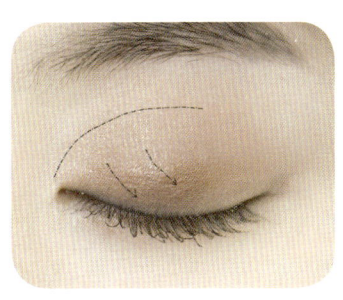
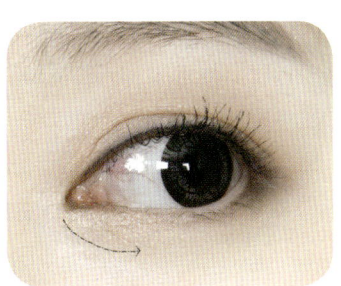
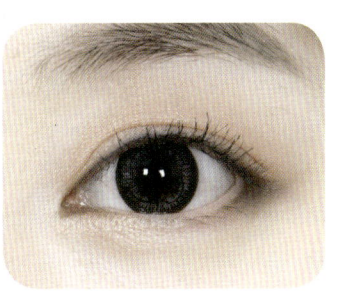

01 점선 부분에 베이지 섀도우를 베이스로 깔아주세요. 베이스는 눈앞머리부터 화살표 방향으로 자연스럽게 그라데이션 해서 깔아주면 된답니다.

02 점선 부분인 언더에 베이지 섀도우를 이용해 베이스를 깔아주세요. 눈앞머리부터 애교살 부분까지 자연스럽게 베이지 빛이 돌도록 해주시면 돼요.

03 눈 위부터 언더까지 베이스를 깔아준 다음 정면을 봤을 때 모습입니다.

06 RIP POINT

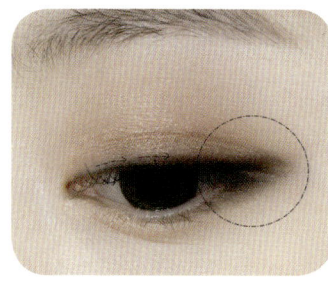

04 브라운 섀도우로 라인을 그려주세요. 아이라이너를 사용하지 않고 섀도우로 속눈썹 사이를 메워주듯 눈매를 따라 그려주세요. 점선 부분인 눈꼬리엔 포인트가 들어가도록 섀도우의 양을 좀 더 사용해주세요. 눈꼬리부터 삼각형 느낌으로 마무리하면 눈매가 순해 보인답니다.

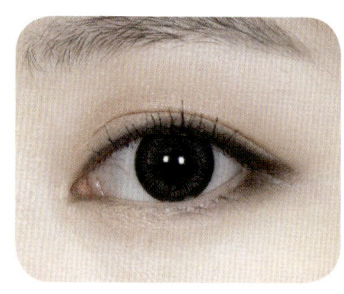

05 섀도우로 라인을 넣은 다음 정면을 봤을 때 모습입니다.

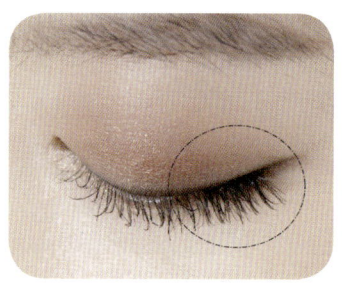

06 뷰러를 꼼꼼히 찝어준 후 눈꼬리 부분에만 포인트 속눈썹을 붙여주세요. 눈꼬리가 좀 더 길어 보이는 느낌을 위해 자신의 속눈썹보다 좀 더 긴 속눈썹을 이용해 눈꼬리 부분에만 붙여주면 된답니다. 속눈썹을 붙인 후 마스카라를 꼼꼼히 발라주세요.

코랄 립스틱의 글로시 표현을 주의해야 되는 화장!

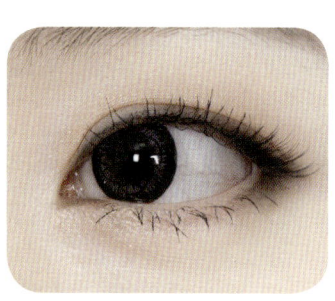

07 언더래쉬에 전체적으로 마스카라를 발라주세요. 위쪽 속눈썹은 깔끔하게 마스카라를 바르며, 언더래쉬는 좀 더 강조되도록 마스카라를 덧발라주세요.

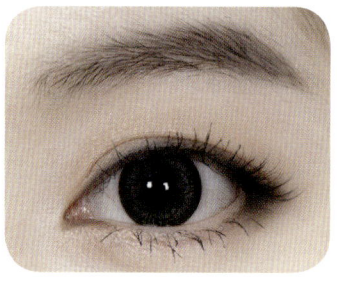

08 언더래쉬까지 마스카라를 바른 다음 정면을 봤을 때 모습입니다.

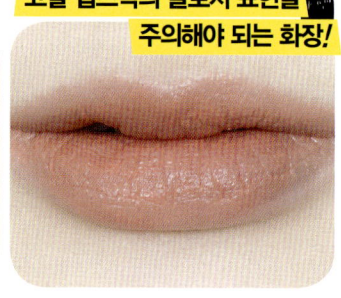

09 누드 톤 코랄 립스틱을 입술에 전체적으로 발라주세요. 글로시한 타입의 제품을 이용해 부드러우면서 촉촉한 질감이 살아나도록 브러시로 밀지 말고 부드럽게 톡톡 두드리듯 발라주시면 된답니다.

걸리쉬 누드 립 메이크업

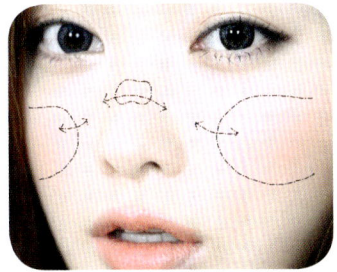

10 오렌지 블러셔를 이용해 점선 부분(볼→코→볼까지 이어지도록)에 볼터치를 넣어주세요. 컬러의 강도를 조절해서 볼터치를 넣는데 콧등보다 볼에 좀 더 강하게 넣어주시면 돼요. 그리고 브러시에 남은 양을 화살표 방향으로 그라데이션 해서 마무리해주세요.

MAKE-UP BONUS TIP

립 메이크업만큼 중요한 것이 블러셔랍니다. 블러셔가 자연스럽게 콧등과 어우러지도록 신경 써주세요. 콧등과 함께 어우러지는 블러셔가 청순하면서도 순진해 보이는 이미지를 한껏 끌어올려줄 거예요.
오렌지 톤의 메이크업이라 동양인에게는 예쁘게 어우러지는 메이크업이랍니다. 컬러 메이크업이 하고 싶은데 핑크가 부담스러웠던 분들은 한번 시도해보세요. 청 소재 의상에 잘 어우러지며 복고 의상에도 예쁘게 어울리는 메이크업이니 특별하게 연출하고 싶을 때 해주기도 좋답니다.

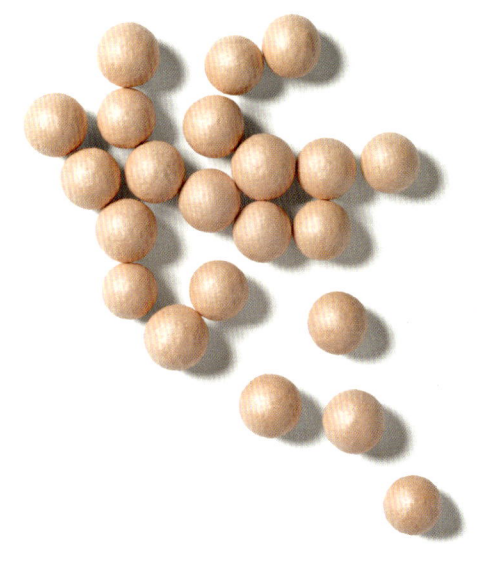

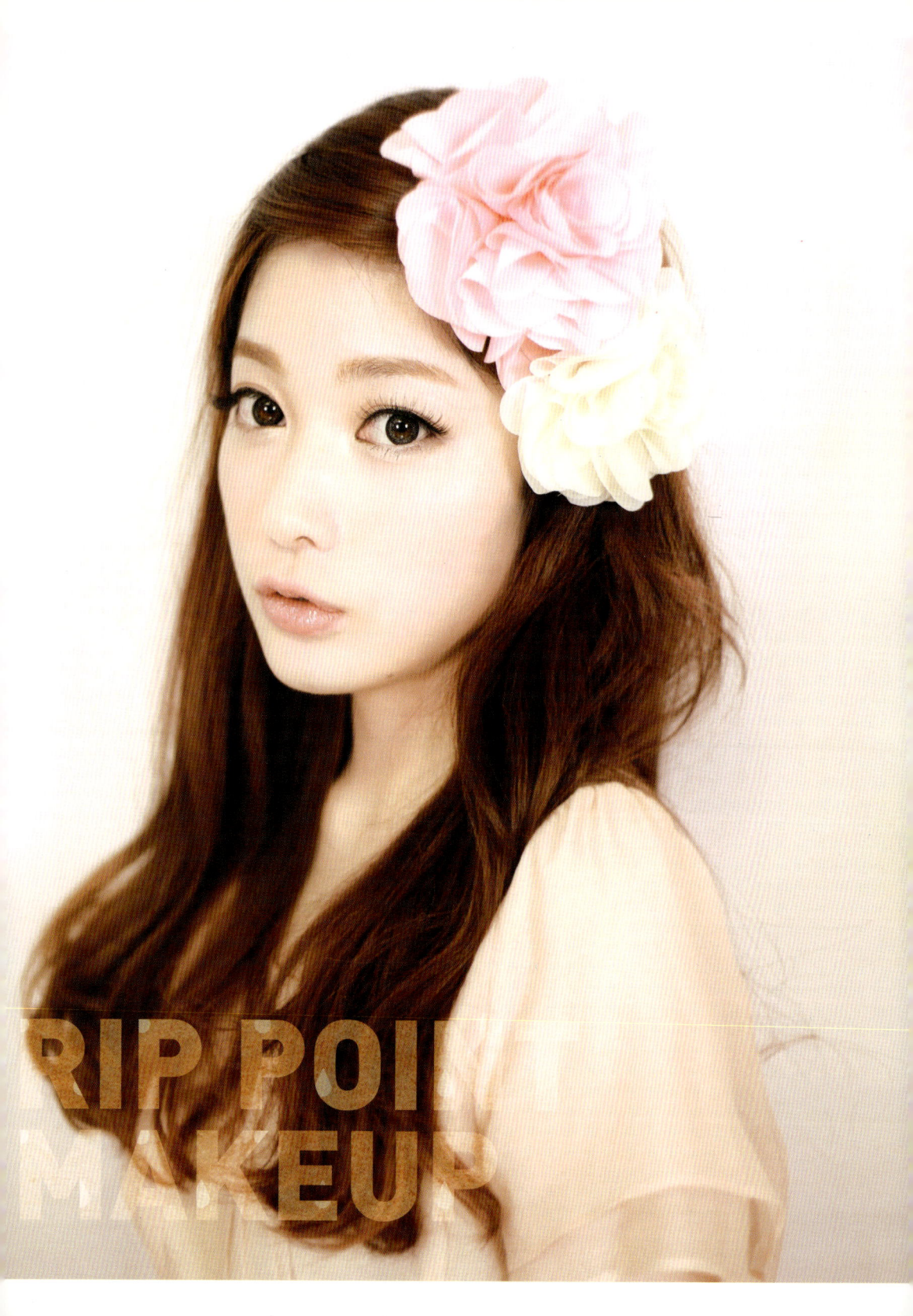

07 RIP POINT
로맨틱 코랄 립 메이크업

청순한 여자 연예인처럼 로맨틱한 코랄 립 메이크업이다.
러블리한 핑크와 소녀다운 코랄이 만나 더욱 사랑스럽게 완성되는
로맨틱 코랄 립 메이크업!

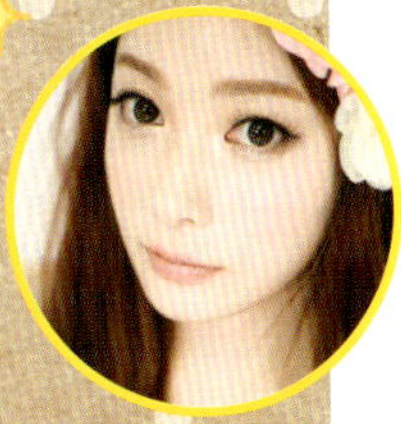

코랄 립스틱과 펄 립글로스가 조화되는 화장!

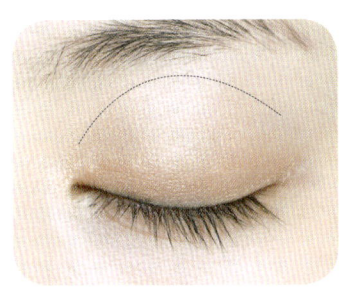

01 코랄 섀도우를 점선 부분의 눈두덩이에 전체적으로 베이스가 되도록 은은하게 깔아주세요.

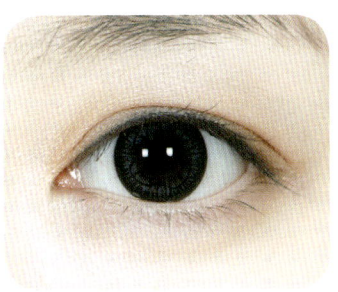

02 눈두덩이에 코랄 섀도우를 베이스로 깔아준 다음 눈을 떴을 때 모습입니다.

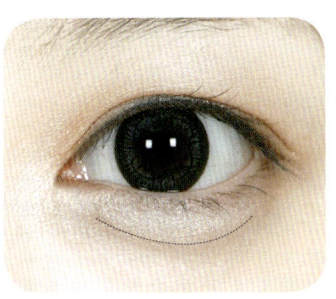

03 화이트 톤의 베이지 섀도우를 언더의 점선 부분에 베이스로 깔아주세요.

07 RIP POINT

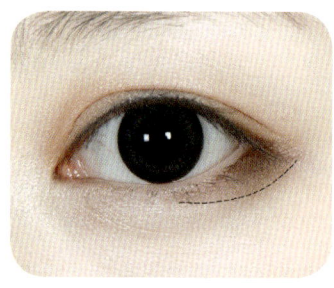

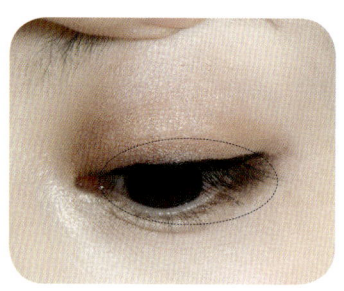

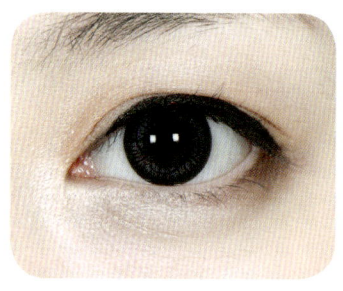

04 브라운 섀도우를 이용해 점선 부분의 눈꼬리에 은은하게 컬러를 채워주세요. 눈꼬리가 자연스럽게 처지는 효과가 있어 순하고 귀여운 느낌을 줄 수 있답니다.

05 블랙 아이라이너를 이용해 점선 부분에 아이라인을 그려주세요. 눈앞머리 부분을 살짝 비워두고 눈꼬리까지 쭉 그리면서 속눈썹을 채워주듯 꼼꼼히 그리면 됩니다. 눈이 동그랗게 보이도록 눈 중앙을 좀 더 두께감 있게 그리되, 너무 두껍지 않도록 주의하세요.

06 아이라인을 그린 다음 눈을 떴을 때 모습입니다.

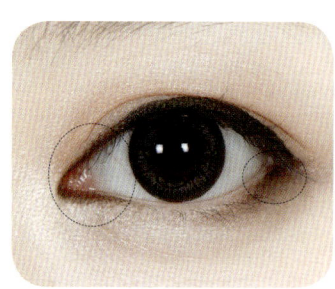

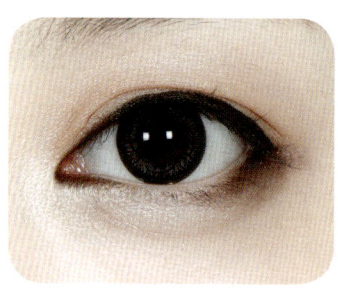

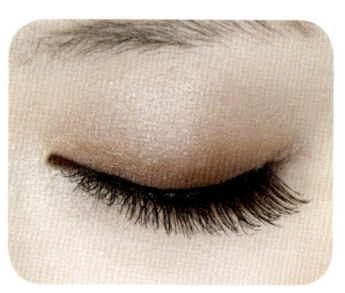

07 브라운 아이라이너로 눈의 앞뒤를 정리해 아이라인을 마무리해주세요. 은은한 컬러의 브라운 아이라이너를 이용하면 전체적으로 부드러운 느낌이 들지요. 눈의 중앙까지 아이라이너가 넘치지 않게 주의하며 끝 부분은 자연스럽게 흐려지도록 처리해주세요.

08 브라운 아이라이너로 눈의 앞뒤를 언더까지 정리한 모습입니다.

09 아찔하게 컬링된 속눈썹이 포인트이므로 뷰러를 꼼꼼히 집어주세요. 그리고 롱래쉬 마스카라를 바른 후 볼륨 마스카라를 한 번 더 덧발라 길고 풍성한 속눈썹을 만들어주세요. 속눈썹을 붙일 때도 숱이 풍성하고 눈꼬리 부분이 좀 더 긴 제품을 이용하면 좋답니다.

■ ■ **로맨틱 코랄 립** 메이크업

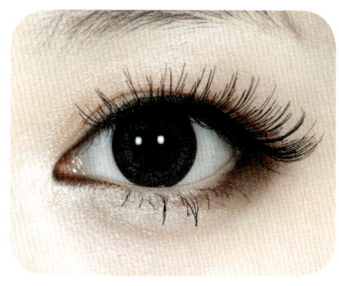
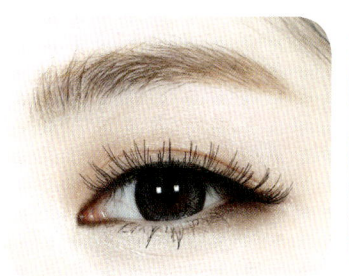
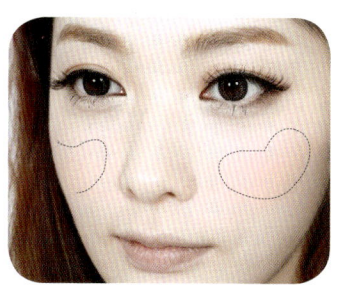

10 언더래쉬는 언더라인을 그리지 않은 부분에만 마스카라를 발라주세요.

11 아이브로우는 밝은 브라운 컬러를 이용해 좀 더 가볍고 화사한 느낌으로 그려주세요. 일자 형태로 그리되 전체적으로 상승형으로 그려주시면 됩니다. 아이브로우의 길이를 평소보다 살짝 짧게 그려서 좀 더 어려 보이며 소녀다운 느낌을 살려주세요.

12 점선 부분에 하트를 그리듯 코랄 핑크로 블러셔를 넣어주세요. 핑크와 코랄을 믹스해서 컬러가 너무 진하게 올라오지 않도록 넣어주시면 됩니다. 이때 너무 은은하게 넣어주시는 것보다는 살짝 티 나게 넣어주시는 게 포인트예요!

코랄 립스틱과 펄 립글로스가 조화되는 화장!

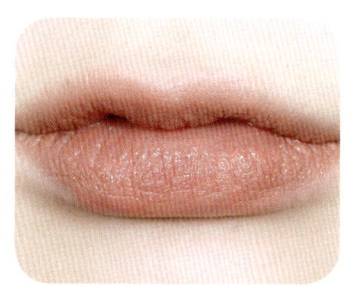
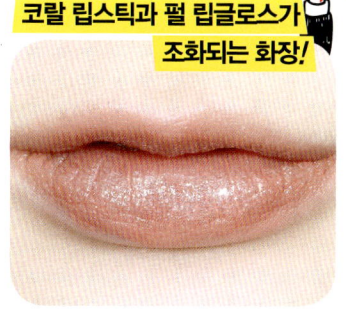

13 글로시한 타입의 코랄 립스틱을 입술에 전체적으로 꼼꼼하게 펴 발라주세요.

14 은은한 실버펄 립글로스를 입술의 가장 볼록하게 올라온 부분에만 살짝 덧발라주세요. 너무 두껍게 바르지 말고 얇게 펴 발라준다는 느낌으로 살짝 얹어주세요! 실버펄 립글로스가 너무 많이 들어가면 촌스러워질 수 있으니 욕심내지 말고 살짝만 사용하는 거 잊지 마세요.

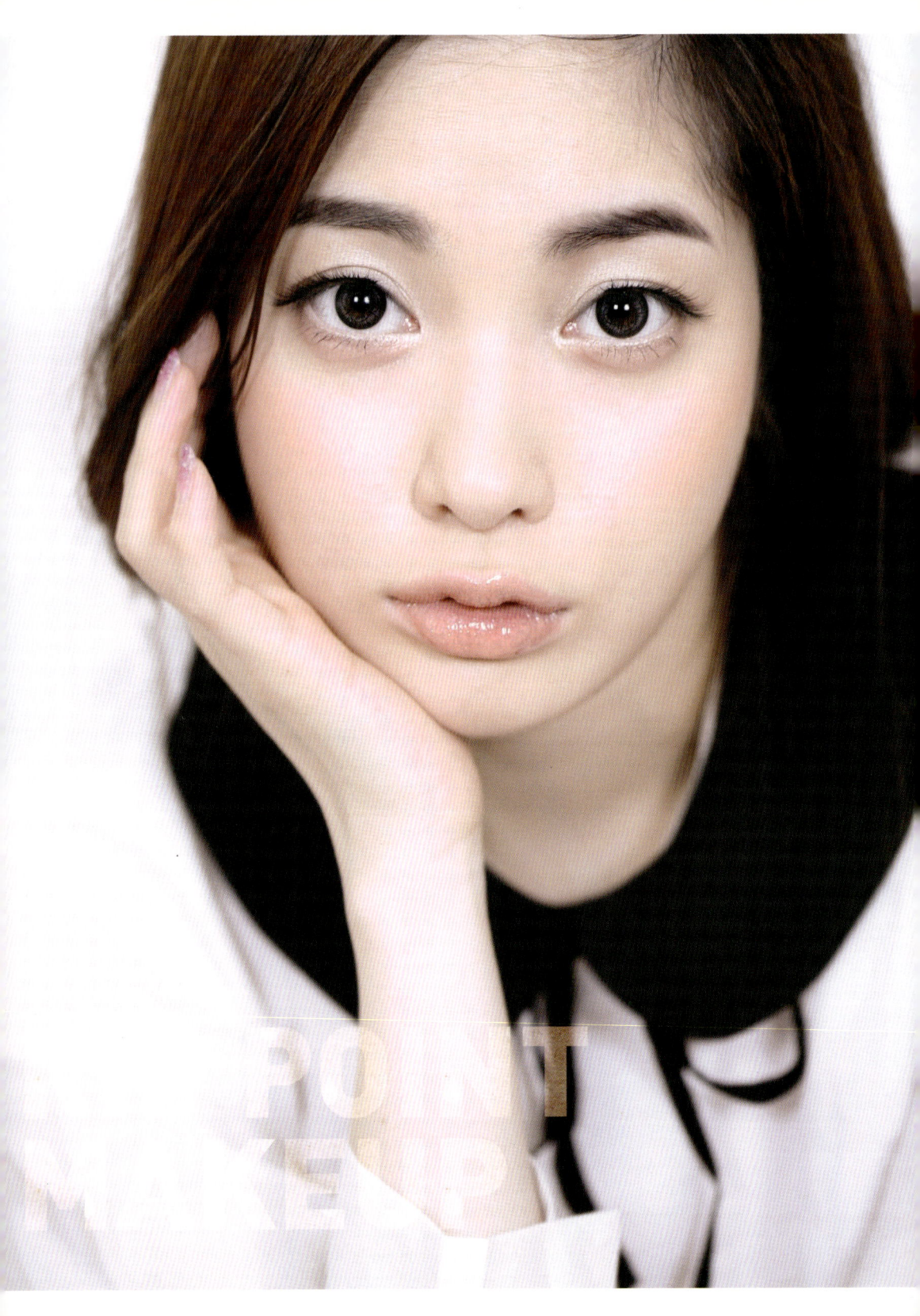

08 RIP POINT
큐트 코랄 립 메이크업

부성애를 불러오는 애교만점 메이크업!
귀엽고 맹한 느낌을 살려 보호본능을 자극하는 메이크업이다. 코랄 특유의 부드럽고 사랑스러운 느낌이 어우러져 애교 가득한 사랑스러운 메이크업이다.

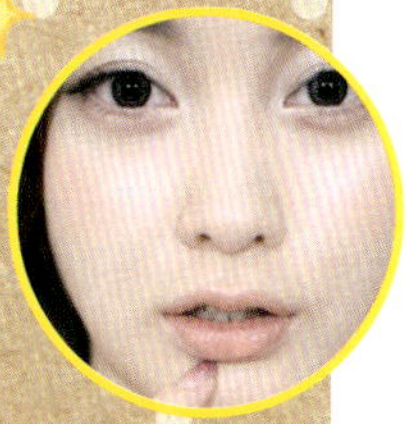

글로시한 입술과 볼터치를 주의해야 되는 화장!

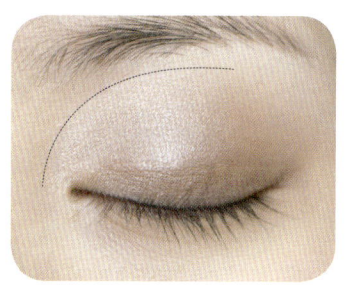
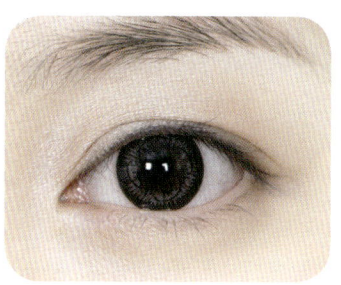
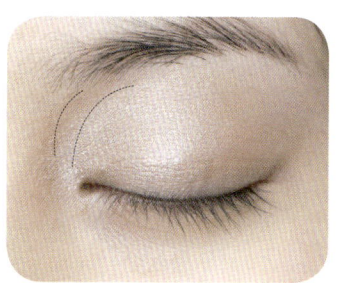

01 점선 부분에 베이지 섀도우를 베이스로 눈앞머리부터 중앙까지 자연스럽게 그라데이션 되도록 깔아주세요. 컬러가 강하게 들어가지 않도록 은은하게 유지해주세요.

02 베이지 섀도우로 베이스를 깔아준 다음 눈을 떴을 때의 모습입니다.

03 눈앞머리에 브라운 섀도우로 음영을 넣어주세요. 음영을 좀 강하게 넣어서 초췌한 느낌이 들도록 평소보다 브라운 컬러를 살짝 진하게 넣어주신 후 그라데이션 하면 된답니다.

08 RIP POINT

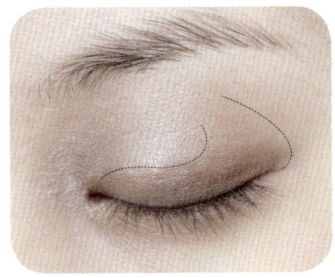 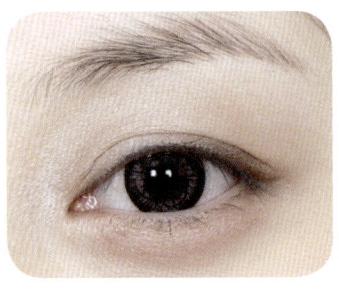 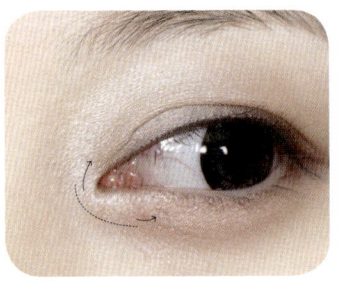

04 눈앞머리의 음영과 매치해 눈꼬리 부분에도 브라운 섀도우로 포인트를 넣어주세요. 포인트 컬러가 들어가는 부분부터 눈꼬리와 눈두덩이가 이어지는 점선 부분에 넣어주면 된답니다. 포인트 컬러인 브라운이 베이스와 경계가 지지 않도록 그라데이션 해주세요.

05 포인트 컬러를 넣은 다음 눈을 떴을 때 모습입니다.

06 화이트 섀도우를 점선 부분에 하이라이트로 선이 아닌 면으로 얇게 넣어주세요. 하이라이트를 넣어주신 후 화살표 방향으로 브러시를 이용해 그라데이션 해주시면 자연스러운 느낌이 살아난답니다.

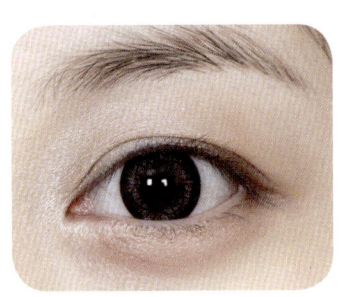 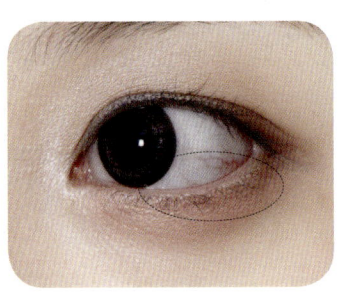 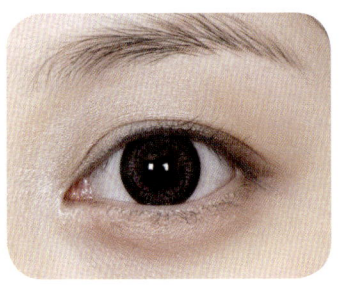

07 화이트 섀도우로 하이라이트를 넣은 다음 정면을 봤을 때 모습입니다.

08 골드 브라운 섀도우로 언더의 점선 부분에 포인트를 넣어주세요. 포인트 컬러가 진하게 들어가진 않지만 전체적으로 분위기를 잡아줄 수 있도록 컬러감이 어느 정도 있는 섀도우를 쓰는 게 좋답니다. 눈꼬리까지 포인트를 넣어 눈두덩이와 어우러지도록 그라데이션 해주세요.

09 언더에 포인트를 넣은 다음 정면을 봤을 때 모습입니다.

큐트 코랄 립 메이크업

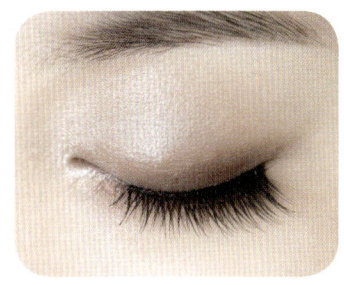
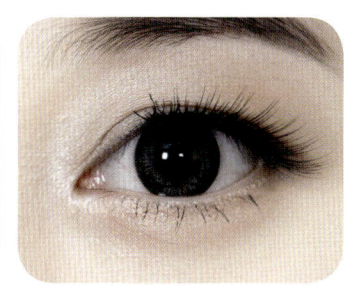
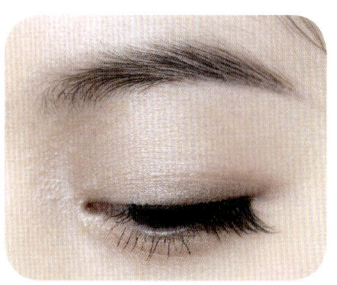

10 뷰러를 꼼꼼히 집어주신 후 마스카라를 바르는데 눈의 중앙부터 눈꼬리 쪽으로 포인트를 주세요. 특히 눈꼬리 쪽이 살아나게요. 인조 속눈썹은 부분 속눈썹을 사용하는데 눈의 중앙부터 눈꼬리까지 길이의 속눈썹을 쓰고 눈꼬리가 처지는 느낌으로 마무리해주세요.

11 언더에는 전체적으로 마스카라를 바르되 가벼운 느낌으로 발라주세요. 위쪽 속눈썹이 충분히 부각되기 때문에 언더는 가볍게 발라 밸런스만 맞춰주시면 된답니다.

12 조금 짙은 느낌의 진브라운이나 그레이 컬러로 아이브로우를 그려주세요. 아이브로우는 컬러가 진하기 때문에 두께는 얇고, 일자 느낌이 들도록 그리는 게 좋답니다. 일자형 모양의 짙은 아이브로우가 평소보다 더욱 어려 보이는 느낌을 준답니다.

글로시한 입술과 볼터치를 주의해야 되는 화장!

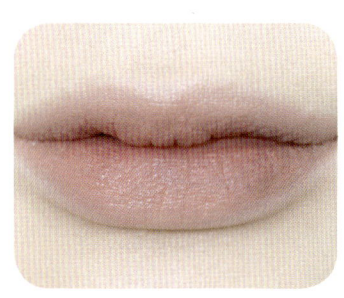
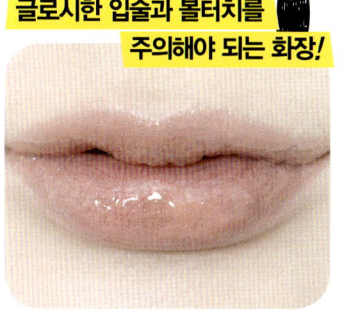
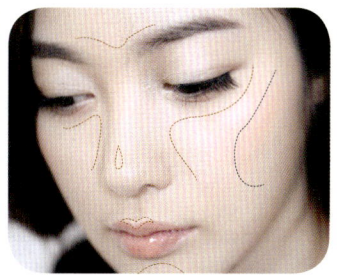

13 글로시한 코랄 립스틱을 입술에 전체적으로 발라주세요.

14 같은 톤의 코랄 립글로스를 입술에 전체적으로 덧바른 후 입술 중앙에만 포인트로 한 번 더 얹어 입술의 볼륨감을 살려주세요.

15 검은 점선 부분에 코랄 색상의 볼터치를 은은하게 넣어주세요. 볼터치는 광대뼈를 중심으로 볼 안쪽으로 들어오는데, 볼 안쪽에는 너무 컬러감이 많이 올라오지 않게 해주세요. 하이라이트는 화이트 톤을 이용해 빨간 점선 부분에 넣어 얼굴이 화사해보이도록 만들어주세요.

하코냥의 메이크업 팁

❤ 키스하고 싶은 촉촉한 입술 만들기

매년 가을마다 빼놓지 않고, 핫 트렌드로 떠오르는 것 중에 하나가 레드 립스틱이 아닐까 해요. 해마다 빠짐없이 주목받는 레드 립스틱이라 한 번쯤은 발라보고 싶긴 한데 어울릴지도 걱정이고 다른 립스틱에 비해 바르기 까다롭기까지 해서 쉽게 사용하기 어려운 게 레드 립스틱이죠.

붉은 색상이 선명하게 올라오는 게 매력적인 레드 립스틱. 하지만 그 진한 붉은 색상 때문에 다른 립스틱에 비해서 바르는 게 어렵죠. 조금만 어긋나도 입술 밖에 넘어간 티가 너무 많이 나고, 수정 메이크업도 쉽지 않고요. 하지만 매년 핫 트렌드인 레드 립스틱을 계속 모른 척 무시할 수는 없겠죠? 올해는 나도 트렌드에 맞춰 누구보다 아름답게 레드 립스틱을 발라보실까요?

레드 립스틱 바르기 '전'과 '후' 입술 비교 사진 보실까요

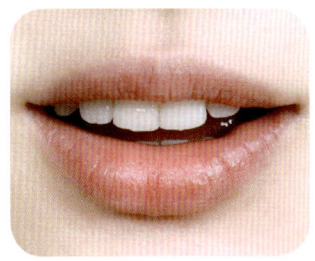
레드 립스틱 바르기 '전'

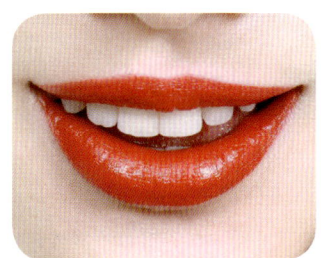
레드 립스틱 바르기 '후'

입술 모양을 더욱 섹시하고 요염하게 살려주며 립스틱 광택은 살리고 부담은 줄여 오랫동안 지속되는, 눈을 뗄 수 없이 유혹적인 마성의 입술로 만들어주는 레드 립스틱이랍니다.

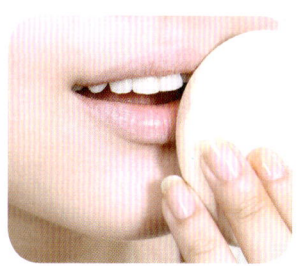
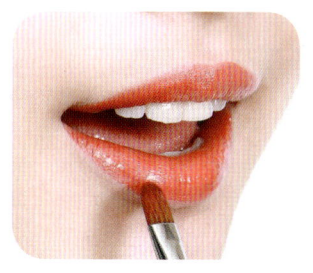
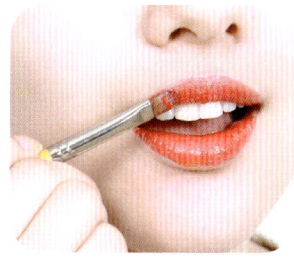

01 퍼프를 이용해 베이스 제품이나 립 컨실러로 입술을 가볍게 한 번 덮어주세요. 입술의 유분기를 제거하면서 입술 위에 레드 색상이 더 잘 올라올 수 있도록 립 색상을 죽여주는 거랍니다. 너무 두껍게 바르지 마시고 톡톡! 두드리듯 얇게 얇게 발라주세요.

02 글로시한 타입의 레드 립스틱을 입술 위에 라인에 맞춰 가볍게 한 번 발라주세요. 아이 메이크업할 때 베이스 색상을 깔아준다고 생각하면 좀 더 쉽답니다. 베이스 색상을 깔아준 후 포인트 컬러를 얹어주면 더욱 화려하고 명확하게 발색이 돼요.

03 글로시한 레드 립스틱 위에 매트한 레드 립스틱을 덧발라주세요. 입술의 외곽 모양을 따라서 발라주는 게 중요합니다. 입술 모양에 맞춰 꼼꼼하게 잘 발라주세요. 글로시한 질감과 매트한 질감이 어우러지면서 입술에 더욱 밀착되며 색상이 좀 더 선명하게 올라온답니다.

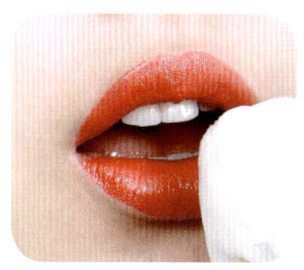
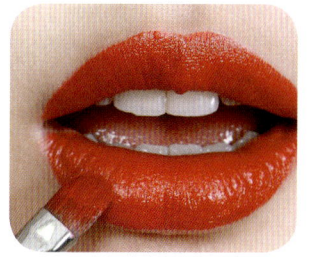
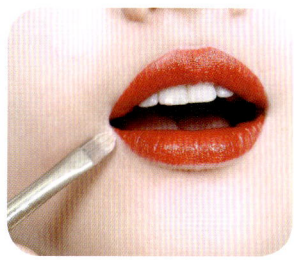

04 퍼프를 이용해서 입술 위 유분기를 제거해주세요. 투명 파우더를 이용해 유분기를 제거하는데 퍼프에 파우더를 묻혀 톡톡 두드려 주면 된답니다. 이때 퍼프를 너무 강하게 찍지 않도록 주의해주세요. 퍼프를 입술에 닿을 듯 말 듯 가볍게 터치해주셔도 충분하답니다. 입술이 살짝 매트하게 느껴질 정도로 유분기를 제거해주시면 돼요.

05 강렬한 레드 립스틱을 마지막으로 덧발라주세요. 베이스로 깔아준 레드 색상 위에서 더욱 강렬하고 아름답게 레드 색상이 올라온답니다. 또한 파우더 위에 얹어준 레드 립스틱은 베이스 색상과 함께 지속력을 훨씬 더 증가시켜줘 더욱 오랫동안 아름다움을 유지시켜주죠. 강렬한 레드 립스틱을 바를 때 가장 중요한 점은 입술 모양을 잘 살려서 발라줘야 한다는 거랍니다.

06 컨실러를 이용해 립 메이크업을 마무리해주세요. 레드 립스틱을 바르면서 입술 밖으로 벗어난 색상들을 지워주거나 입술 외곽의 모양을 다듬고 싶은 부분을 지우개로 지워준다고 생각하시고 발라주세요. 입술 모양을 예쁘게 정리하는 거랍니다. 컨실러를 바를 때 주의할 점은 양을 너무 많이 사용하지 마세요. 가볍게 가볍게 발라주시되 섬세하게 움직여주는 게 중요해요.

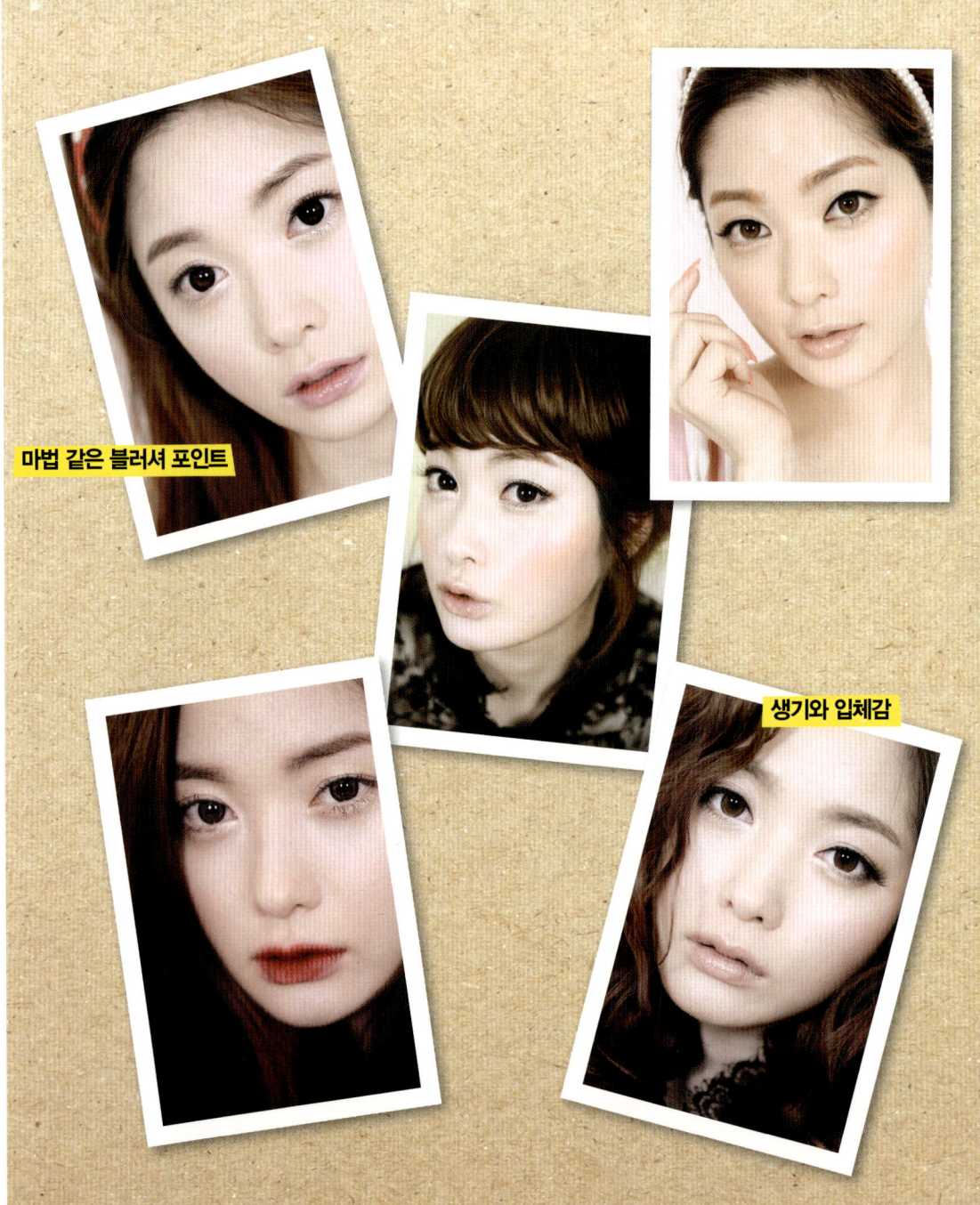

PART4
BLUSHER POINT
블러셔 포인트 메이크업
MAKE UP

블러셔는 얼굴에 생기를 더해줌은 물론 입체감도 주는 없어서는 안 될 포인트 메이크업이랍니다.
밋밋했던 뺨에 블러셔가 올라가면 마법처럼 혈색이 돌면서 여성스러움도 함께 쭉쭉 올라가요.
블러셔로 볼륨 있는 메이크업을 완성하세요!

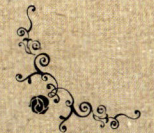
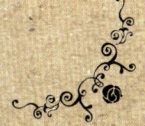

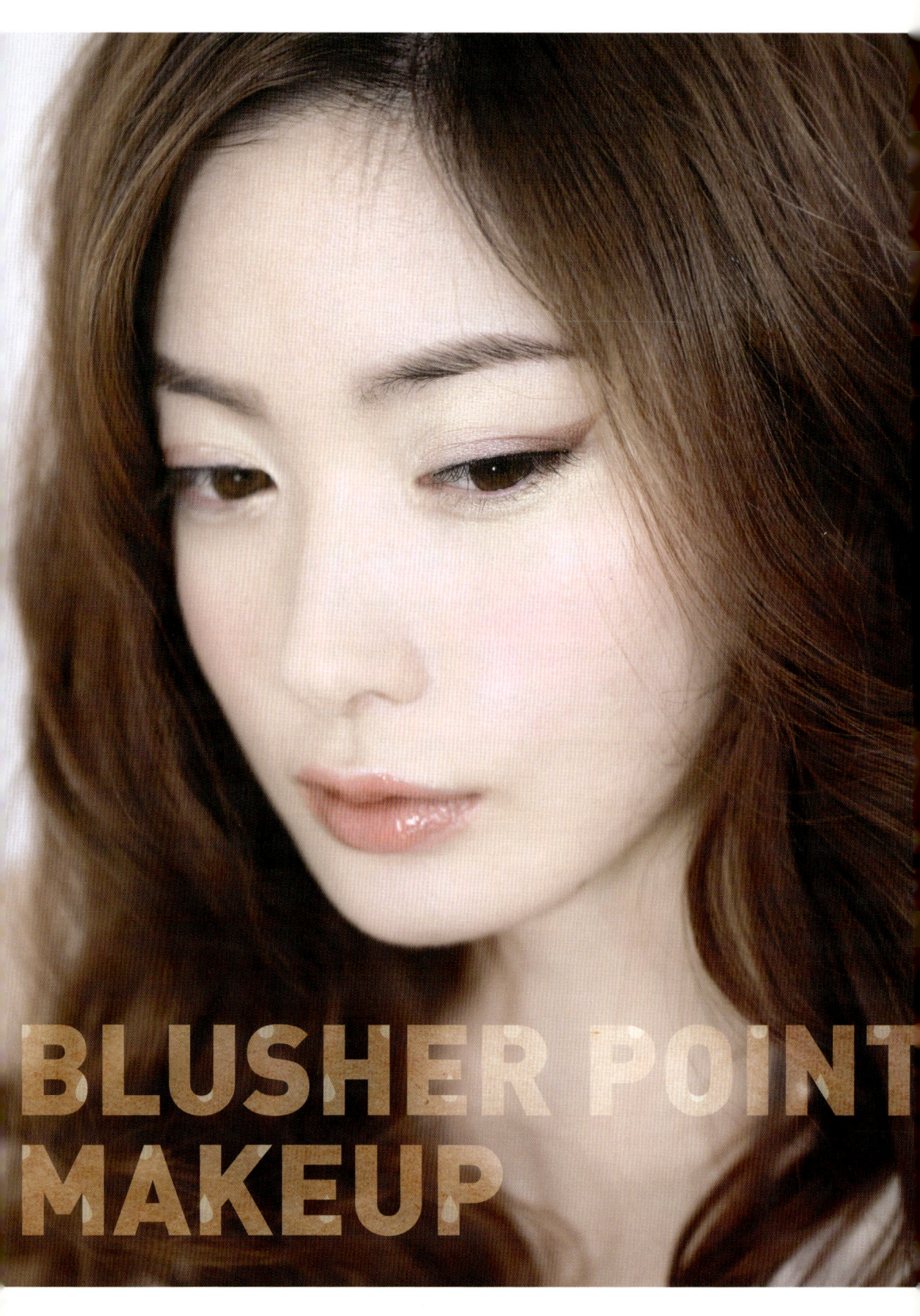

01 BLUSHER POINT
러블리 캐츠 블러셔 메이크업

과감한 아이라인과 러블리한 블러셔로 표현하는 우아한 메이크업! 사랑스러운 핑크와 고급스러운 와인 컬러를 이용해 도도한 룩을 완성한다. 사랑할 수밖에 없는 매력 만점 러블리 캐츠 메이크업.

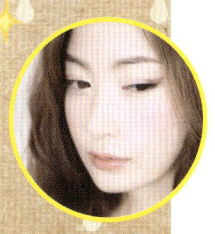

눈꼬리라인과 블러셔에 주의해야 되는 화장!

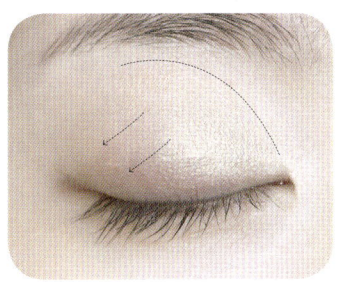
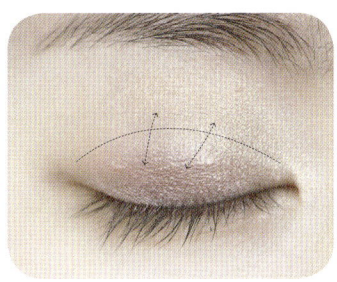
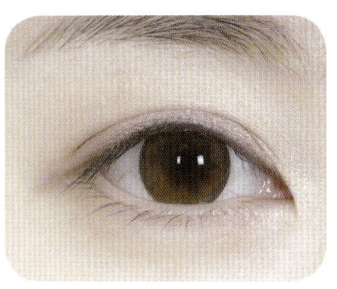

01 점선 부분에 골드 섀도우로 베이스를 깔아주세요. 눈앞머리부터 시작해 화살표 방향으로 자연스럽게 내려오며 그라데이션 하면 됩니다.

02 점선 부분에 핑크 섀도우로 포인트를 넣어주세요. 포인트 컬러는 쌍꺼풀라인을 넘지 않게 넣어주며 화살표 방향으로 그라데이션 해서 베이스 섀도우와 자연스럽게 어우러지도록 마무리해주면 된답니다.

03 핑크 섀도우로 포인트까지 넣고 난 다음 눈을 떴을 때 모습입니다.

01 BLUSHER POINT

눈꼬리라인과 블러셔에 주의해야 되는 화장!

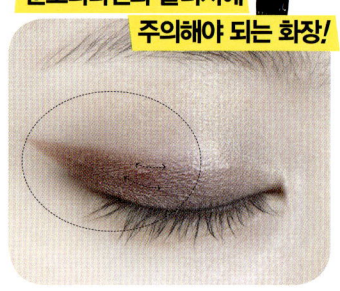

04 와인 섀도우를 이용해 점선 부분에 눈꼬리라인을 그려주세요. 눈꼬리라인은 눈을 떴을 때 캐츠아이가 되도록 두껍고 깔끔하게 빼서 마무리해주세요. 와인 컬러와 핑크 컬러가 잘 어우러지도록 화살표 방향으로 그라데이션 해주세요.

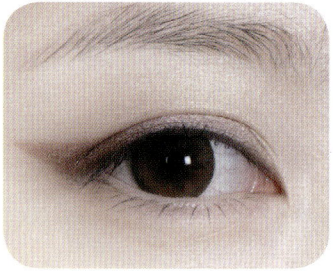

05 눈꼬리 라인을 넣어준 다음 눈을 떴을 때 모습입니다.

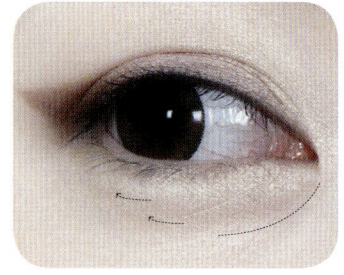

06 골드 섀도우를 언더의 점선 부분에 베이스로 깔아주세요. 눈 앞머리부터 시작해 애교살 부분에 베이스를 깔아주며 눈의 중앙 부분부턴 화살표 방향으로 자연스럽게 그라데이션 해서 마무리하세요.

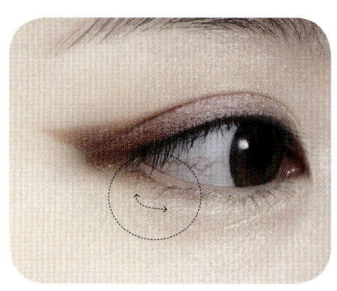

07 와인 섀도우로 눈꼬리라인을 그린 부분이 어색해지지 않도록 베이스를 넣어 마무리해주세요. 화살표 방향으로 자연스럽게 블렌딩 해서 전체적으로 어색함 없이 은은하게 깊이감을 주시면 된답니다.

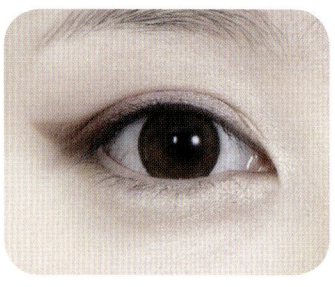

08 언더에 와인 섀도우로 베이스를 넣고난 다음 정면을 봤을 때 모습입니다.

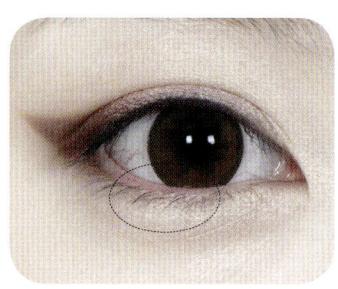

09 핑크 아이라이너로 언더의 점막을 메우며 언더라인을 그려주세요. 눈동자가 있는 부분만 점막을 메워 더욱 로맨틱한 느낌으로 마무리할 수 있답니다.

러블리 캐츠 블러셔 메이크업

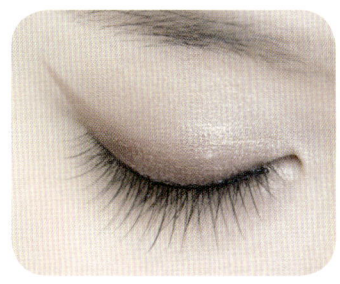

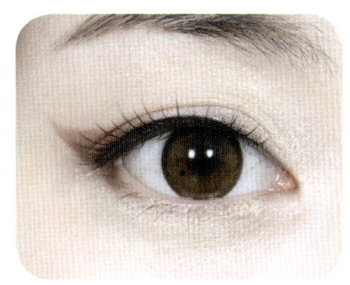

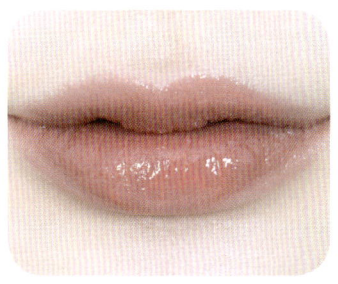

10 뷰러 후 마스카라를 바르거나 속눈썹을 붙여주세요. 눈매가 더욱 도도하고 앙큼하길 원한다면 속눈썹을 붙여주는데 결이 산 느낌을 연출하기 위해 깔끔하면서도 세련된 제품을 전체적으로 붙여주세요. 마스카라는 롱래쉬 타입을 쓰면 된답니다.

11 인조 속눈썹을 붙인 다음 눈을 떴을 때 모습입니다.

12 컬러감이 강한 핑크 립글로스를 이용해 따로 립스틱을 바르지 않고 립 메이크업을 마무리해주세요. 입술 전체에 립글로스를 발라 입술이 탱탱하고 촉촉해 보이게 해주면 된답니다. 글로스의 양을 중앙에 좀 더 많이 얹어 입술이 더욱 도톰해 보이게 해주세요.

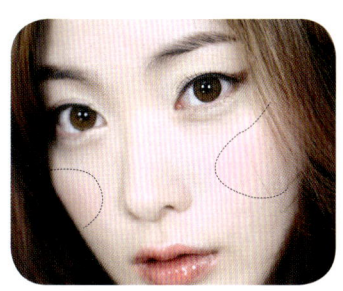

13 점선 부분에 펄이 없는 핑크 블러셔를 이용해 청순한 느낌의 볼터치를 넣어주세요. 핑크 컬러가 너무 진해지지 않도록 주의하며 가로로 넣어주시면 돼요.

MAKE-UP BONUS TIP

<u>피부는 윤기가 살짝 도는 느낌</u>으로 메이크업해주세요. 살짝 윤기가 도는 피부가 도도하면서도 섹시한 느낌을 주어 메이크업을 한층 더 돋보이게 해준답니다.

또 <u>핑크 톤을 다양하게 사용</u>하세요. 한 가지 핑크만 사용하는 것이 아니라 컬러의 진하기나 농도 또는 텍스쳐를 다양하게 사용해주세요. 핑크만 이용한 메이크업이지만 지루하거나 식상하지 않게 완성된답니다. 아이라인의 길이를 조절해주시면 좀 더 무난하게 하실 수 있어요. 또한 <u>아이라인의 컬러감을 진하게 조절</u>해주시면 더 강렬하게 연출하실 수도 있답니다.

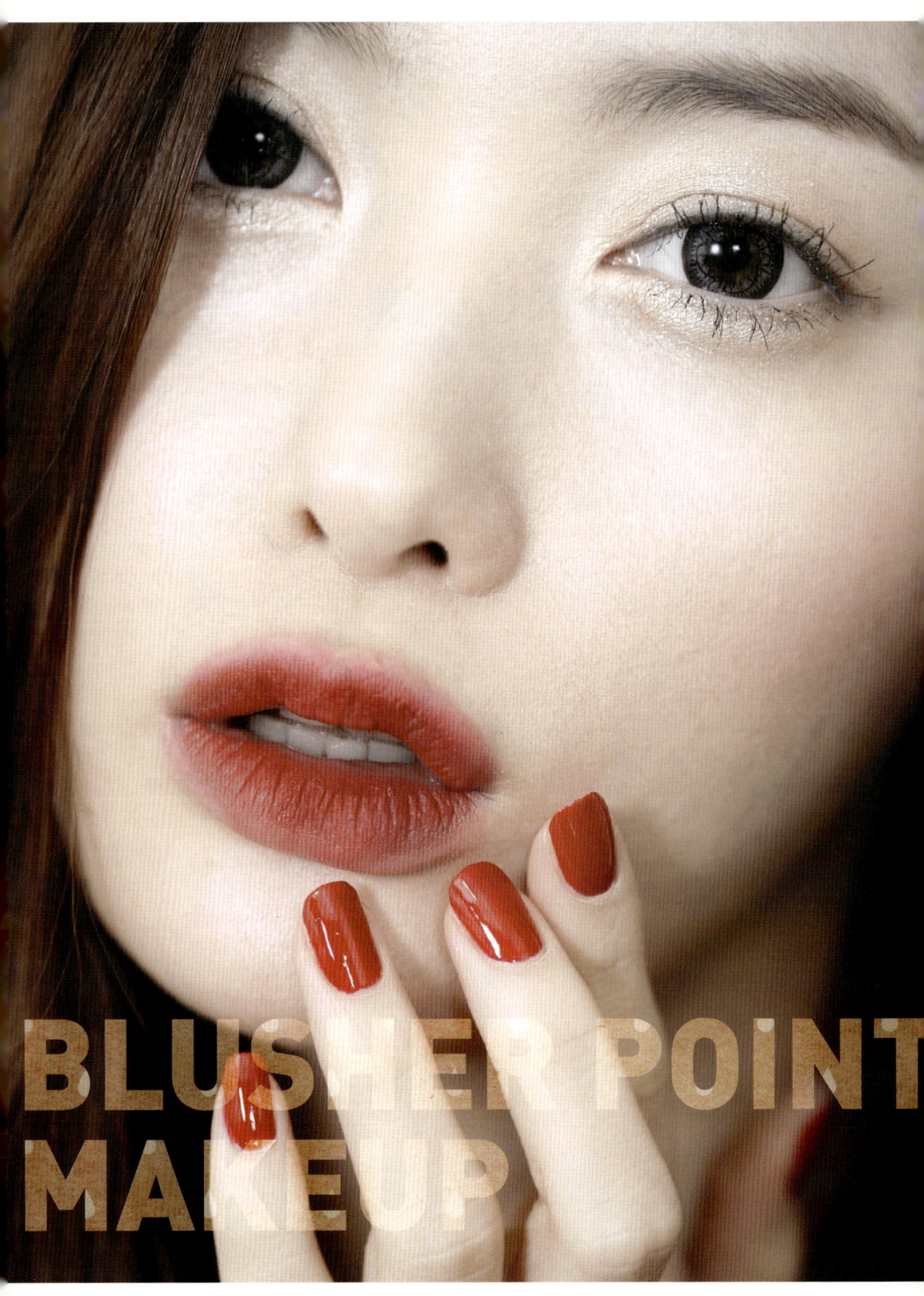

02 BLUSHER POINT
로맨틱 블러셔 메이크업

상기된 핑크빛 볼과 키스하고픈 레드 립이 로맨틱하고 우아한 느낌이다.
깔끔하게 마무리되는 메이크업이라 남자들도 부담 없이 좋아하는 메이크업이다.
청순과 섹시, 우아함을 동시에 만족시키는 메이크업!

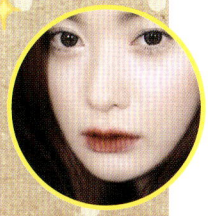

블러셔와 립 표현에 주의해야 되는 화장!

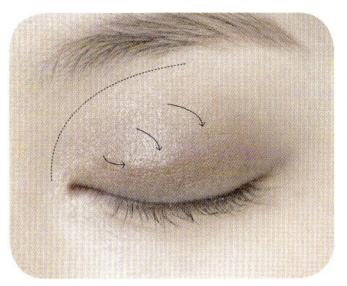

01 베이지 섀도우로 점선 부분에 베이스를 깔아주세요. 눈앞머리를 중심으로 눈두덩이에 화살표 방향으로 그라데이션 해주면 된답니다.

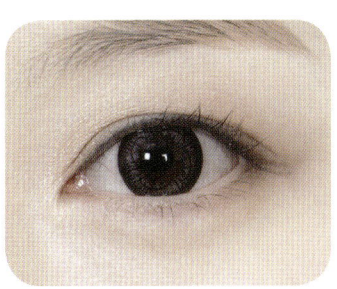

02 눈두덩이에 베이지 섀도우로 베이스를 깔아준 다음 눈을 떴을 때 모습입니다.

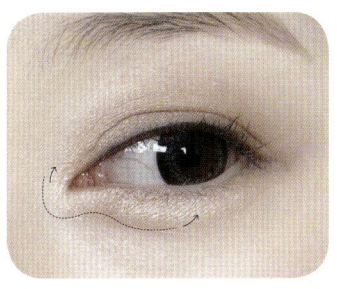

03 베이지 섀도우를 이용해서 언더의 점선 부분에 베이스를 깔아주세요. 베이스는 눈앞머리부터 중앙까지 깔아준 후 화살표 방향으로 자연스럽게 그라데이션 해주세요.

02 BLUSHER POINT

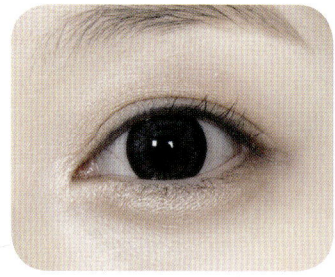

04 언더에 베이지 섀도우로 베이스를 깔아준 다음 정면을 봤을 때 모습입니다.

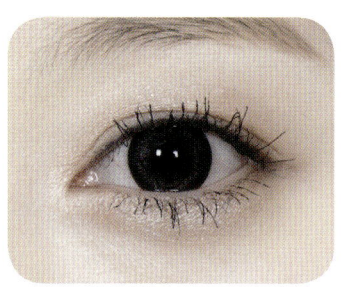

05 뷰러를 꼼꼼하게 찝어서 컬링을 한 다음 마스카라를 발라주세요. 마스카라는 눈의 위아래 전체에 발라서 눈썹이 부각되도록 평소보다 과하게 발라주세요.

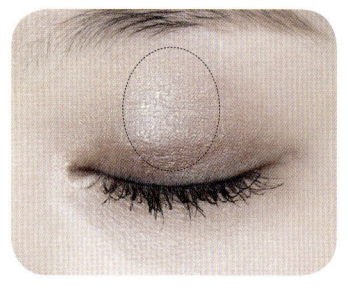

06 눈 중앙 눈동자가 있는 부분에 화이트펄로 하이라이트를 넣어주세요. 가루 타입이나 글리터 타입같이 펄감이 화려한 제품을 사용해주면 좋답니다. 눈동자가 있는 부분에 펄감이 잘 살아나도록 밀리지 않게 주의하며 하이라이트를 넣어주세요.

블러셔와 립 표현에 주의해야 되는 화장!

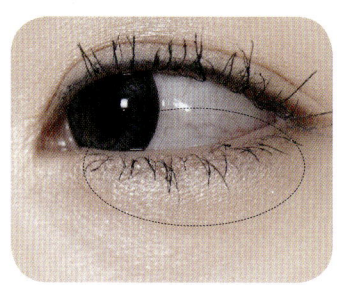

07 언더의 점선 부분인 눈의 중앙에도 화이트펄로 하이라이트를 넣어주세요. 언더에는 속눈썹 가까이에만 넣어서 촉촉하게 젖어든 눈망울을 만들어주면 된답니다.

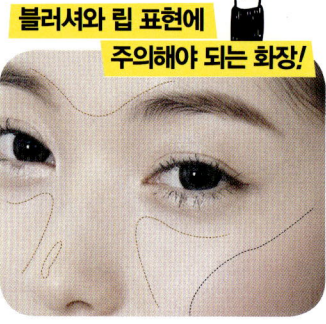

08 검은 점선 부분에 레드가 살짝 도는 핑크 컬러로 볼터치를 넣어주세요. 볼 전체를 차지하는 느낌으로 넓게 넣는 대신 컬러는 은은하게 해 상기된 느낌을 살립니다. 하이라이트는 붉은 점선 부분에 넣어서 입체감을 살리는데 점선 부분을 포인트로 은은하게 펴 바르면 됩니다.

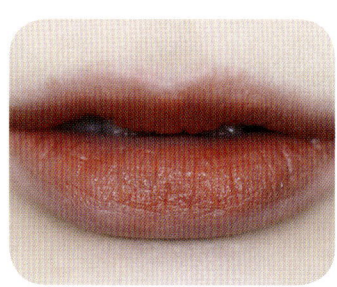

09 다홍빛이 도는 진한 오렌지 립스틱이나 틴트를 입술 전체에 발라주세요. 이때 입술의 바깥 부분까지 넘어가지 않도록 입술의 경계 부분은 자연스럽게 비워두면 된답니다.

■ ■ **로맨틱 블러셔** 메이크업

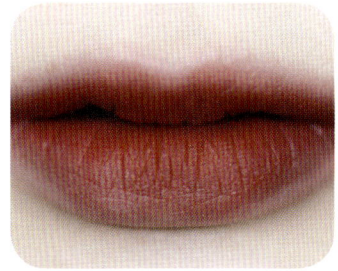

MAKE-UP BONUS TIP

10 레드 섀도우를 오렌지 립스틱을 베이스로 바른 입술 위에 덧발라주세요. 오렌지와 레드가 레이어드 되어 부담 없이 예쁜 레드 컬러가 연출된답니다. 또한 섀도우를 이용해서 연출하기 때문에 마무리감이 매트해서 더욱 청순함이 느껴지는 레드로 완성됩니다.

레드 컬러가 극적으로 살아날 수 있도록 <u>피부는 뽀송하게 연출해주세요</u>. 전체적으로 깔끔하게 메이크업을 끝내고 입술에 포인트 컬러로 레드를 넣어주는 거지요. 이때 네일 컬러도 함께 통일해서 발라주면 더욱 매력이 상승한답니다. 깔끔한 아이 메이크업 덕분에 너무 끈적이지 않고 깨끗하면서도 섹시한 느낌이 살아나며 매트하게 마무리해준 <u>레드 립은 섹시를 넘어 청순한</u> 매력까지 만들어준답니다. 입술은 라인을 너무 딱 떨어지게 잡기보다는 자연스럽게 퍼진 느낌이 들도록 손으로 외곽을 톡톡 두드려 마무리해주세요.

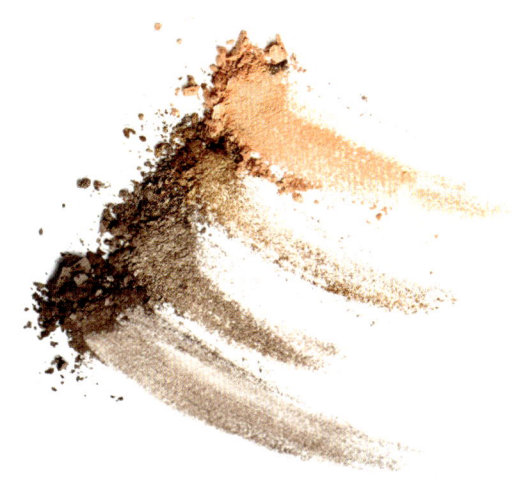

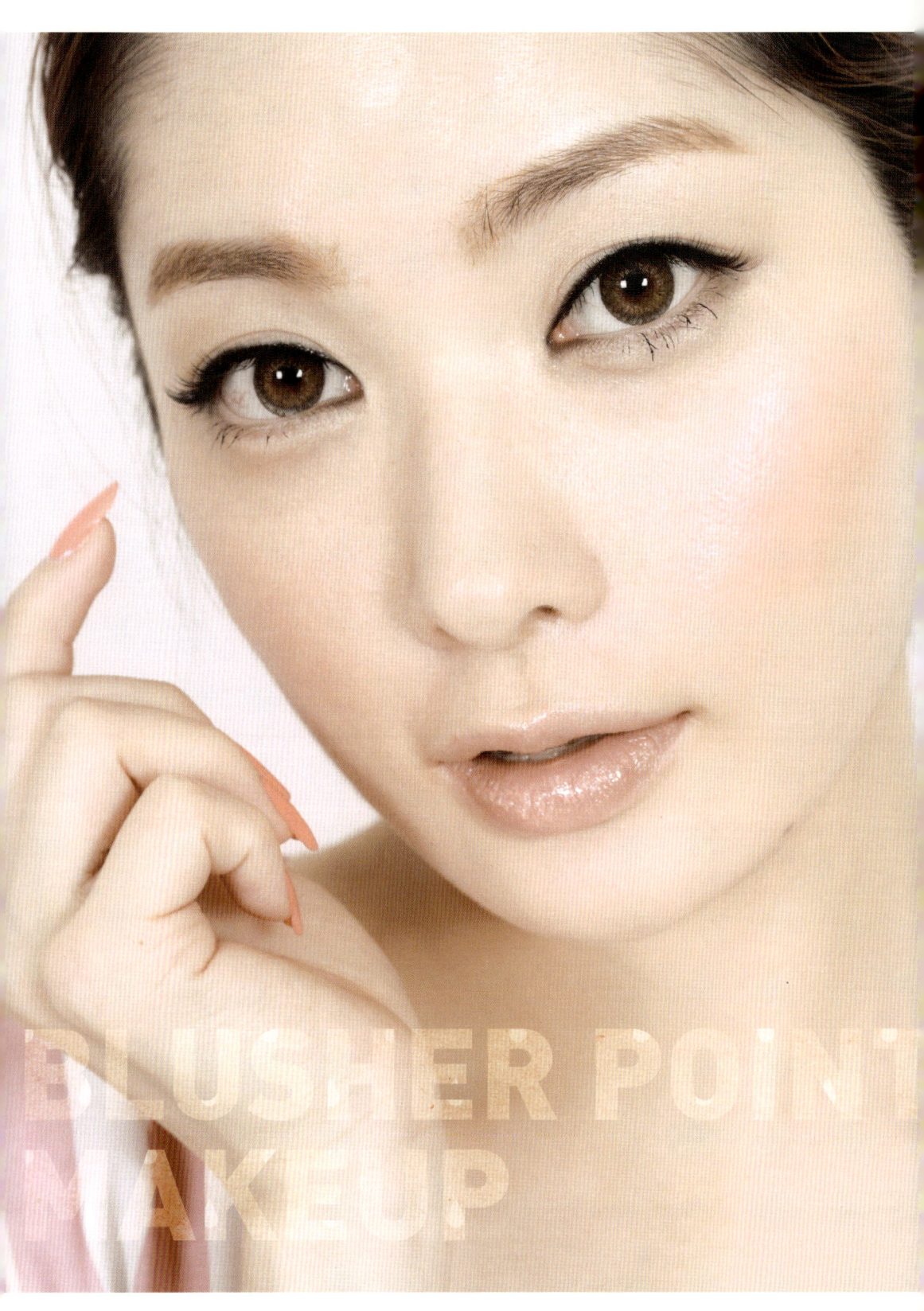

03 BLUSHER POINT
상큼발랄 블러셔 메이크업

상큼하고 시원한 오렌지 메이크업.
오렌지 컬러를 이용해 발랄하게 연출한 메이크업이다. 깔끔한 아이라인과 오렌지 컬러가 만나 소녀의 느낌과 함께 봄에 잘 어우러지는 화사한 메이크업이다.

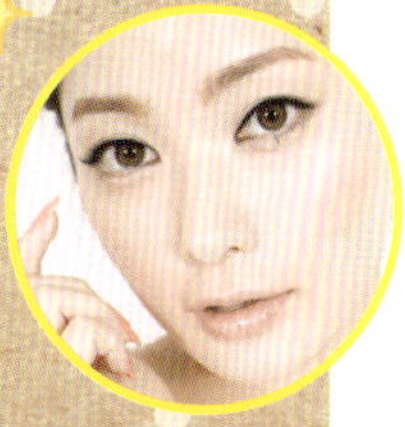

블러셔를 얹을 때 주의해야 되는 화장!

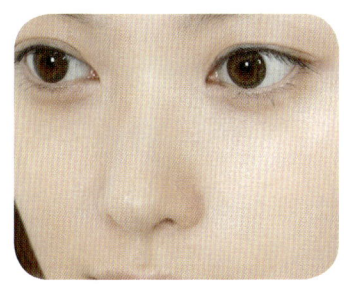

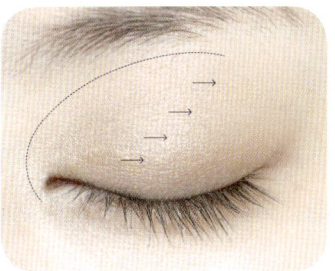

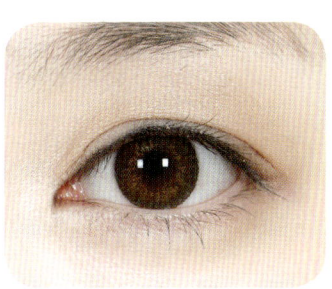

01 기초 케어로 피부가 촉촉한 느낌이 나게 충분히 수분감을 준 후, 메이크업 베이스로 피부 톤을 정리하고 수분 타입 파운데이션으로 약간 뽀송한 느낌과 윤기 나는 느낌이 함께 나도록 해주세요. 그리고 윤기가 필요 없는 부분은 투명 파우더로 마무리해주세요.

02 점선 부분에 넓게 베이지 섀도우로 베이스를 깔아주세요. 눈 앞머리를 감싸는 느낌으로 넓게 펴 바른 후 화살표 방향으로 자연스럽게 그라데이션 해주세요. 눈 중앙을 지나면서 서서히 베이스 섀도우가 사라지게 해주시면 돼요.

03 눈두덩이에 베이지 섀도우로 베이스를 깔아준 다음 눈을 떴을 때 모습입니다.

03 BLUSHER POINT

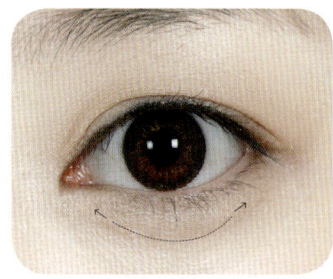

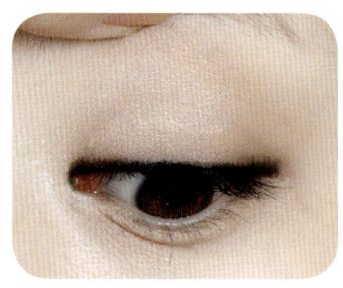

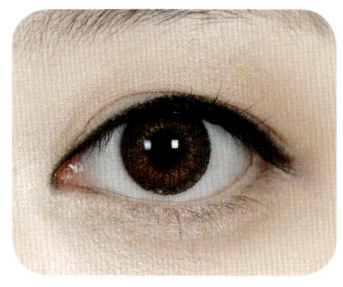

04 베이스로 사용한 베이지 섀도우를 이용해 언더에도 베이스를 깔아주세요. 눈동자가 있는 부분을 포인트로 섀도우를 얹은 후 화살표 방향으로 그라데이션 해주세요. 눈 중앙에 하이라이트가 들어가면서 양옆으로 그라데이션 되어 눈동자는 선명해지고 눈매는 화사해진답니다.

05 블랙 아이라이너로 아이라인을 그려주세요. 아이라인은 얇게 속눈썹을 메워주듯 그리다가 눈 중앙부터 살짝 두께감을 줘서 마무리해주세요. 아이라인을 그린 후 아이라인 브러시로 아이라인을 펴서 마무리하면 더욱 자연스럽게 아이라인이 완성된답니다.

06 아이라인을 그린 다음 정면을 봤을 때 모습입니다.

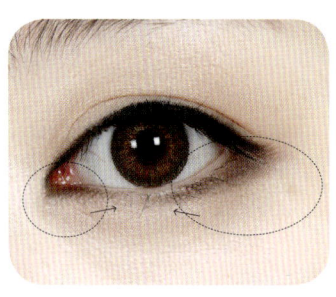

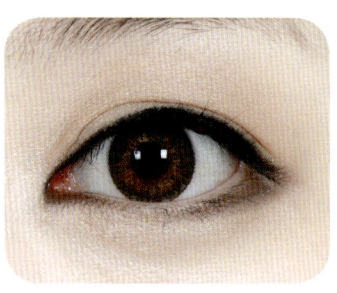

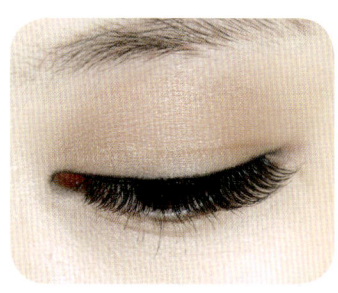

07 눈의 중앙인 눈동자가 있는 부분을 뺀 나머지 부분에 언더라인을 넣어야 하므로 눈앞머리는 눈모양을 따라서 둘러주듯 브라운 섀도우를 얹고 눈꼬리는 삼각형을 그린다는 생각으로 언더라인을 넣어주세요. 이때 브라운 섀도우는 너무 진하지 않은 컬러를 써주세요.

08 브라운 섀도우를 얹어 언더라인이 완성된 모습입니다.

09 뷰러를 꼼꼼히 찝은 후 속눈썹이 풍성해질 수 있도록 섬유질이 들어있는 마스카라를 선택해서 발라주세요. 언더래쉬는 눈동자를 중심으로 눈꼬리 쪽으로 발라주고 눈앞머리 쪽은 안 발라도 된답니다. 눈의 중앙부터 뒷부분이 강조되면서 눈이 더욱 길고 커보입니다.

상큼발랄 블러셔 메이크업

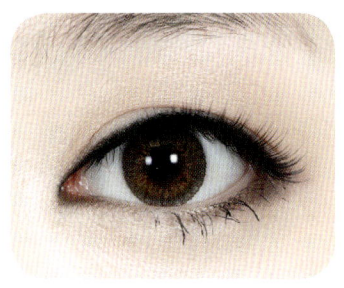
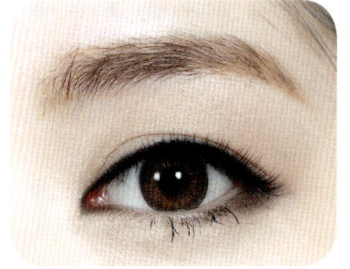
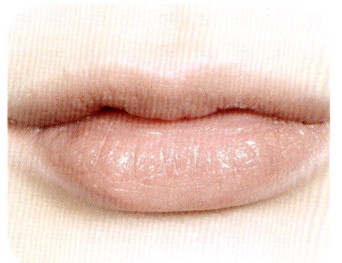

10 속눈썹이 언더까지 마스카라가 완성되어 눈을 떴을 때 모습입니다.

11 밝은 브라운 컬러를 이용해 전체적으로 가볍고 화사한 느낌의 아이브로우를 그려주세요. 아이브로우의 모양은 평소와 같게 그려도 큰 상관은 없지만 모발의 컬러가 블랙이라면 너무 밝은 컬러는 둥둥 떠 보일 수 있으니 어느 정도 다운된 컬러를 써주세요.

12 피치 느낌이 도는 누드 톤 립스틱을 발라주세요. 미리 파운데이션으로 입술 색상을 죽여주면 립스틱 컬러가 더 예쁘게 올라온답니다. 이때 피치 컬러 립스틱과 립글로즈를 살짝 믹스해서 발라주세요. 자연스러운 광택감이 함께 올라와 더욱 촉촉한 입술이 완성돼요.

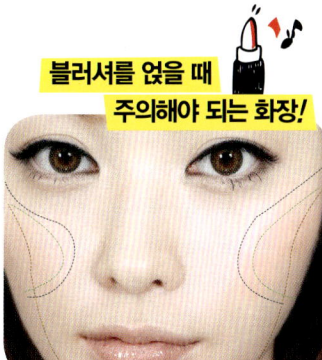

블러셔를 얹을 때 주의해야 되는 화장!

13 오렌지 블러셔를 초록 점선에 진하지 않도록 둥글게 터치하면 상큼한 컬러가 피부에 생기를 줍니다. 붉은 점선에 섀딩을 얼굴 외곽에 컬러가 드러나지 않게 넣어주세요. 블러셔 라인을 감싸듯 검은 점선 부분에 하이라이트를 넣으면 얼굴에 자연스러운 윤기가 돌아요.

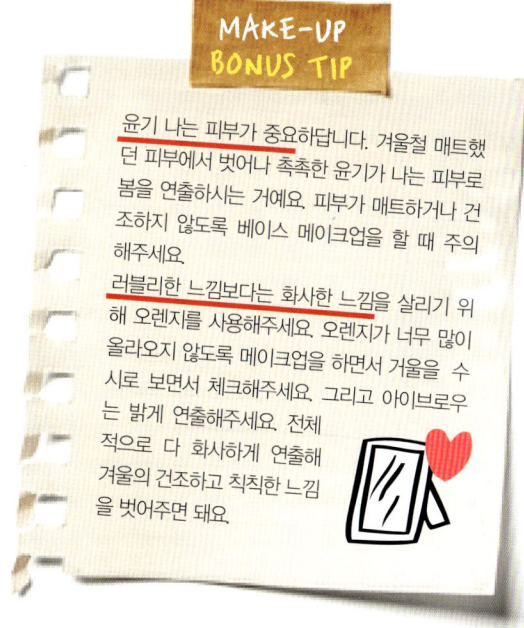

MAKE-UP BONUS TIP

윤기 나는 피부가 중요하답니다. 겨울철 매트했던 피부에서 벗어나 촉촉한 윤기가 나는 피부로 봄을 연출하시는 거예요. 피부가 매트하거나 건조하지 않도록 베이스 메이크업을 할 때 주의해주세요.

러블리한 느낌보다는 화사한 느낌을 살리기 위해 오렌지를 사용해주세요. 오렌지가 너무 많이 올라오지 않도록 메이크업을 하면서 거울을 수시로 보면서 체크해주세요. 그리고 아이브로우는 밝게 연출해주세요. 전체적으로 다 화사하게 연출해 겨울의 건조하고 칙칙한 느낌을 벗어주면 돼요.

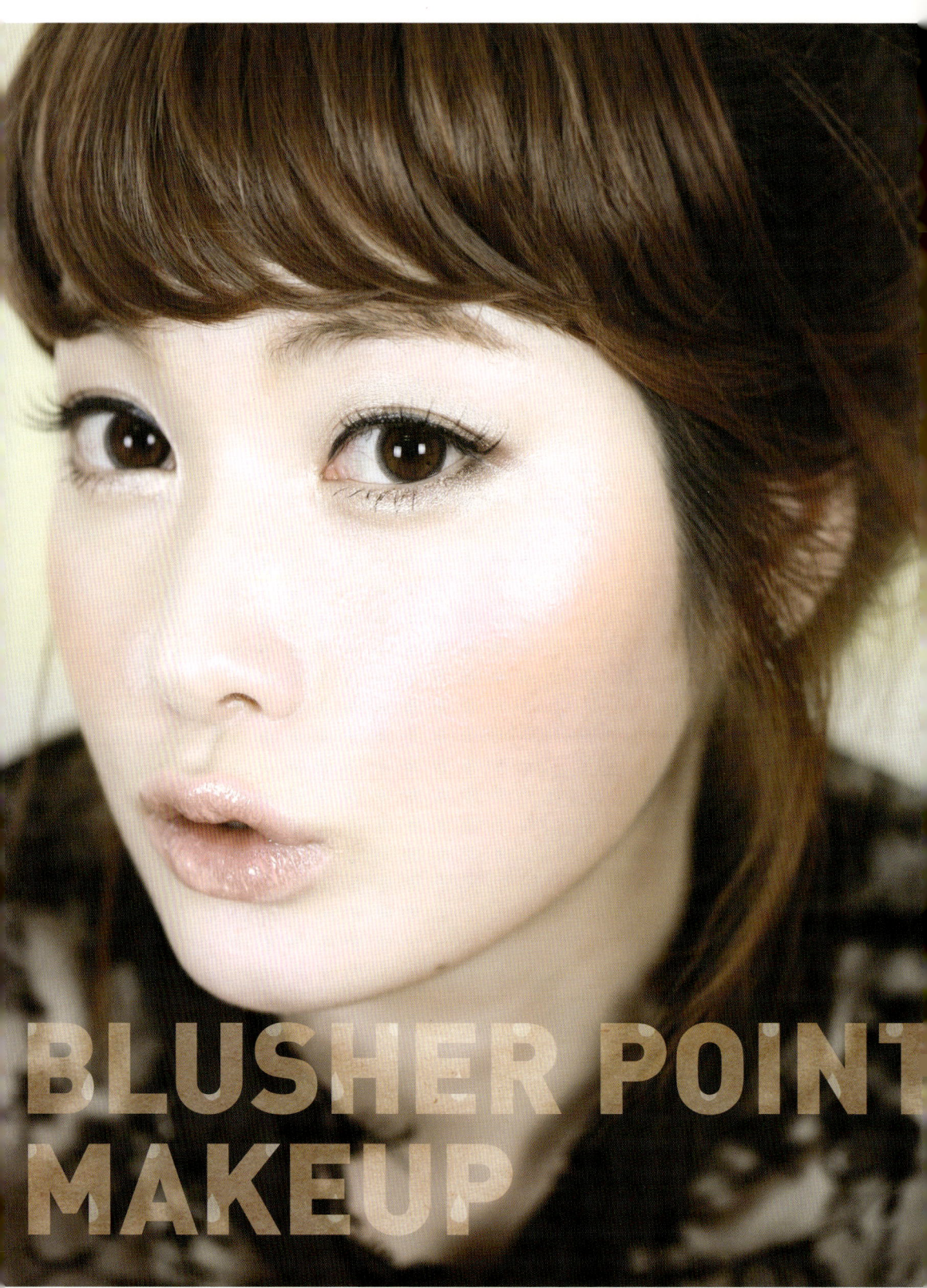

04 BLUSHER POINT
프레쉬 블러셔 메이크업

깔끔하고 또렷한 눈매와 핑크 립스틱, 거기에 러블리한 오렌지 블러셔가 더해져 깨끗하고 귀여운 메이크업을 완성했다. 오렌지 컬러로 상큼함을 증가시킨 러블리 메이크업이다.

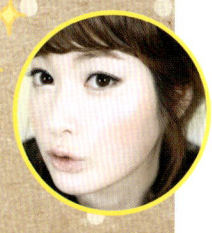

펄 블러셔를 사용할 때 주의해야 되는 화장!

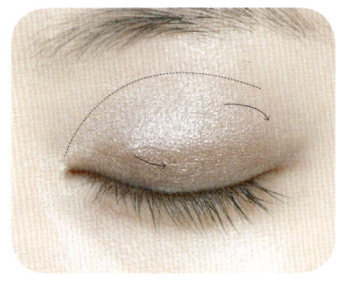

01 베이지 섀도우를 이용해 점선 부분에 베이스를 깔아주세요. 눈앞머리에서 시작해 화살표 방향으로 자연스럽게 그라데이션 해주면 된답니다.

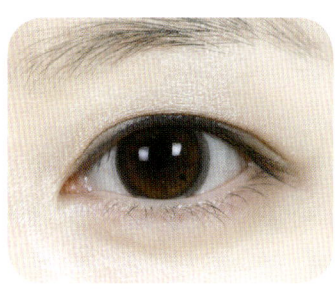

02 눈두덩이에 베이지 섀도우로 베이스를 깔아준 다음 눈을 떴을 때 모습입니다.

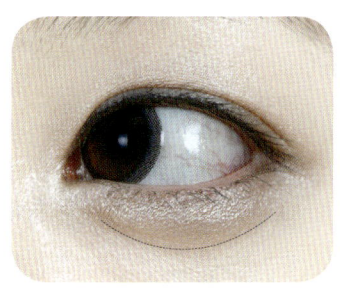

03 베이지 섀도우를 이용해 언더의 점선 부분에 베이스를 깔아주세요. 눈동자가 있는 부분이 가장 환하게 컬러가 들어가도록 베이스를 깔아주면 됩니다.

04 BLUSHER POINT

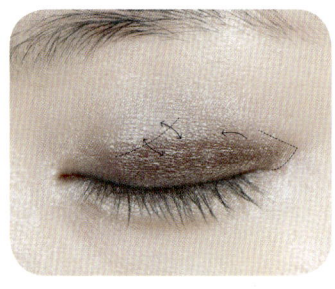
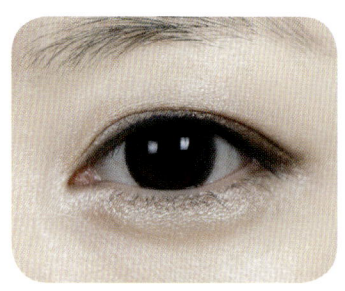
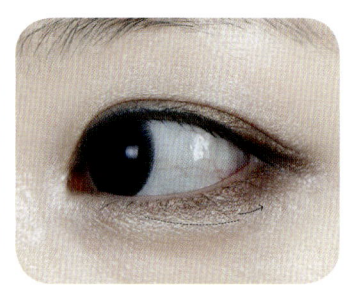

04 브라운 섀도우로 점선 부분에 포인트를 넣어주세요. 눈꼬리 부분부터 눈 중앙까지 포인트가 들어간다고 생각하시면 된답니다. 포인트 컬러를 넣어준 후 화살표 방향으로 브러시를 움직여 베이스 섀도우와 자연스럽게 그라데이션 되도록 해주세요.

05 브라운 섀도우로 포인트를 넣은 다음 눈을 뜬 모습입니다.

06 브라운 섀도우로 언더에도 포인트 컬러를 넣어주세요. 점선 부분에 포인트 컬러를 넣어준 후 화살표 방향으로 브러시를 움직여 눈두덩이에 넣은 포인트 컬러와 자연스럽게 어우러지도록 마무리해주세요.

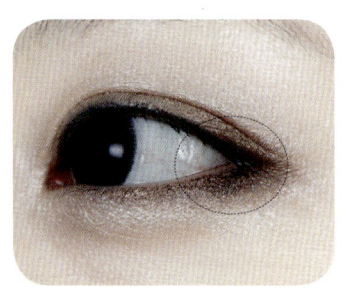
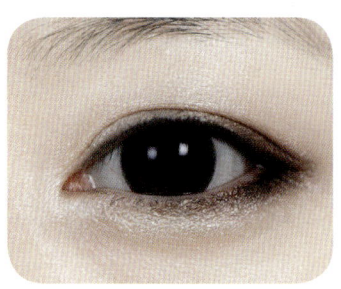
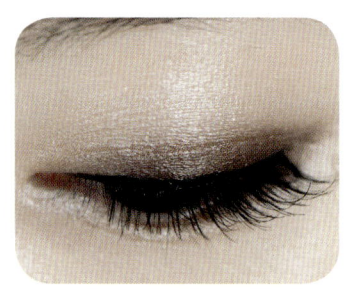

07 진브라운 섀도우를 이용해 점선 부분에 언더라인을 그려주세요. 언더라인이지만 눈꼬리를 빼거나 특정한 모양을 만드는 게 아니라 포인트 섀도우 위에 좀 더 진하게 컬러를 얹어 눈매를 그윽하게 만들어주는 거랍니다. 최대한 언더래쉬 가까이에 얇게 깔아주시면 돼요.

08 블랙 아이라이너로 속눈썹을 채워주는 느낌으로 아이라인을 그려주세요. 눈앞머리 쪽은 약 3~5mm 정도 떨어진 부분부터 그리며, 눈동자 부분을 인위적으로 살짝 두껍게 그려주세요. 눈앞머리를 살짝 비우고 시작되는 아이라인이 눈매를 더욱 귀엽게 만들어준답니다.

09 뷰러를 꼼꼼히 집어주신 후 마스카라를 발라주세요. 마스카라를 전체적으로 꼼꼼히 발라준 후 눈꼬리 부분에 한 번 더 신경 써서 발라주세요. 속눈썹을 붙일 때는 눈꼬리 쪽이 긴 제품을 붙인 후 본인의 속눈썹과 어우러지도록 마스카라를 한 번 더 덧발라주세요.

프레쉬 블러셔 메이크업

펄 블러셔를 사용할 때 주의해야 되는 화장!

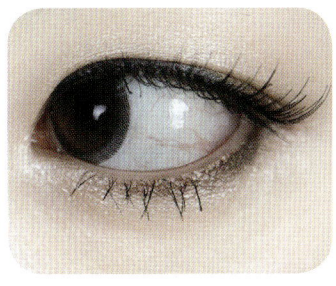

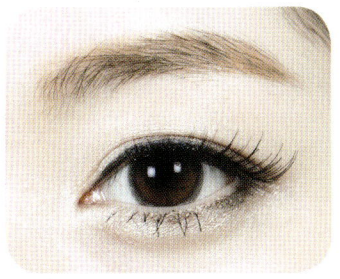

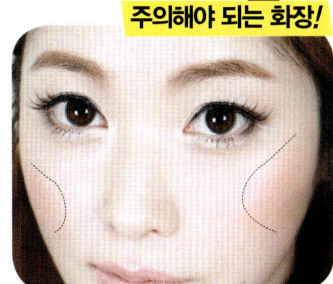

10 언더래쉬에도 마스카라를 발라주세요. 눈동자 밑 부분이 포인트가 되게 마스카라를 발라주면 눈이 더욱 동그랗게 연출되기 때문에 귀여움이 증가된답니다.

11 부드러운 브라운 컬러를 이용해 아이브로우를 그려주세요. 아치형으로 그리되 너무 동그란 느낌이 들지 않도록 그려주세요. 살짝 동그란 느낌이 들도록 그리면서 아이브로우의 꼬리가 처지지 않게 그리는 게 중요하답니다.

12 점선 부분에 얼굴 외곽부터 중앙으로 오렌지 블러셔를 넣어주세요. 중앙까지 너무 들어오면 촌스러운 느낌이 들 수 있으니 얼굴 중앙에 아슬아슬하게 걸쳐지게 해주세요. 오렌지 컬러는 좀 강해도 괜찮으니 상큼 발랄하게 펄감이 있는 블러셔를 이용해주세요.

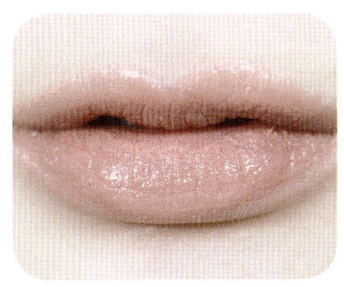

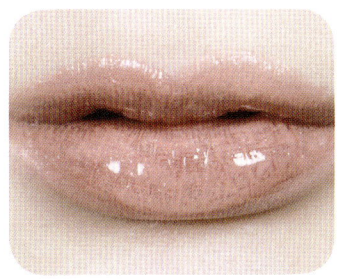

13 입술에는 전체적으로 글로시한 느낌의 피치핑크 립스틱을 발라주세요.

14 피치 립글로스를 입술의 중앙에 포인트가 되게 발라주세요. 전체적으로 얇게 한 번 바른 뒤 입술 중앙에만 한 번 더 덧발라 입술을 더욱 도톰하고 사랑스럽게 만들어주세요.

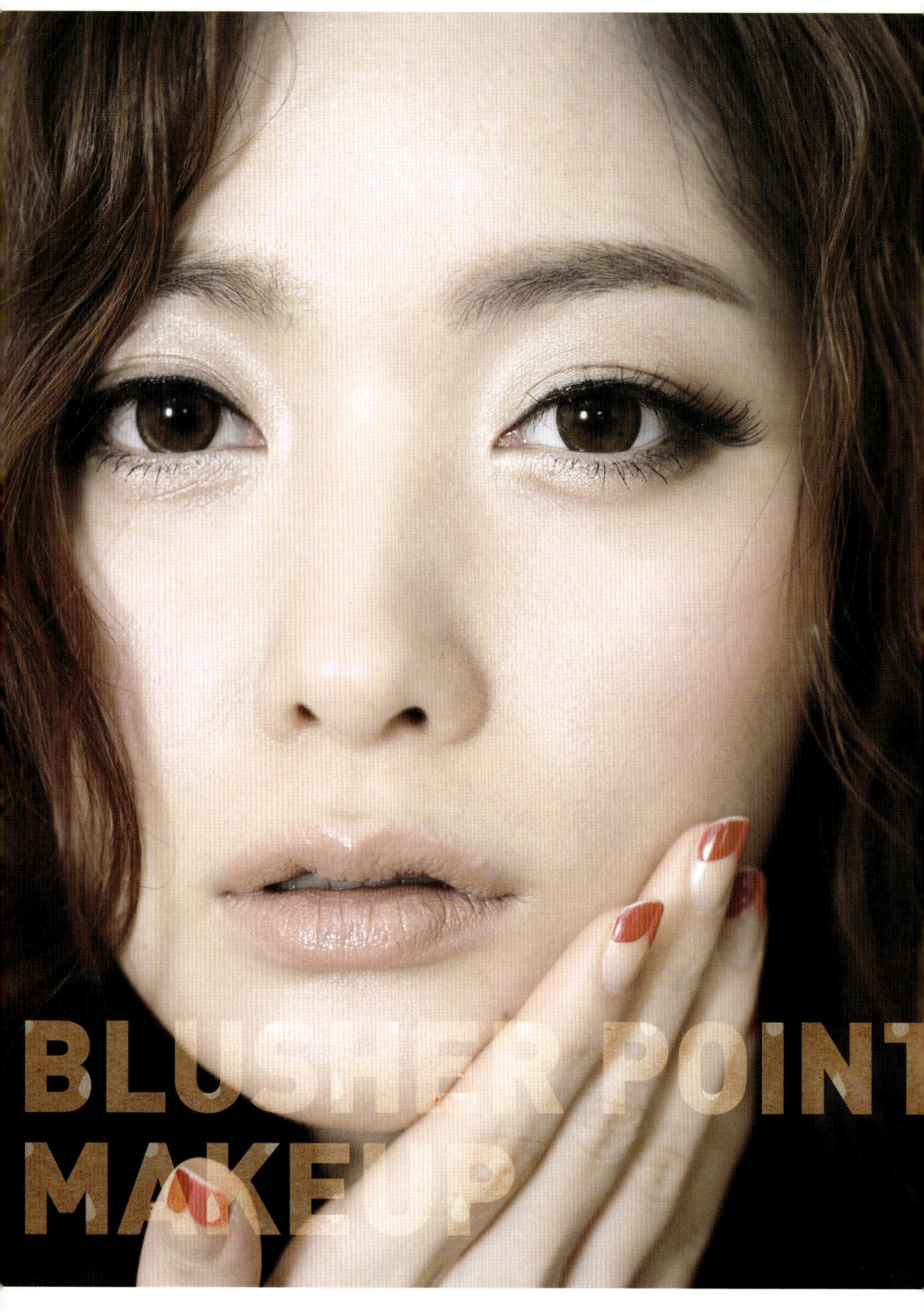

05 BLUSHER POINT
섹시 블러셔 메이크업

브라운 블러셔로 음영을 주어 완성한 섹시 메이크업이다. 가벼운 느낌이 들지 않아 한 번쯤 해보고 싶은 메이크업으로 브라운 컬러와 함께 누드 톤의 립스틱으로 완성해 분위기 있는 여성미를 연출한다.

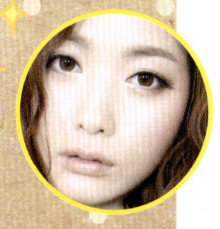

블러셔를 나중이 아닌 메이크업 초반에 넣는 화장!

블러셔를 나중이 아닌 메이크업 초반에 넣는 화장!

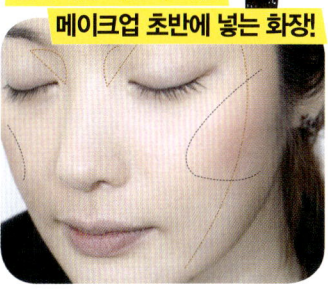

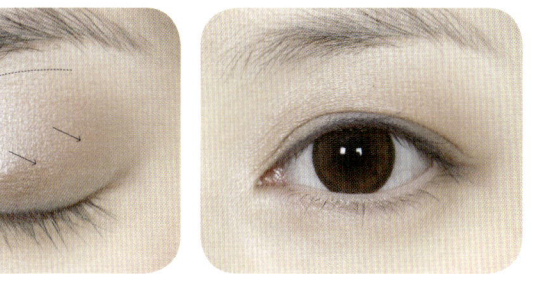

01 베이스 메이크업을 끝낸 상태에서 블러셔와 섀딩을 먼저 넣어줍니다. 검은 점선 부분에 브라운 블러셔를 얼굴 외곽부터 안쪽으로 입체감을 살리며 넣어주세요. 붉은 점선 부분에는 평소보다 조금 과감하지만 자연스럽게 섀딩을 넣어주세요. 얼굴라인을 잡아준다는 느낌으로 외곽을 쓸면서 블러셔와 자연스럽게 연결해주세요.

02 아이보리 섀도우로 점선 부분에 베이스를 깔아주세요. 눈앞머리에서부터 시작해서 눈두덩이로 베이스를 깔며 화살표 방향으로 자연스럽게 브러시를 움직여 그라데이션 하면 됩니다.

03 눈두덩이에 아이보리 섀도우로 베이스를 깔아준 다음 눈을 떴을 때 모습입니다.

05 BLUSHER POINT

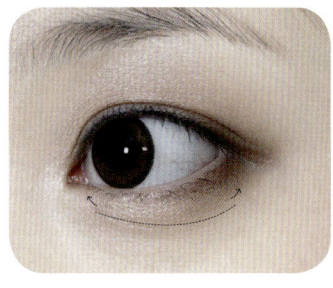

04 아이보리 섀도우로 언더의 점선 부분에 베이스를 깔아주세요. 그리고 나서 눈동자가 있는 중앙 부분에서 양쪽으로 그라데이션 해주세요.

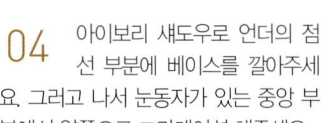

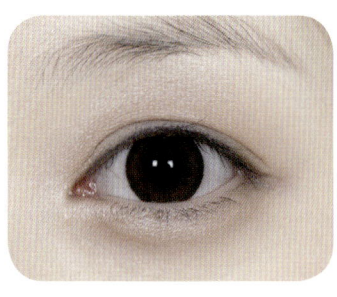

05 아이보리 섀도우로 언더에 베이스를 깔아준 다음 정면을 봤을 때 모습입니다.

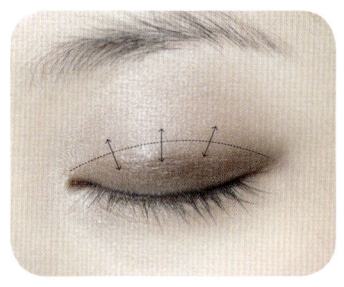

06 점선 부분에 브라운 섀도우를 이용해 포인트를 넣는데, 쌍꺼풀라인을 넘지 않도록 주의하세요. 포인트 컬러를 넣은 후 화살표 방향으로 자연스럽게 그라데이션 해서 마무리합니다.

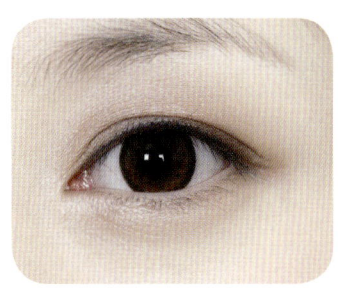

07 브라운 섀도우로 쌍꺼풀라인에 포인트를 넣은 다음 눈을 떴을 때 모습입니다.

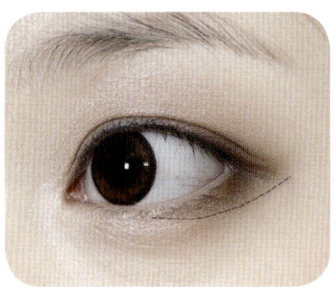

08 브라운 섀도우를 언더의 점선 부분에 포인트로 넣어주세요. 눈동자가 끝나는 부분부터 삼각형 모양이 되도록 자연스럽게 포인트 컬러를 넣어주면 된답니다.

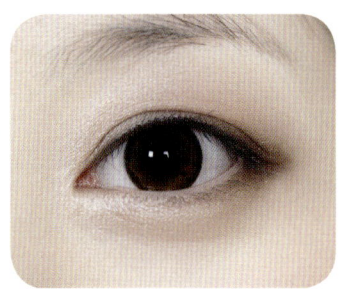

09 언더에 브라운 섀도우로 포인트를 넣은 다음 정면을 봤을 때 모습입니다.

■ ■ **섹시 블러셔** 메이크업

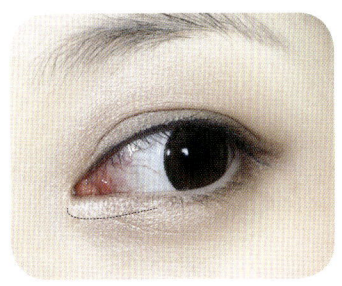

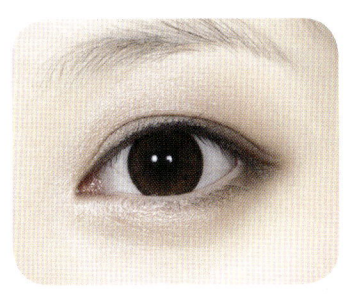

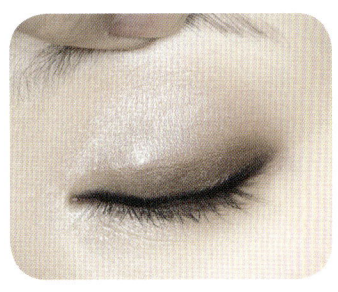

10 샴페인 컬러를 점선 부분에 언더라인으로 그려주세요. 눈앞머리에 노골적으로 앞트임 효과를 주는 게 아니라 언더라인으로 자연스럽게 눈매가 확장된 느낌을 주는 거랍니다.

11 샴페인 컬러를 언더에 얹은 다음 정면을 봤을 때 모습입니다.

12 눈두덩이를 손으로 잡아 올려서 속눈썹 사이사이를 메워가며 너무 두껍지 않게 블랙 아이라이너로 아이라인을 그려주세요. 눈앞머리는 채우지 않고 자신의 눈매에 맞춰서 쭉 그리면 돼요.

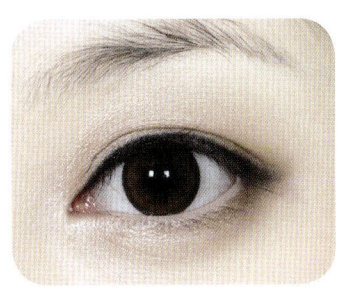

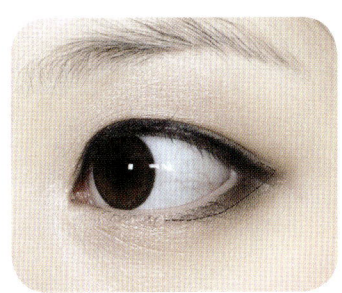

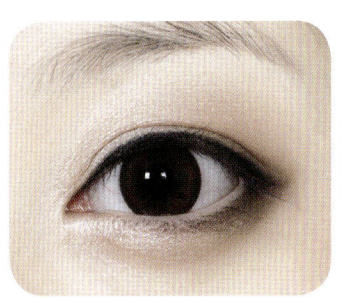

13 아이라인까지 완성된 다음 눈을 떴을 때 모습입니다.

14 언더의 점선 부분에 다크브라운 섀도우로 아이라인을 그려주세요. 블랙 아이라인과 자연스럽게 어우러지되 언더까지 블랙으로 그리면 너무 무겁고 강해보이기 때문에 언더에는 좀 더 약한 브라운을 이용하는 거예요.

15 언더에 다크브라운 섀도우로 아이라인을 그린 다음 정면을 봤을 때 모습입니다.

05 BLUSHER POINT

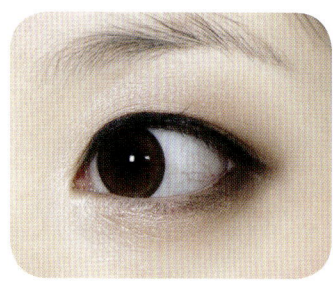

16 다크브라운 섀도와 같은 컬러 아이라이너로 점막을 채워주세요. 언더라인을 그려준 섀도우와 같은 컬러를 이용하면 더욱 자연스럽답니다. 또한 다크브라운 섀도우로 한 번 더 레이어드해주면 지속력도 좋아진답니다.

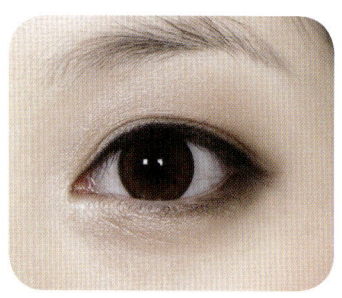

17 언더에 다크브라운 아이라이너로 점막을 채운 다음 정면을 봤을 때 모습입니다.

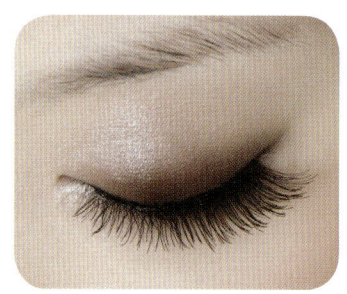

18 뷰러를 꼼꼼히 집은 후 마스카라를 발라주세요. 마스카라를 바를 때는 속눈썹이 풍성해지도록 볼륨 타입을 이용해주세요. 속눈썹을 붙일 때도 숱이 풍성한 제품을 이용하면 됩니다. 이때 섹시한 느낌을 더욱 살리고 싶다면 눈꼬리가 긴 제품을 이용하세요.

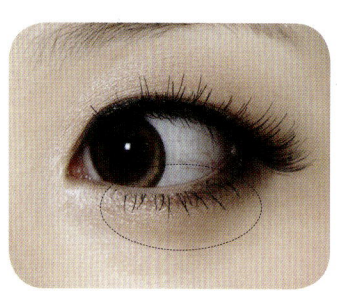

19 점선 부분에 마스카라를 발라주세요. 언더래쉬는 전체를 바르고, 눈의 중앙 부분이 좀 더 포인트가 되게 한 번 더 발라주는 거죠.

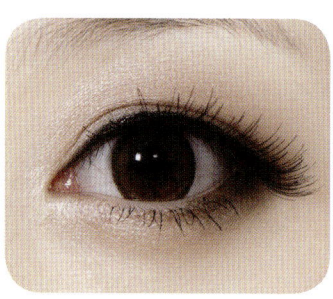

20 언더까지 마스카라를 바른 다음 정면을 봤을 때 모습입니다.

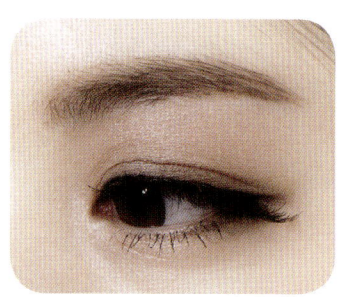

21 브라운 컬러로 아이브로우를 그려주세요. 각이 지지 않도록 눈썹산을 없애고 자연스럽게 흐르는 느낌으로 그리세요. 눈앞머리가 살짝 도톰하면서 곡선으로 쭉 빠지는 눈썹은 글래머러스하고 섹시한 느낌을 표현하는 데 효과적이랍니다.

■ ■ **섹시 블러셔** 메이크업

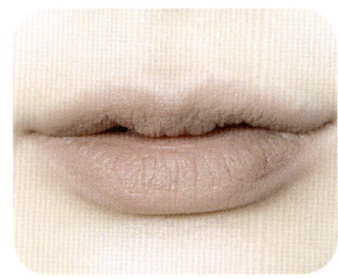 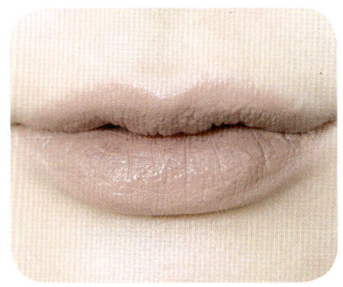

22 입술 전체에 누드피치 립스틱을 발라주세요. 거의 스킨 톤에 가까운 누드 립스틱을 이용해 발라주면 된답니다.

23 립스틱으로 바른 컬러와 같은 컬러의 립글로스를 한 번 더 덧발라 완성해주세요.

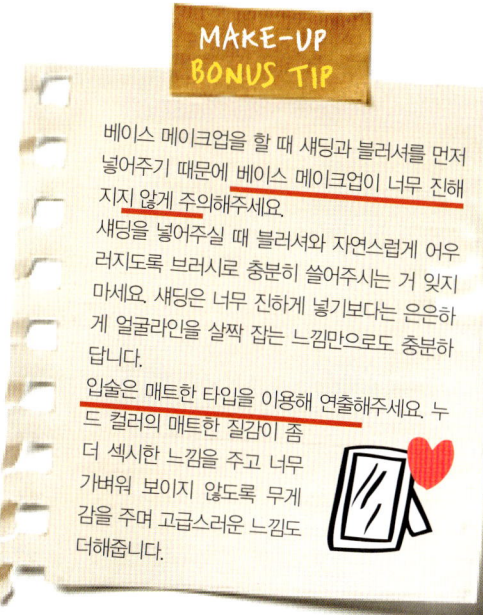

MAKE-UP BONUS TIP

베이스 메이크업을 할 때 섀딩과 블러셔를 먼저 넣어주기 때문에 베이스 메이크업이 너무 진해지지 않게 주의해주세요.
섀딩을 넣어주실 때 블러셔와 자연스럽게 어우러지도록 브러시로 충분히 쓸어주시는 거 잊지 마세요. 섀딩은 너무 진하게 넣기보다는 은은하게 얼굴라인을 살짝 잡는 느낌만으로도 충분하답니다.
입술은 매트한 타입을 이용해 연출해주세요. 누드 컬러의 매트한 질감이 좀 더 섹시한 느낌을 주고 너무 가벼워 보이지 않도록 무게감을 주며 고급스러운 느낌도 더해줍니다.

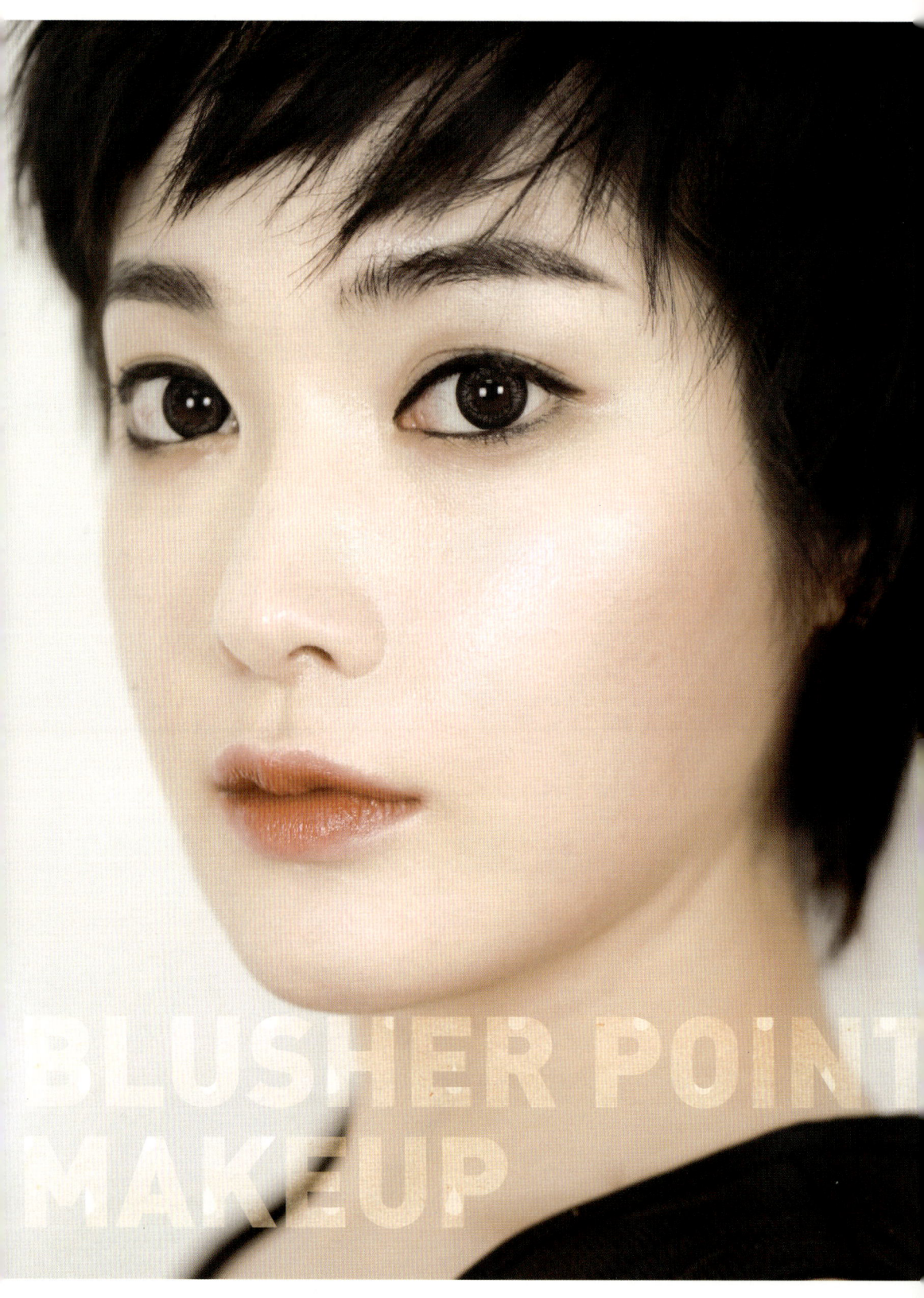

06 BLUSHER POINT
시크 블러셔 메이크업

가을을 분위기 있게 연출하는 브라운 메이크업. 브라운과 블랙의 시크한 조화와 레드의 만남이 섹시하면서도 우아하게 연출된다. 짧은 머리에 잘 어울릴 수 있는 깔끔하면서도 파워풀한 메이크업이다.

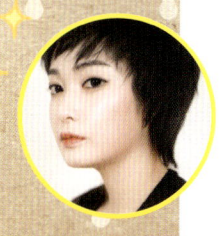

블러셔와 립 표현에 주의해야 되는 화장!

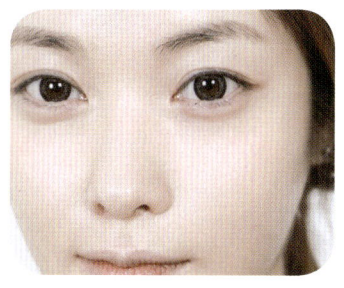

01 피부 톤은 얼굴 중앙이 가장 밝고 외곽으로 점점 어두워지도록 해주세요. 너무 어둡지 않고 조금은 창백해 보이는 느낌이면 됩니다. 시크한 분위기를 위해 피부는 잡티 없이 정리하는데 컨실러와 파운데이션을 믹스하면 더 자연스럽게 잡티를 커버할 수 있답니다.

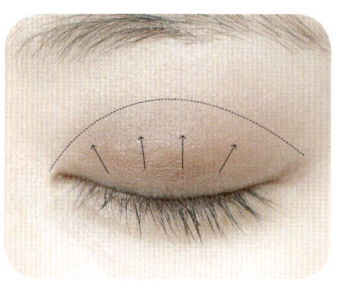

02 브라운 섀도우를 이용해 눈두덩이에 은은하게 베이스를 깔아주세요. 쌍꺼풀라인에서부터 자연스럽게 컬러가 그라데이션 되도록 화살표 방향으로 펴 바르면 됩니다.

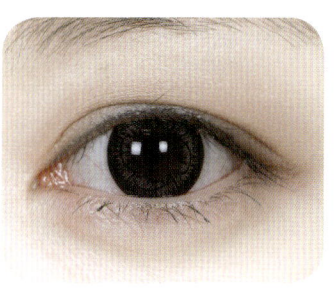

03 눈두덩이에 브라운 섀도우로 베이스를 깔아준 다음 눈을 떴을 때 모습입니다.

06 BLUSHER POINT

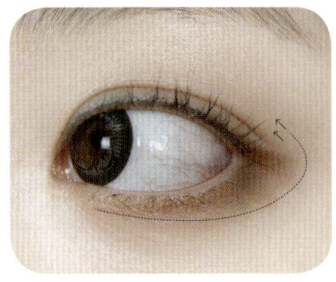

04 브라운 섀도우로 점선 부분에 베이스를 깔아주세요. 눈두덩이와도 자연스럽게 연결되도록 화살표 방향으로 그라데이션 해주세요. 은은한 컬러로 자연스러우면서 깊이감이 느껴지게 깔며 언더라인은 너무 아래까지 내려가지 않도록 주의해주세요.

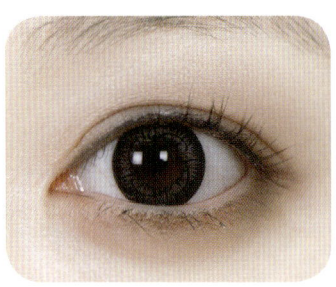

05 언더에 브라운 섀도우로 베이스를 깔아준 다음 정면을 봤을 때 모습입니다.

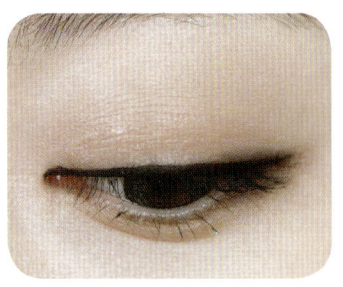

06 블랙 아이라이너로 아이라인을 날렵하게 그려주세요. 눈을 떴을 때 라인이 또렷하지만 두껍지 않도록 주의하세요. 앞트임 하듯 그리지 말고 눈 앞머리까지 깔끔하게 딱 끝나도록 그립니다.

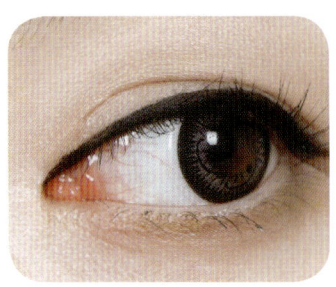

07 아이라인을 그린 다음 측면으로 봤을 때 모습입니다.

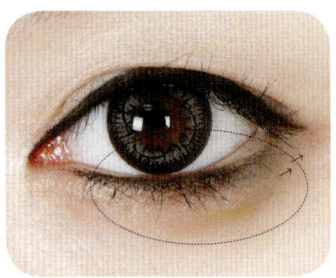

08 언더라인은 눈동자를 중심으로 살짝만 더 양옆으로 뻗게 그리면 눈매가 더욱 살아나요.

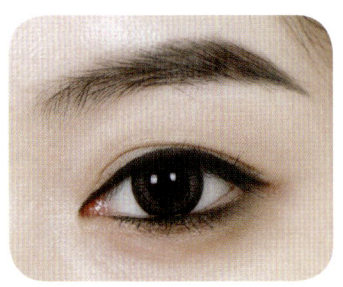

09 블랙은 너무 색상이 진할 수 있으므로 그레이 블랙을 이용해서 아이브로우를 그려주세요. 아이브로우는 눈썹산을 살려 삼각형으로 그려주면 된답니다. 눈썹 모양이 명확하게 잡히면서 삼각형이 살아나 좀 더 강인한 이미지를 표현할 수 있답니다.

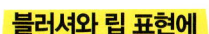

■ ■ 시크 블러셔 메이크업

블러셔와 립 표현에 주의해야 되는 화장!

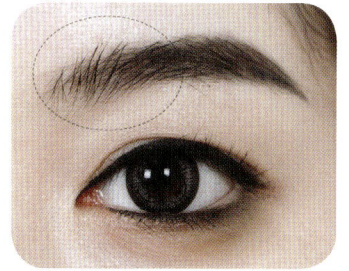
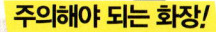
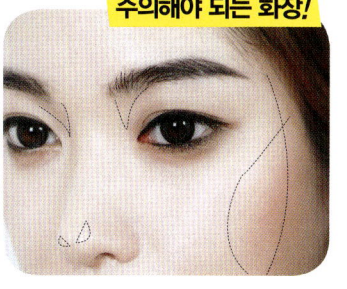
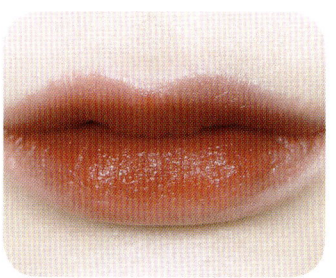

10 마스카라로 아이브로우 앞머리의 결을 정리해주세요. 좀 더 강렬한 카리스마가 느껴지며 보이쉬한 느낌을 표현할 수 있고 인상도 또렷해져요.

11 얼굴 외곽에 섀딩을 넣으면서 교차되도록 블러셔도 함께 넣어주세요. 섀딩 제품으로 블러셔까지 한 번에 넣어주는 거랍니다. 노우즈 섀딩, 콧망울 섀딩도 전부 같은 제품으로 얼굴을 더욱 작고 입체감 있게 만들어주세요.

12 글로시한 레드 립스틱을 입술에 은은하게 한 번 바르고 나서 입술 중앙에 덧발라주세요. 입술 중앙 부분에 덧발라주면 글로시한 질감과 함께 컬러가 쌓이며 더욱 자연스럽게 레드 컬러가 올라와 색상에 깊이가 있어 보인답니다.

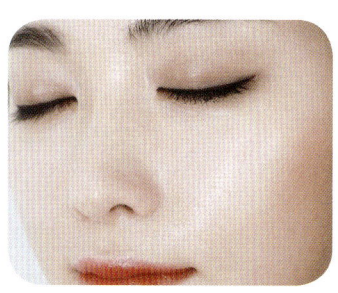

13 전체적으로 브라운과 블랙을 이용해 깊이 있는 음영 메이크업을 해주셨다면 마무리로 은은한 광택을 주는 미스트를 이용해 피부에 화사함을 더해주세요. 은은하게 빛나는 광채 피부톤과 부드럽고 시크한 브라운 색상이 어우러져 더욱 매력 있게 완성된답니다.

MAKE-UP BONUS TIP

피부는 건강하면서도 섹시한 느낌이 살 수 있도록 연출해주세요. 음영을 이용한 메이크업이므로 <u>색조 제품엔 펄감이 없는 제품을 사용하도록 해주세요.</u> 짙은 컬러들이 자리를 잡으면서 더욱 또렷하고 시크한 느낌을 줍니다. 마스카라를 이용해 아이브로우의 결까지 살려주면 좋답니다.

<u>레드 컬러 립을 이용해 포인트 컬러를 넣어주세요.</u> 시크한 브라운과 섹시한 레드가 어우러져 가을에 더욱 분위기 있고 시크한 룩이 완성된답니다. 이때 레드 컬러는 너무 광택감이 있는 제품을 사용하지 말고 매트한 타입의 제품을 이용해 립밤을 덧발라주세요.

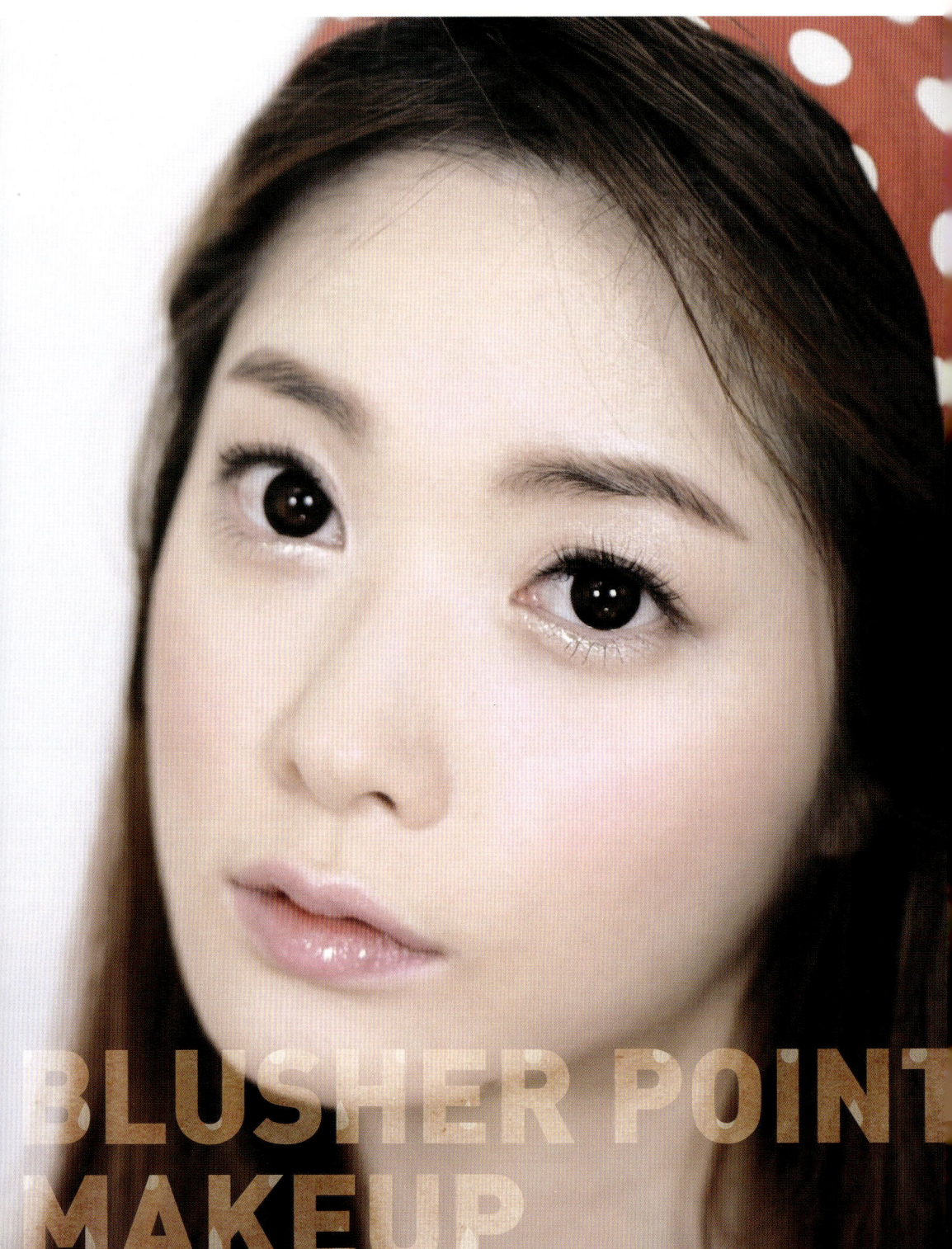

07 BLUSHER POINT
동안 블러셔 메이크업

뽀얀 피부에 로맨틱한 핑크 블러셔! 동안의 상징인 일자 눈썹과 살짝 올라간 입꼬리가 더욱 매력적인 동안 메이크업이다. 베이지 컬러를 이용해 어리고 청순한 느낌을 살린 맑고 순수한 메이크업이다.

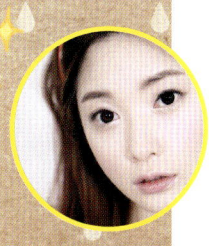

블러셔 사용에 주의해야 되는 화장!

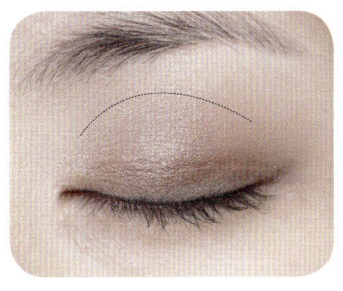
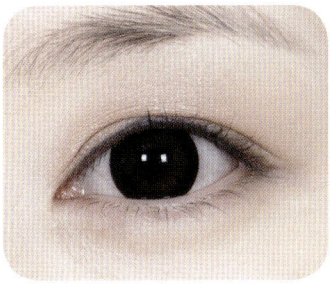
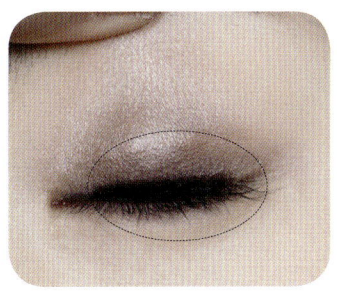

01 베이지 섀도우를 이용해 점선 부분에 베이스를 깔아주세요. 베이스는 눈두덩이에 전체적으로 은은한 컬러감이 올라오도록 깔아주면 된답니다.

02 눈두덩이에 베이지 섀도우로 베이스를 깔아준 다음 눈을 떴을 때 모습입니다.

03 점선 부분에 브라운 아이라이너를 이용해 아이라인을 그려주세요. 아이라인은 눈 중앙에만 그려준다는 느낌으로 살짝 두께감 있게 그려주시면 돼요.

07 BLUSHER POINT

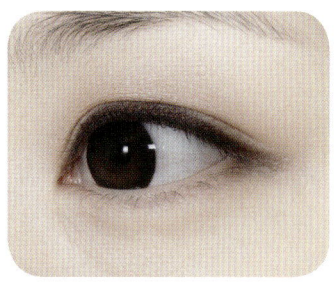

04 아이라인을 그린 다음 측면을 봤을 때 모습입니다.

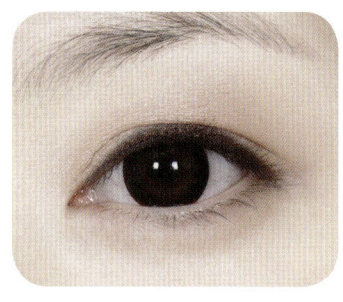

05 아이라인을 그린 다음 정면을 봤을 때 모습입니다.

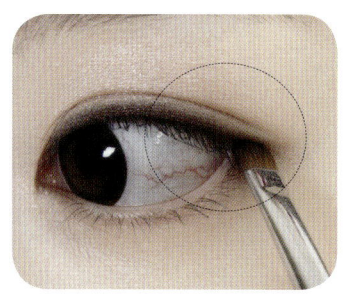

06 아이라인 브러시를 이용해 미리 그려둔 아이라인을 정리해주세요. 아이라인을 은은하게 펴며 점선 부분인 눈꼬리는 음영이 들어갈 수 있도록 브러시에 남아 있는 컬러가 잘 올라오게 여러 번 움직여 블랜딩 해주세요.

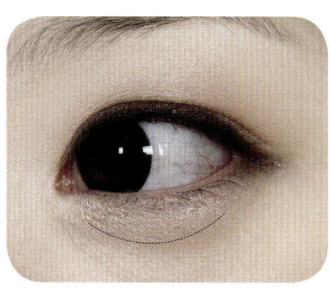

07 베이지 섀도우를 이용해 점선 부분인 언더에 베이스를 깔아주세요. 눈 중앙의 애교살에 베이스가 잘 들어갈 수 있도록 은은하게 펴 발라주면 된답니다.

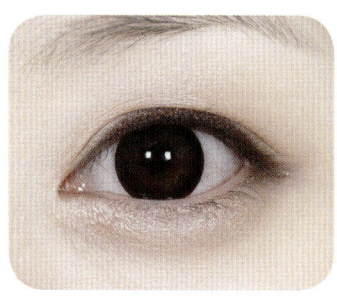

08 언더에 베이지 섀도우로 베이스를 깔아준 다음 정면을 봤을 때 모습입니다.

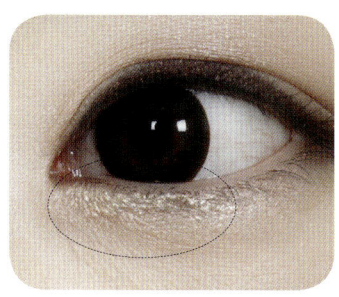

09 눈앞머리에 글리터(리퀴드 타입)를 이용해 하이라이트를 넣어주세요. 속눈썹 가까이에 얇게 넣으면 베이스 컬러와 함께 어우러져 부담 없이 더욱 맑고 화사하게 빛난답니다.

동안 블러셔 메이크업

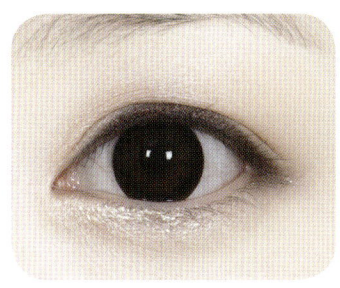

10 언더 눈앞머리에 글리터를 넣은 다음 정면을 본 모습입니다.

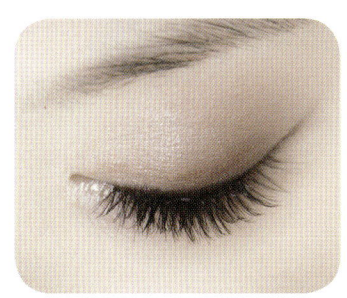

11 뷰러를 찝은 후 인조 속눈썹을 붙여주세요. 속눈썹은 통짜를 잘라서 눈의 중앙이 포인트가 되도록 중앙 부분에 집중해서 붙여주면 돼요.

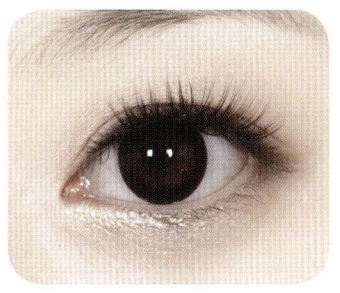

12 인조 속눈썹을 붙인 다음 눈을 떴을 때 모습입니다.

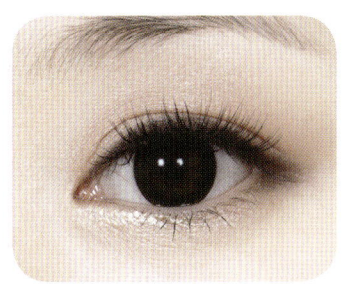

13 언더엔 눈동자가 있는 중앙 부분에만 마스카라를 발라주세요. 마스카라는 깔끔하게 바르며 너무 넓지 않게 발라주세요.

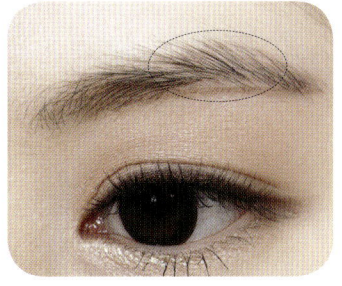

14 일자 눈썹을 그려서 어려 보이는 느낌을 살릴 겁니다. 눈썹 아래의 빈 곳은 채워주세요. 점선 부분에 미리 선을 그은 후 자연스럽게 빈 곳을 채워주세요.

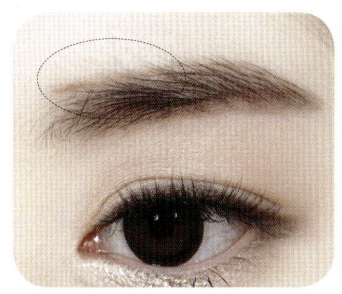

15 눈썹의 윗부분도 마찬가지로 빈 곳에 먼저 선을 그은 후 자연스럽게 빈 곳을 채워주세요. 이때 전체적인 느낌을 보면서 아이브로우를 일자로 잡아주셔야 한답니다.

07 BLUSHER POINT

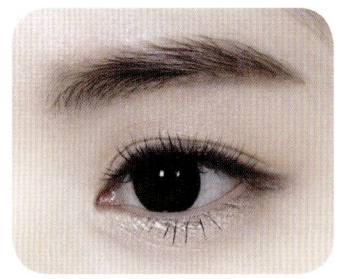

16 아이브로우의 빈 곳을 채워 일자형으로 만들어주셨다면 전체적인 컬러감을 조율해주세요. 컬러가 너무 진하게 들어갔다면 스크류 브러시로 좀 덜어내고 너무 약한 부분이 있다면 조금 더 얹어주세요. 컬러감을 맞추면서 일자형의 순한 동안 눈썹을 완성하면 된답니다.

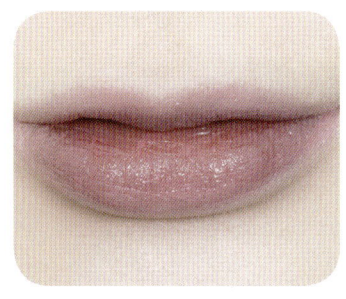

17 입술 전체에 딸기우유빛 핑크 립스틱을 발라주세요. 입술의 중앙 부분은 붉은 톤이 살아나도록 살짝 비워두고 발라주시면 된답니다.

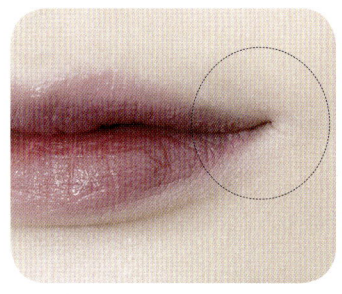

18 입꼬리가 위쪽을 향하도록 컨실러로 입술 외곽을 정리해주세요. 입매가 아래로 처져 있으면 나이 들어 보일 수 있으므로 꼭 입술선을 정리해주셔야 해요.

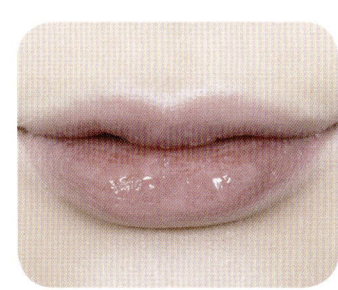

19 베이스로 발라준 딸기우유 립스틱과 같은 컬러의 립글로스를 입술에 전체적으로 덧발라주세요. 여리여리한 딸기우유빛 입술의 광택이 더욱 애교 있고 사랑스럽게 연출된답니다.

블러셔 사용에 주의해야 되는 화장!

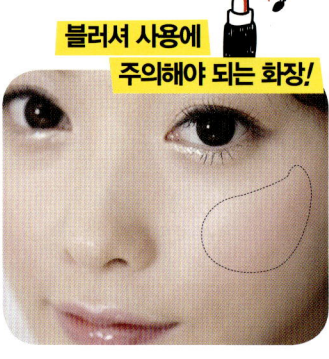

20 점선 부분에 핑크 블러셔를 넣어주세요. 얼굴의 중앙부터 살짝 외곽으로 나가게 넣으면서 컬러감이 올라오도록 핑크빛을 과감하게 사용해주세요. 뽀얀 피부 위에 핑크빛 블러셔는 더욱 사랑스러운 소녀로 보이게 만듭니다. 이때 범위가 너무 넓어지지 않게 주의해주세요.

하코냥의 메이크업 팁

♥ 메이크업 초보를 위한 화장품 쇼핑 노하우

피부 상태가 너무 좋을 때 또는 너무 안 좋을 때는 쇼핑하지 말자
자신의 피부가 항상 좋으면 정말 좋겠지만 그럴 수가 없는 게 현실이다. 피부 상태가 가장 좋을 때 맞는 제품을 구입하면 평소에 들뜬다거나 안 맞는 경우가 생길 수도 있다.

립스틱은 절대 직접 바르지 않는다
요즘은 신종플루로 인하여 일회용 립 브러시를 비치하거나 사용하면 바로 닦는 경우가 늘었지만, 지금까지는 립스틱 제품은 테스트 제품을 직접 바르도록 하는 경우가 대다수였다.
이는 위생상 썩 좋지 못하다. 생각해보자. 매장을 찾는 수많은 사람이 입술에 직접 바른다는 건, 조금 비약해서 말하면 그 많은 사람의 타액을 먹는 것과 다를 게 없다.

매장의 조명에 속지 말자
우리가 생활 속에서 가장 일반적으로 사용하는 조명은 태양광 아니면 형광등일 것이다. 그러나 백화점 같은 곳의 조명은 제품을 더 돋보이게 하기 위해 조금 더 강한 조명이거나 약간의 색상이 들어간 경우가 많다. 그곳에서 색조 제품을 선택해서 테스트하고 마음에 들어서 집에서 사용하더라도 발색이 백화점 매장과 다르게 느껴지는 경우가 있을 수 있다.

인기 제품이라고 무조건 사지 말자
인터넷 블로그, 카페, 잡지 등에서 많이 소개되고 많은 사람이 사용하는 인기 제품이라고 해서 반드시 좋은 제품인 것은 아니다. 사람의 피부는 개개인마다 차이가 크다. 절대적으로 모든 사람에게 맞는 제품은 없다. 아무리 수백만 원에 호가하는 고가의 기초 제품이라고 할지라도 자신의 피부에 맞지 않아 트러블이 생긴다면 그건 나에게만은 싸구려 무허가 제품과도 별반 차이가 없는 것이다.

아이섀도우는 눈에 직접 테스트하라
아무리 색상이 맘에 든다고 하더라도, 자신에게 맞지 않는다면 쓸 수 없는 경우가 대다수다. 사용했을 때 잘 맞는지 알 수 있는 확실한 방법은 아이섀도우를 눈가에 직접 테스트하는 것이다. 요즘은 한쪽 눈 정도는 바로 테스트해준다.

자신과 스타일이 비슷한 매장 직원을 찾아라
시즌마다 브랜드의 컨셉 따라 매장 직원들의 메이크업은 변하지만, 그 메이크업도 기본적인 패턴만을 정해줄 뿐 매장 직원 개개인의 취향에 따라 메이크업은 조금씩 차이가 있다.
또 매장 직원들과 제품에 대해 이야기를 하다 보면 직원들의 취향 등을 알 수 있게 되는데 자신과 비슷한 취향을 가진 직원들과 상담을 하면 조금 더 자신에게 맞는 제품을 추천받을 수 있다.

파운데이션 색상은 볼 색상에 맞춰라
자신에게 가장 잘 맞는 파운데이션 색상을 찾는 일이 무척이나 어렵다고들 한다. 그 이유는 파운데이션 색상이 브랜드마다 미묘하게 차이가 있기는 하지만 보통 몇 가지 피부 톤을 기본 색상으로 정해놓고 판매하기 때문이다.
가장 좋은 건 자신에게 딱 맞는 색상을 찾는 것이고 차선이 두 가지 파운데이션을 믹스해서 사용하는 것이다. 그러나 그 방법은 제품을 두 개를 사야 하기에 금액이 두 배가 들고 사용하는 것도 번거롭다. 또 자칫 잘못 사용하면 피부에 미묘하게 색상 차이가 생길 수도 있다. 이럴때는 내 볼 색을 기준으로 테스트해보고 선택하는 것이 가장 좋다.

기초 제품을 살 때는 며칠간 샘플 테스트 후에 사라
매장에 가면 기초 제품을 바로 테스트해주는데 보통 손등이나 팔에 하는 경우가 많을 것이다. 그러나 기초 제품을 바르는 곳은 얼굴이지 손이나 팔이 아니다. 또한 기초 제품은 한 번 발라서는 알 수가 없다. 최소 일주일 정도는 사용해봐야 자신에게 맞는지 트러블이 생기는지 알 수 있다. 요즘은 샘플을 제공하거나 판매하는 인터넷 사이트도 많고 매장 직원과 상담 후 피부테스트용 샘플을 요구하면 제공하는 경우도 많다.

한 매장에서 무조건적인 전체 구매를 하지 않는다
아무리 좋은 브랜드라고 해도 모든 제품이 다 좋은 것은 아니다. 각각의 브랜드마다 대표적인 제품이 있는 이유가 바로 그것이다. 메이크업 제품들은 고가인 경우가 많다. 그러기에 비싼 돈을 들여서 사야 한다면 가격 대비 조금이라도 좋은 제품을 여러 브랜드를 비교해보고 구입하는 게 좋을 듯하다.

자신이 가진 제품과 구매하려는 제품이 겹치지 않게 한다
보통은 자신이 좋아하는 색상 계열로만 여러 개 구매하는 경우가 많은데. 이보다는 여러 가지 색상을 계열별로 한 가지씩 구매하는 게 때에 따라 다양하게 연출이 가능하기에 더 좋다.

혹시 자신이 색상에 굉장히 예민한 사람이라 제품마다 피부에 발랐을 때의 미묘한 차이를 알 수 있고 그 차이가 크게 보인다면 모를까 그렇지 않다면 꼭 한 가지 계열로 여러 개 구매할 필요는 없다.

한가한 시간에 쇼핑하자
한가한 시간이라는 건 자신에게도 한가한 시간이겠지만 매장 또한 한가해야 한다는 뜻이다. 제품을 테스트하고 상담을 하기 위해서는 시간이 든다. 하지만 바쁜 매장은 많은 사람을 상대해야 하기에 나에게 쓸 수 있는 시간이 그만큼 적다. 이는 곧 제대로 된 발색이나 상담을 할 수 없다는 뜻이다. 그러니 매장이 오픈한 지 얼마 안 된 오전 시간이나 평일 낮 시간. 또는 같은 백화점의 같은 브랜드라고 할지라도 조금은 한가한 매장을 찾아가는 게 정확한 상담을 하기에 좋을 것이다.

물티슈나 클렌징티슈를 준비하자
요즘은 대다수의 매장에 클렌징티슈나 물티슈가 있다. 하지만 어쩐지 마음껏 달라기엔 눈치 보이는 경우가 있을 것이다. 그러니 차라리 자신이 가지고 다니는 게 마음 편하다.

메이크업에 대해 솔직하게 말해줄 조언자와 함께 가라
메이크업 대해 해박한 지식을 가지고 있는 사람과 함께 가는 게 가장 좋다. 그러나 그럴 수 없다면 솔직하게 이야기해줄 수 있는 사람과 가자. 가장 나쁜 사람은 테스트한 제품마다 전부 무조건 예쁘다고 말하는 사람이다. 그로 인해 원치 않는 제품을 구매하게 되어 돈을 날리는 경우가 생길 수도 있다.

친절한 매장과 자신만의 메이크업 아티스트를 찾아라
같은 백화점의 같은 브랜드라도 직원에 따라 친절도는 천차만별이다. 나는 매우 비싼 돈을 주고 제품을 구매하러 온 손님이다. 또 제품의 가격에는 내가 직원분들에게 받을 상담비도 포함되어 있을 것이며, 판매했을 경우에 직원에게 지급될 수당도 포함된 것으로 안다. 그런데 브랜드가 명품이라는 이유로 사려면 사고 말려면 말아라 라는 식의 서비스를 받는 건 매우 부당하다. 불친절할 경우 바로 다른 직원과 이야기를 하거나, 다른 브랜드로 가라. 또는 꼭 그 브랜드의 제품이 필요하다면 다른 지역의 매장으로 가라. 브랜드의 직원과 친해지면 한정제품을 출시 전에 미리 예약을 할 수도 있으며, 또한 내가 무엇을 샀는지도 알기 때문에 갈 때마다 같은 제품을 추천받는 번거로움도 생기지 않는다. 가장 중요한 건 마음 편하게 발색 테스트를 할 수 있다는 것이다.

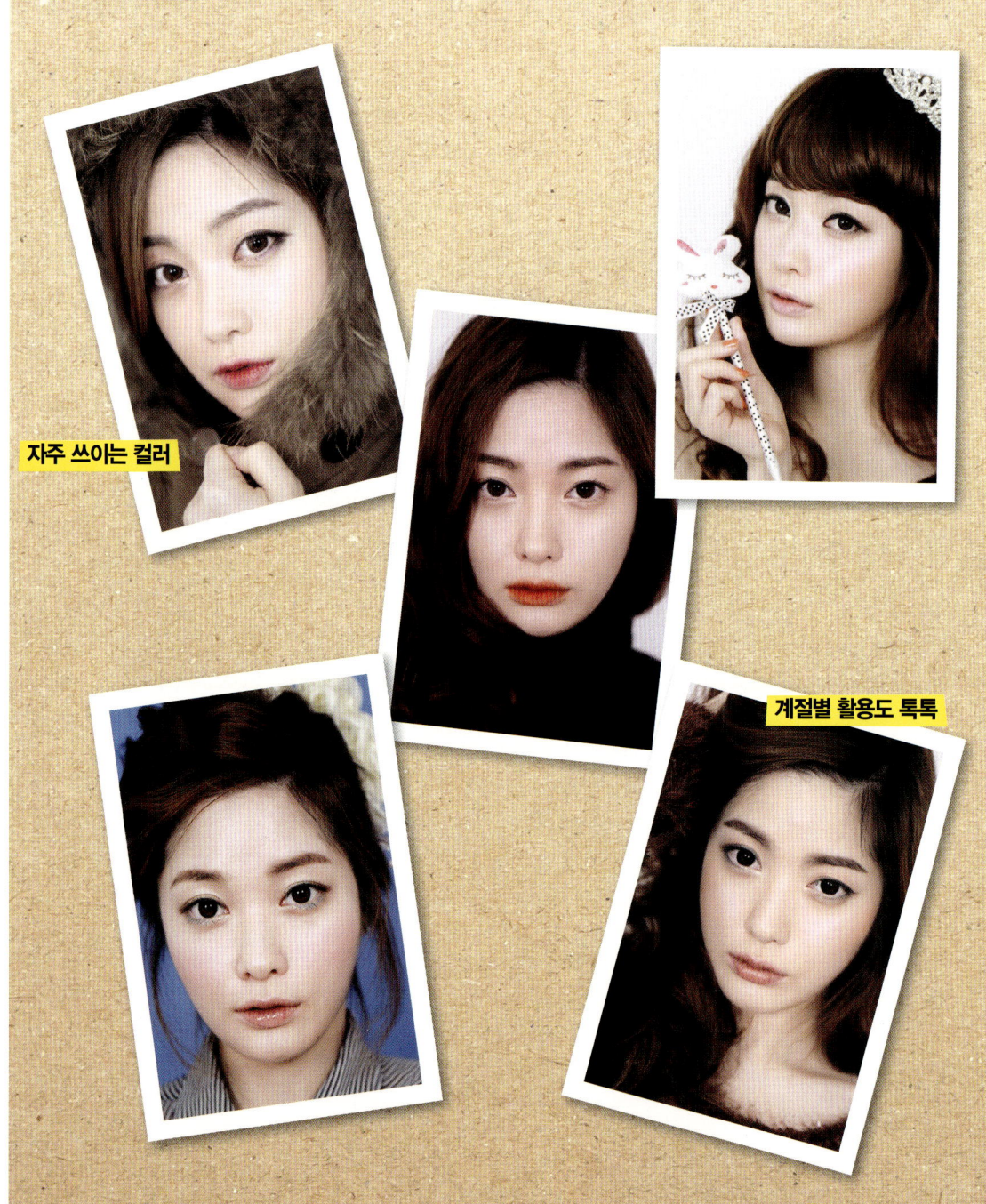

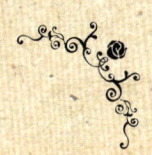

PART5

COLOR POINT
컬러 포인트 메이크업
MAKE UP

가장 많이 쓰이는 컬러별 메이크업을 준비해보았습니다. 오렌지, 퍼플, 핑크, 브라운, 블루 컬러예요.
계절별로 활용 가능한 테마 메이크업으로 이 컬러만 잘 숙지하셔도
언제 어디서든 실속있게 활용할 수 있으실 거예요.

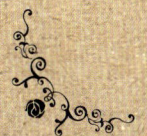
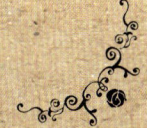

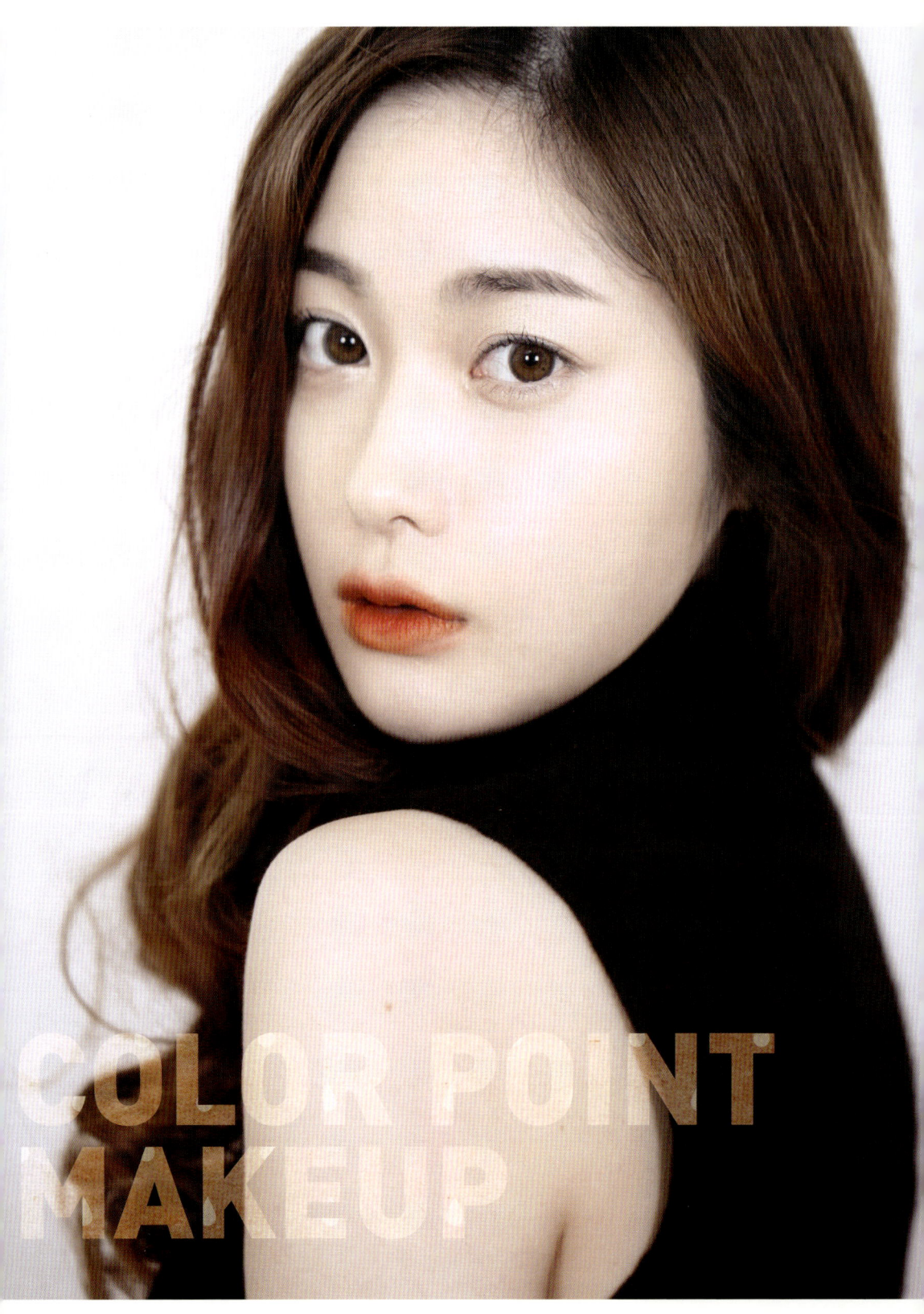

01 COLOR POINT
오렌지 컬러 메이크업

뽀송하게 마무리된 오렌지 입술이 섹시하면서 도도한 느낌을 만들어준다. 하얀 피부에 포인트로 들어간 립 컬러가 성숙한 느낌을 줘 더욱 매력적인 메이크업이며 시크함과 도도함이 어우러진다.

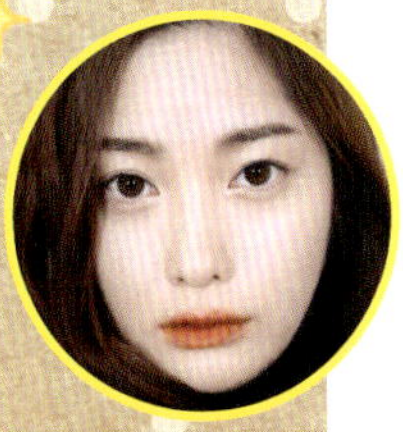

입술 표현에 주의해야 되는 화장!

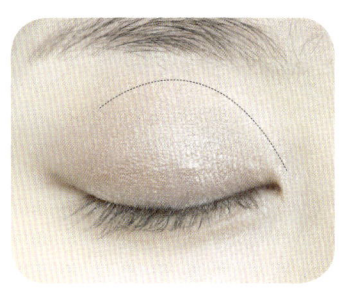

01 베이지 섀도우를 이용해 눈두덩이에 베이스를 깔아주세요. 점선 부분인 눈앞머리를 중심으로 베이스를 깔기 시작해 눈꼬리로 갈수록 은은하게 풀어주면 된답니다.

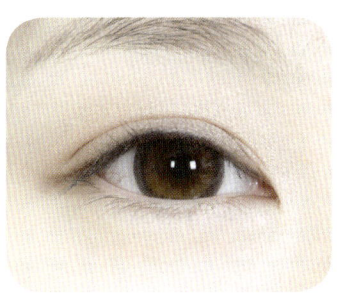

02 눈두덩이에 베이지 섀도우로 베이스를 깔아준 다음 눈을 떴을 때 모습입니다.

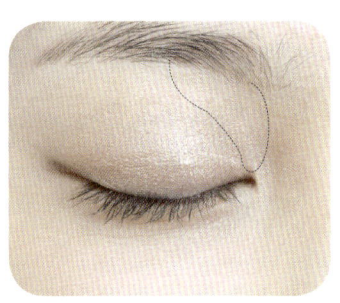

03 눈앞머리에 브라운 섀도우로 음영을 넣어주세요. 눈매가 더욱 깊고 부드러워 보일 수 있습니다. 펄이 없는 은은한 브라운 섀도우를 이용해 눈앞머리 점선 부분에 자연스럽게 음영을 넣어주세요.

01 COLOR POINT

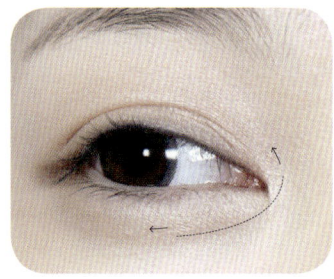

04 베이지 섀도우로 언더와 눈앞머리에도 베이스를 이어서 깔아주세요. 베이스 섀도우는 눈두덩이 컬러와 자연스럽게 어우러지도록 전체적으로 그라데이션 해주세요. 베이스를 깔아준 후 화살표 방향으로 자연스럽게 그라데이션 해서 마무리해주세요.

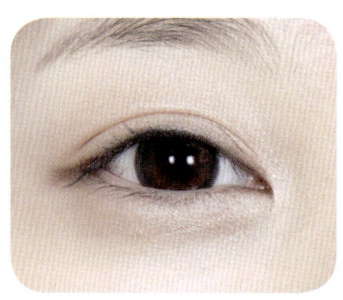

05 언더와 눈앞머리까지 베이스를 깔아준 다음 정면을 봤을 때 모습입니다.

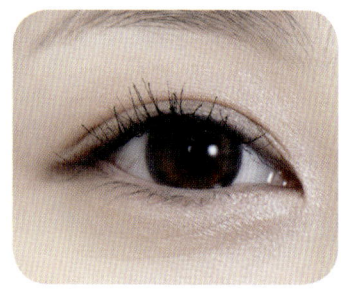

06 뷰러를 꼼꼼히 찝어주신 후 마스카라를 발라주세요. 마스카라는 눈의 중앙부터 뒤쪽을 좀 더 부각되게 발라주세요. 섹시하면서도 시크한 느낌이 살아난답니다. 언더래쉬도 눈 중앙부터 눈꼬리 쪽으로 포인트가 들어가도록 발라주세요.

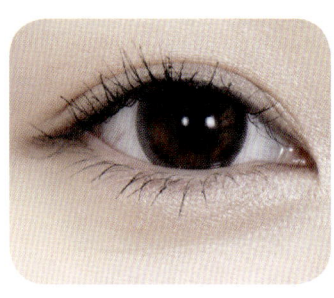

07 언더까지 마스카라 바르기가 완성된 모습입니다.

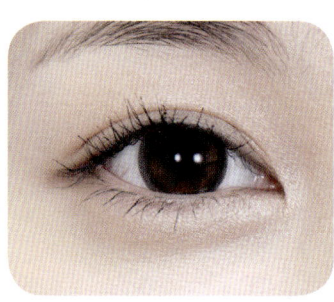

08 눈 위아래에 마스카라가 완성된 다음 멀리서 본 느낌입니다.

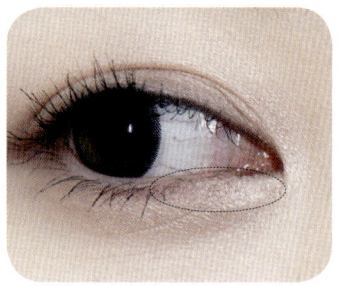

09 브라운 섀도우를 이용해 베이스를 깔아준 위에 언더라인을 그려주듯 부드럽게 음영감을 넣어주세요. 아이라인을 그리지 않아도 눈매가 더욱 또렷해지며 깊이 있는 느낌을 줘 신비로우면서 아름답게 눈매가 마무리된답니다.

■ ■ **오렌지 컬러** 메이크업

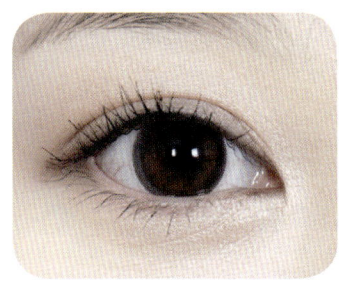
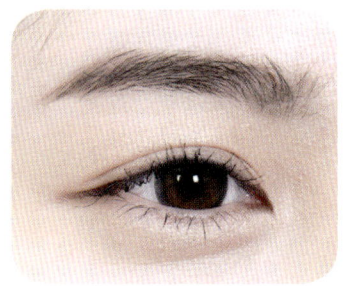
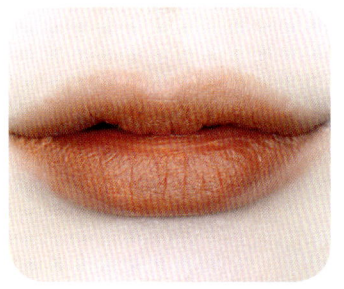

10 언더에 브라운 섀도우로 음영감을 더해준 다음 정면을 봤을 때 모습입니다.

11 그레이와 진브라운 컬러를 믹스해 아이브로우를 그려주세요. 아이브로우는 상승형으로 샤프하게 그려주세요. 살짝 위쪽으로 향한 아이브로우가 더욱 당당하고 도도하게 표현해준답니다. 아이브로우 컬러가 진하기 때문에 눈썹이 두꺼워지지 않도록 특히 주의해주세요!

12 선명한 오렌지 컬러 립스틱을 입술에 전체적으로 발라주세요. 컬러가 명확히 올라올 수 있도록 브러시를 이용해 2~3번 덧발라주세요.

입술 표현에 주의해야 되는 화장!

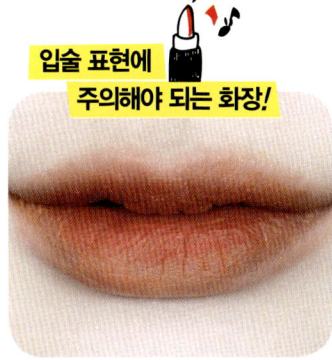
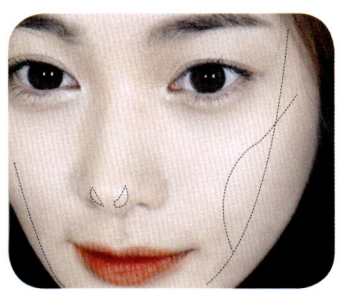

13 입술 중앙에 레드 컬러 립스틱을 덧발라주세요. 립스틱 색상이 선명하게 올라오도록 브러시를 이용해 2~3번 덧발라주세요. 오렌지와 레드가 자연스럽게 어우러져 립 컬러가 얹어졌다면 투명 파우더를 입술 위에 가볍게 터치해서 뽀송뽀송하게 마무리되도록 해주세요.

14 검은 점선 부분에 섀딩을 넣고 이때 볼터치까지 함께 넣는데 강하면 초췌해보일 수 있으니 은은함만 돌게 볼 주변을 감싸는 느낌으로 해주세요. 이후에 얼굴 외곽 쪽으로 컬러감이 강하지 않게 은은하게 섀딩을 넣고 콧망울 양쪽에 섀딩을 넣어 시크한 인상을 더해주세요.

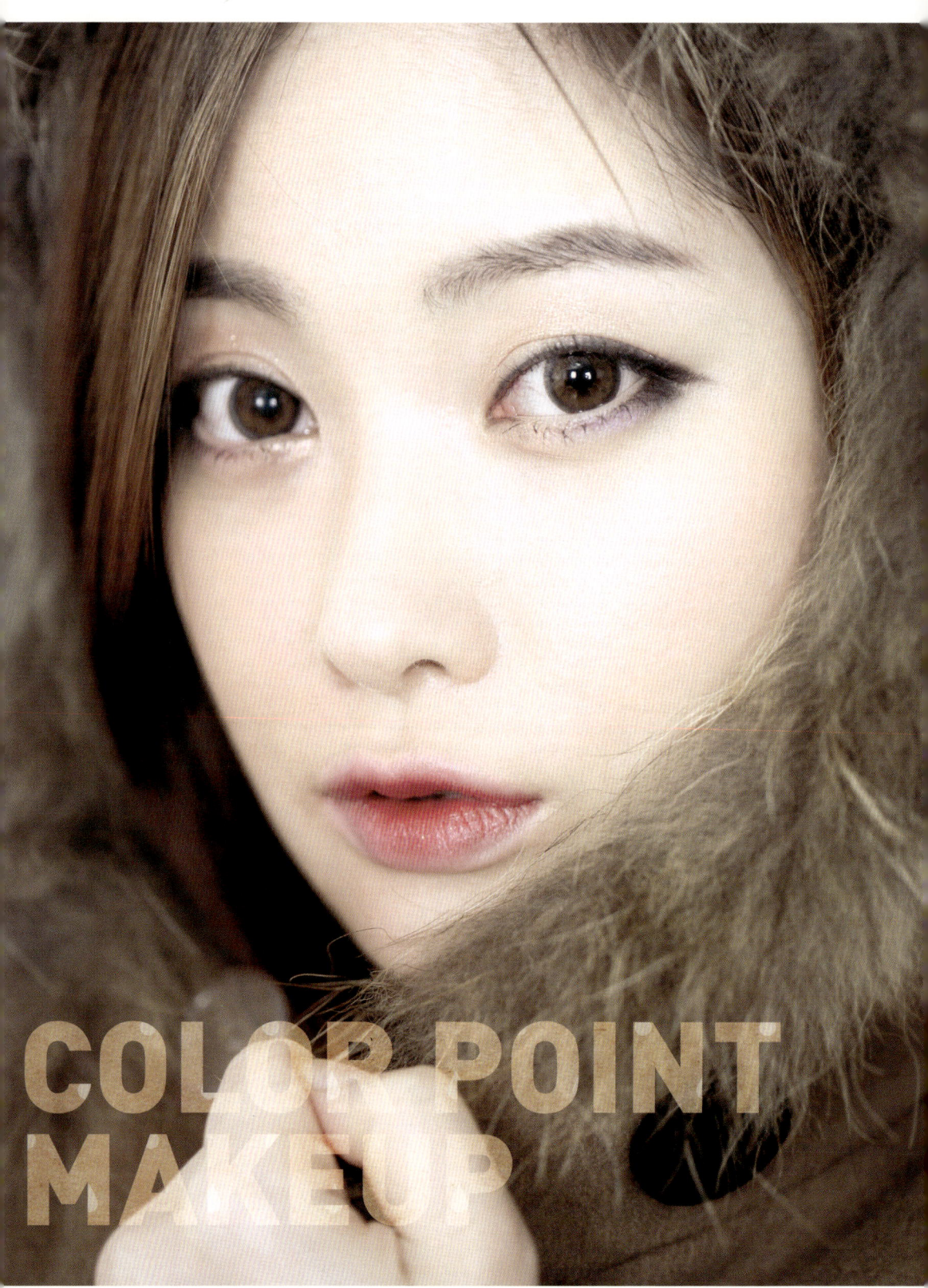

02 COLOR POINT

퍼플 컬러 메이크업

포인트로 들어간 퍼플 덕분에 신비로우면서도 여성스러움이 느껴지는 메이크업이다. 퍼 소재와도 잘 어우러지며 두꺼운 외투와 함께해주면 더욱 아름다운 메이크업으로 겨울철에 잘 어울린다.

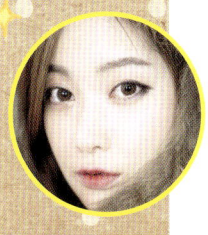

아이 메이크업에 주의해야 하는 화장!

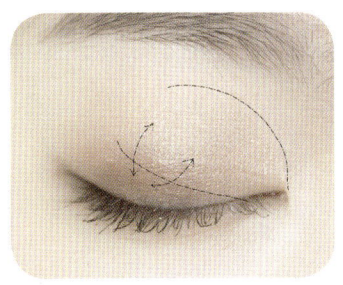

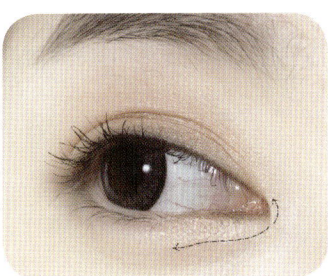

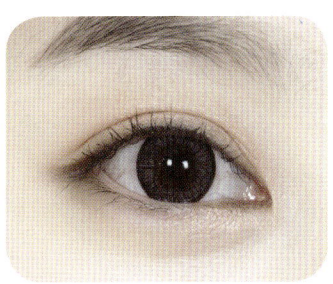

01 은은한 골드 섀도우를 이용해 점선 부분에 베이스를 깔아주세요. 베이스는 눈앞머리부터 쌍꺼풀라인을 띄어놓고 깔아주면 된답니다. 점선 부분에 베이스를 깔아주면서 브러시에 남은 양은 화살표 방향으로 자연스럽게 그라데이션 해주세요.

02 골드 섀도우를 이용해 언더에도 점선 부분에 베이스를 깔아주세요. 베이스는 포인트가 되도록 컬러가 명확하게 올라오게 해주며 화살표 방향으로 그라데이션 해서 마무리해주세요. 눈 앞머리는 은은하게 베이스를 깔아 눈두덩이와 어우러지도록 해주세요.

03 언더까지 베이스를 깔아준 다음 정면을 봤을 때 모습입니다.

02 COLOR POINT

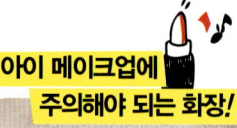

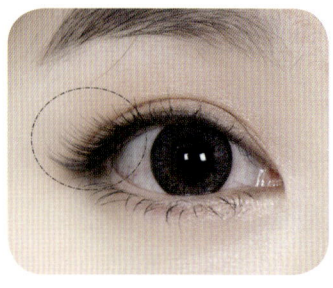 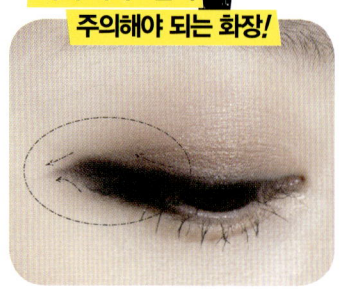 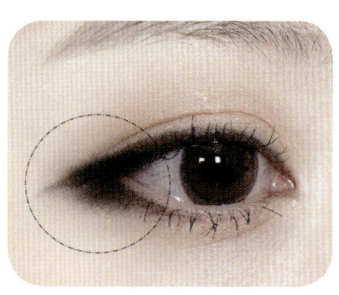

04 눈꼬리가 강조되도록 속눈썹을 먼저 마무리해주세요. 눈꼬리 쪽에 포인트 속눈썹을 붙여 섹시한 느낌이 들도록 하고 언더래쉬에도 마스카라를 발라 전체적인 느낌을 잡아주면 된답니다. 이때 속눈썹이 전체적으로 들어간다면 아이 메이크업 컬러를 약하게 넣으면 돼요.

05 블랙브라운 섀도우를 이용해 점선 부분에 아이라인을 그려주세요. 눈의 중앙부터 눈꼬리 쪽으로 쭉 빼서 그려주시며 화살표 부분인 눈꼬리가 포인트가 될 수 있도록 모양을 잡아서 그려주세요. 눈꼬리라인이 하향되도록 그려서 속눈썹이 연장된 듯한 느낌을 주면 됩니다.

06 눈꼬리라인에 맞춰 눈꼬리 부분에 섀도우를 얹어주세요. 블랙브라운 섀도우를 이용해 점선 부분을 채워주는데 아이라인을 하향으로 뻗어 그려준 후 아이라인 느낌에 맞춰 눈꼬리 부분에 아이섀도우를 채워주면 됩니다.

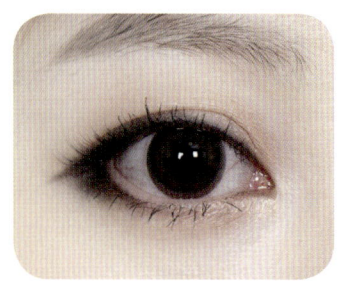 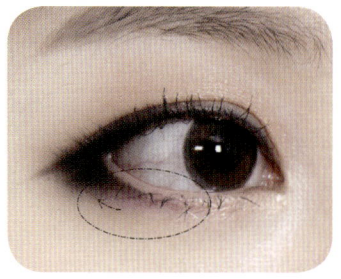 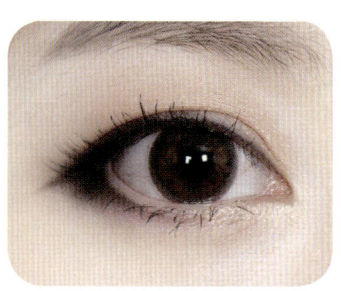

07 눈꼬리에 블랙브라운 섀도우를 얹은 다음 정면을 봤을 때 모습입니다.

08 점선 부분에 퍼플 섀도우를 이용해 포인트를 넣어주세요. 언더라인과 자연스럽게 어우러지도록 화살표 방향으로 그라데이션 해주세요. 퍼플 컬러는 핑크빛이 도는 것을 이용해 부드러우면서도 신비로운 느낌이 들도록 해주세요. 소량만 써도 충분합니다.

09 언더에 퍼플 섀도우로 포인트를 넣은 다음 정면을 봤을 때 모습입니다.

■ ■ **퍼플 컬러** 메이크업

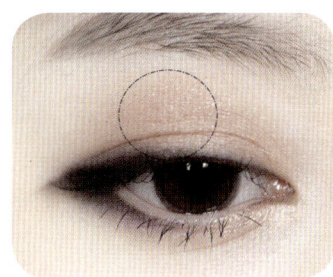
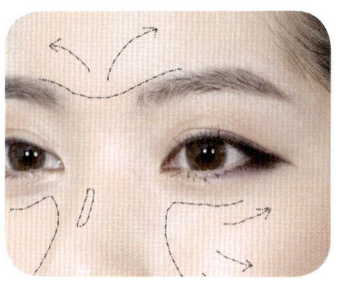
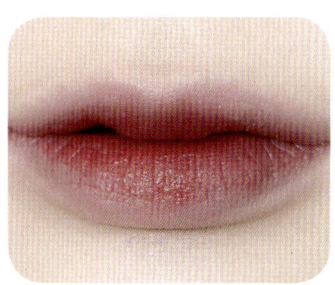

10   점선 부분에 코랄펄 글리터를 이용해 화려함을 더해주세요. 코랄펄 글리터의 펄감이 최대한 살아날 수 있도록 가볍게 터치해서 눈두덩이에 얹어주세요. 맑고 청량한 느낌으로 펄감이 올라오게 소량만 사용해 눈동자 부분에만 포인트로 들어가면 된답니다.

11   점선 부분에 하이라이트를 넣어서 얼굴의 입체감을 살려주세요. 얼굴의 중앙 부분에서부터 화살표 방향으로 자연스럽게 하이라이트를 넣어 얼굴이 더욱 아름답고 부드럽게 살아나며 입체감이 있도록 해주는 거랍니다.

12   핫핑크 립스틱을 입술 중앙부터 외곽으로 자연스럽게 그라데이션 해서 발라주세요. 입술 외곽 부분은 퍼프로 베이스 메이크업에 사용한 제품을 이용해 부드럽게 마무리되도록 해주세요.

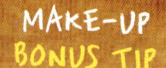

MAKE-UP BONUS TIP

<u>아이라인이 선적으로 표현되지 않도록</u> 신경써주세요. 아이라인이 강하게 들어가는 메이크업이지만 전체적으로 자연스럽게 블랜딩된 덕분에 부담은 줄어들고 더욱 시크하면서도 도도한 인상을 살려준답니다. 퍼플 컬러는 포인트 컬러이기 때문에 소량만 사용해주세요. 퍼플 컬러가 너무 많이 들어가면 오히려 촌스러운 메이크업으로 바뀌게 된답니다.
<u>피부 표현은 은은한 광이 느껴지도록</u> 해주세요. 너무 매트한 피부에서는 다소 메말라 보이고 거칠어 보이는 느낌이 들 수 있답니다. 전체적으로 피부는 은은한 윤기가 흐르도록 연출해주세요!

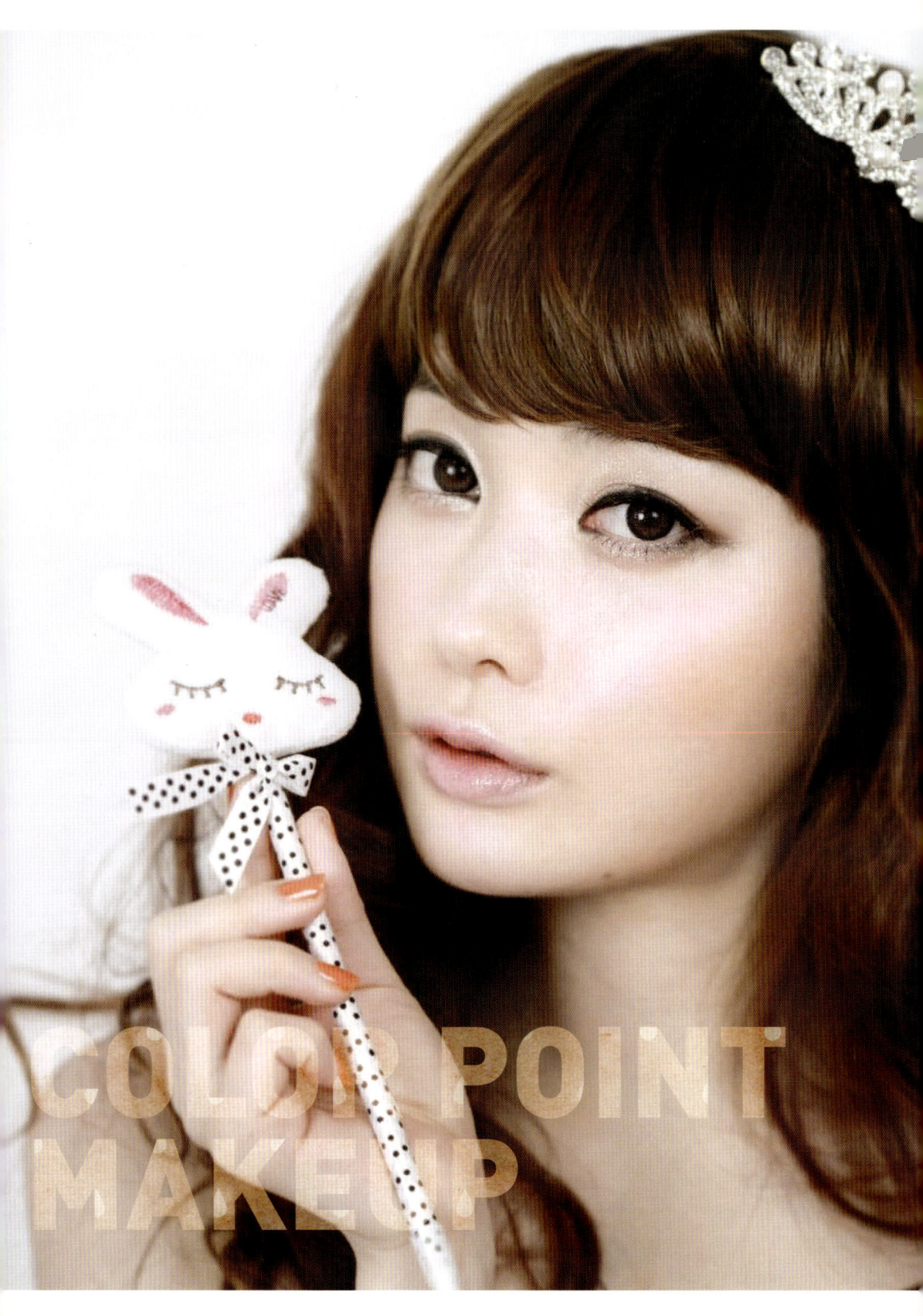

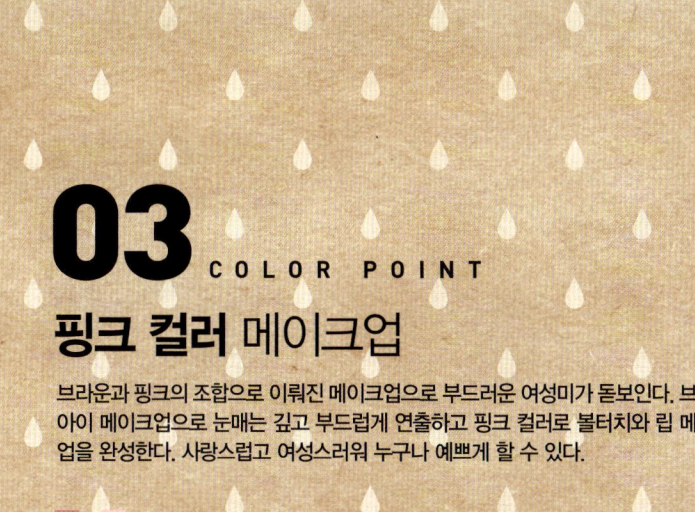

03 COLOR POINT
핑크 컬러 메이크업

브라운과 핑크의 조합으로 이뤄진 메이크업으로 부드러운 여성미가 돋보인다. 브라운 아이 메이크업으로 눈매는 깊고 부드럽게 연출하고 핑크 컬러로 볼터치와 립 메이크업을 완성한다. 사랑스럽고 여성스러워 누구나 예쁘게 할 수 있다.

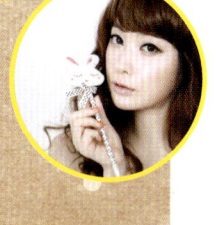

아이섀도우 언더 포인트를 주의해야 되는 화장!

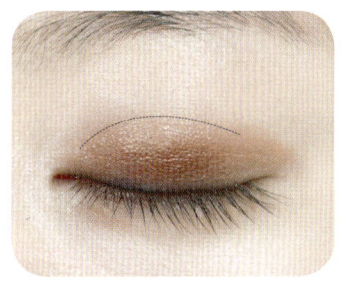

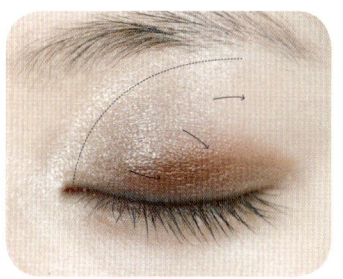

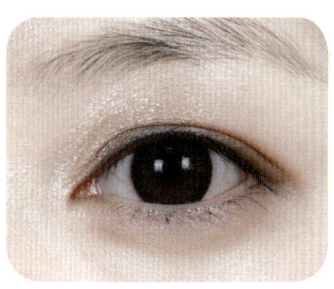

01 브라운 섀도우를 이용해 점선 부분에 포인트를 넣어주세요. 포인트 컬러는 눈동자를 중심으로 양쪽으로 자연스럽게 그라데이션 해주면 된답니다. 포인트 컬러이기 때문에 쌍꺼풀라인을 넘어가지 않도록 해주세요.

02 점선 부분에 화이트펄 섀도우를 이용해 베이스를 깔아주세요. 베이스 섀도우는 펄감이 화려한 제품을 이용해 눈앞머리에 화려한 느낌이 들도록 해주면 된답니다. 베이스는 눈 중앙에서 화살표 방향으로 그라데이션 해서 마무리해주시면 돼요.

03 화이트펄 섀도우로 베이스를 깔아준 다음 눈을 뜬 모습입니다.

03 COLOR POINT

아이섀도우 언더 포인트를
주의해야 되는 화장!

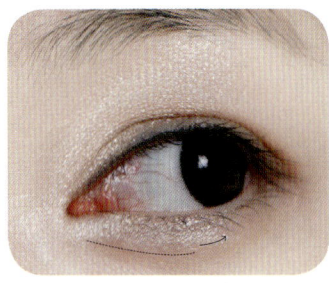
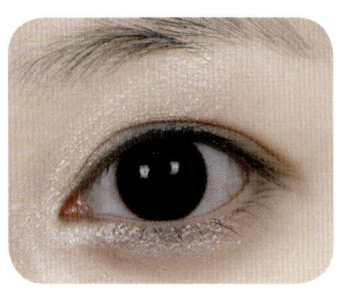
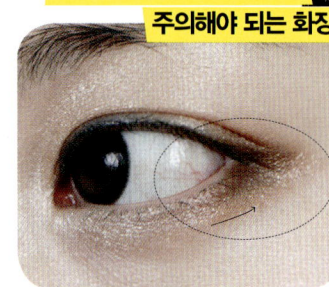

04 언더의 점선 부분에 화이트펄 섀도우로 베이스를 깔아주세요. 눈두덩이에 베이스를 깔아주셨을 때처럼 화려한 느낌이 들 수 있도록 펄감을 잘 살려주면 돼요.

05 언더에 화이트펄 섀도우로 베이스를 깔아준 다음 정면을 봤을 때 모습입니다.

06 브라운 섀도우로 언더에 포인트를 넣어주세요. 점선 부분에 삼각형을 그리듯 넣어주면 된답니다. 베이스 컬러와 자연스럽게 어우러지도록 그라데이션 해주세요. 눈꼬리로 갈수록 컬러를 좀 더 진하게 해주세요.

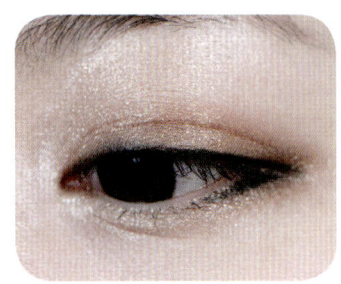
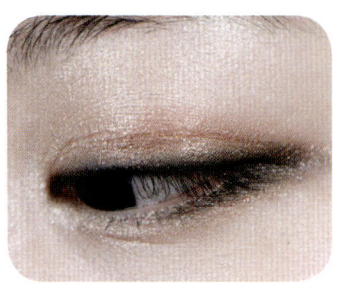
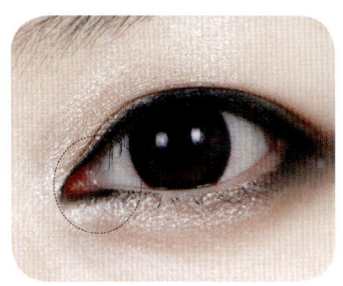

07 블랙 아이라이너를 이용해 속눈썹 가까이부터 언더라인까지 전체적으로 아이라인을 그려주세요. 언더는 눈꼬리부터 눈동자가 시작되는 부분까지 그려주시면 된답니다.

08 아이라인 브러시를 이용해 아이라인을 부드럽게 펴서 포인트 컬러와 자연스럽게 어우러지도록 해주세요. 아이라인이 너무 많이 펴지는 느낌이 들지 않도록 아이라인 주변에서 1~2mm 정도 범위에서 그라데이션 해주세요.

09 블랙 아이라이너를 이용해 눈 앞머리에 라인을 그려 앞트임 한 듯 눈매를 시원하게 만들어주세요. 앞머리라인을 그려주실 땐 눈의 외곽을 따라 그린다고 생각하시고 얇게 그려주면 된답니다.

■ ■ **핑크 컬러** 메이크업

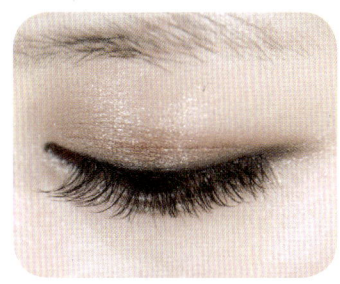

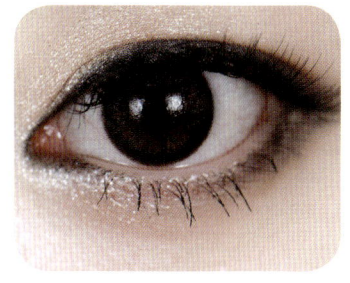

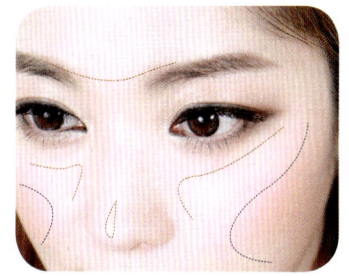

10 뷰러를 꼼꼼히 찝어주신 후 속눈썹을 붙여주세요. 아이 메이크업이 돋보이는 메이크업이기 때문에 눈매에 힘을 실어주세요. 속눈썹은 숱이 풍성하지만 자연스러운 제품을 이용해 붙여주시면 된답니다. 통짜 속눈썹을 잘라서 붙여서 자연스러운 느낌을 살려주시면 돼요.

11 언더래쉬에 마스카라를 발라주세요. 위쪽과 어우러지도록 전체적으로 마스카라를 발라주면 된답니다. 롱래쉬 타입의 마스카라를 이용해 길이감을 주세요. 너무 떡지거나 뭉치지 않게 깔끔하게 발라주세요.

12 검은 점선 부분에 광대부터 볼 중앙 쪽으로 핑크색 블러셔로 볼터치를 넣어주세요. 과감한 핑크 볼터치지만 흘러내리는 느낌 덕에 자연스럽고 화사합니다. 붉은 점선 부분에는 화이트 톤 하이라이트를 넣어주세요. 많이 사용하면 부담스러울 수 있기에 양 조절에 주의하세요.

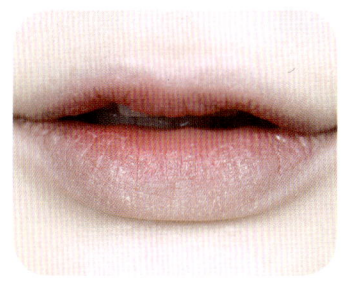

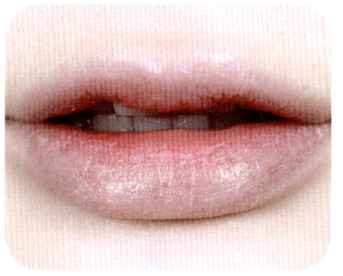

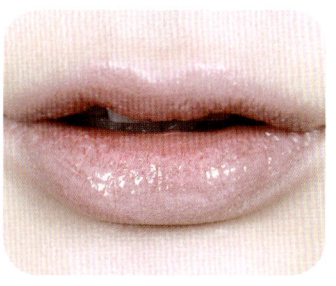

13 입술 중앙에 핑크색 틴트를 발라주세요. 내장솔보다는 면봉을 이용해 은은하게 레이어드해서 발라주는 게 좋아요. 내장솔로 발라주는 것보다 훨씬 자연스럽게 컬러가 올라간답니다.

14 입술 외곽에 스킨 톤에 가까운 누드 톤 립스틱을 발라서 입술 안쪽 핑크 틴트와 그라데이션 해주세요. 누드 톤 립스틱이 너무 안쪽까지 들어가면 컬러감이 없어져버릴 수 있으니 입술 중앙 정도에서 누드 톤 립스틱은 마무리 될 수 있도록 주의해주세요.

15 입술의 안쪽부터 외곽까지 투명 립글로스를 덧발라 마무리해주시면 된답니다. 립글로스를 입술 중앙에 한 번 더 얹어줘 볼륨감을 조절해주면 더욱 예쁘답니다.

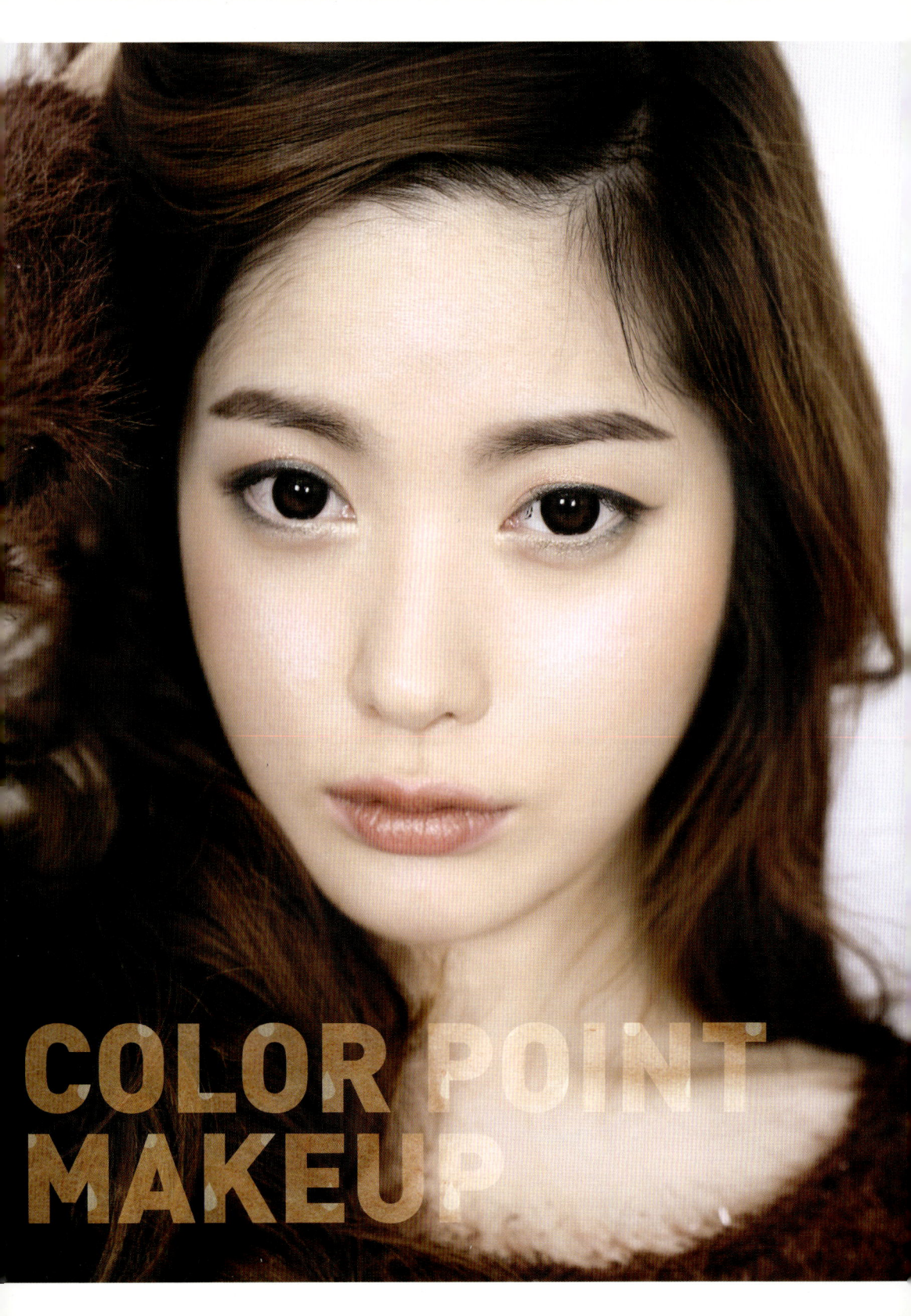

04 COLOR POINT
브라운 컬러 메이크업

우아한 섹시미가 느껴지는 메이크업이다.
브라운을 이용한 무게감 있는 메이크업으로 성숙하면서도 여성스러운 느낌과 함께
고급스러운 우아함이 느껴진다.

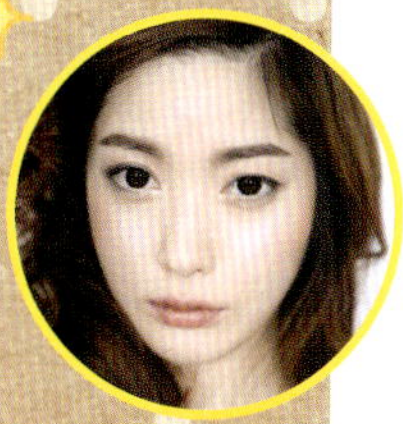

아이 메이크업 포인트에 주의해야 되는 화장!

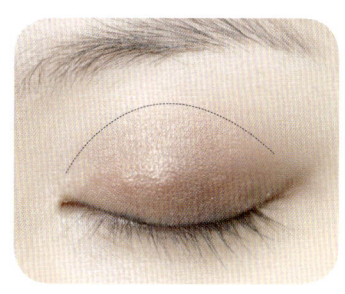

01 점선 부분에 브라운 섀도우를 이용해 베이스를 깔아주세요. 베이스는 눈두덩이 부분에 전체적으로 은은하게 깔아주시면 된답니다.

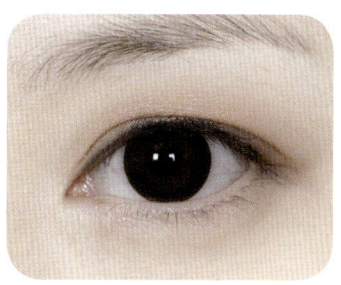

02 눈두덩이에 브라운 섀도우로 베이스를 깔아준 다음 눈을 떴을 때 모습입니다.

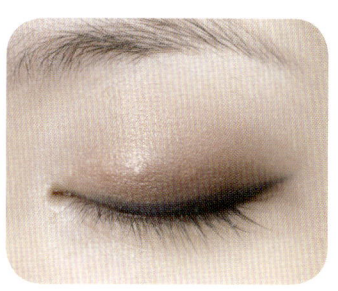

03 카키색 아이라이너를 이용해 눈 앞머리부터 눈꼬리까지 아이라인을 그려주세요. 아이라인은 눈의 중앙부터 눈꼬리 쪽으로 두께감을 줘 섹시한 캐츠아이로 그려주세요.

04 COLOR POINT

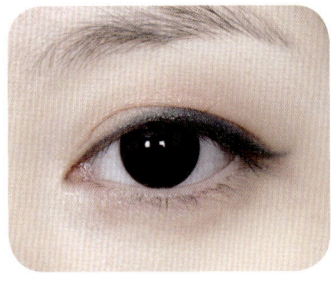

04 캐츠아이 아이라인을 그린 다음 눈을 떴을 때 모습입니다.

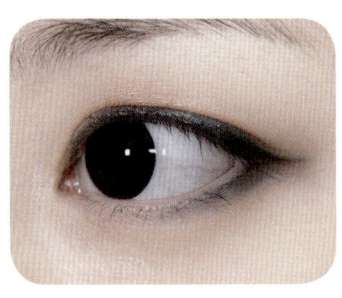

05 카키색 아이라이너를 이용해 언더에도 라인을 그려주세요. 언더라인은 눈꼬리라인과 자연스럽게 어우러지면서 눈동자가 있는 부분까지 눈의 3분의 1 정도만 그려주시면 된답니다. 언더라인을 그린 후 브러시로 자연스럽게 블랜딩 해주세요.

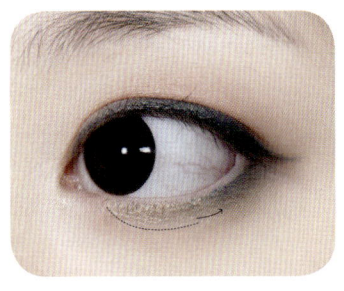

06 점선 부분에 골드 섀도우를 이용해 포인트 컬러를 넣어주세요. 카키색 아이라이너와 골드 섀도우가 자연스럽게 어우러지면서 고급스러운 느낌을 더해준답니다.

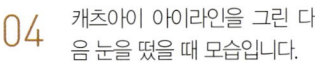
아이 메이크업 포인트에 주의해야 되는 화장!

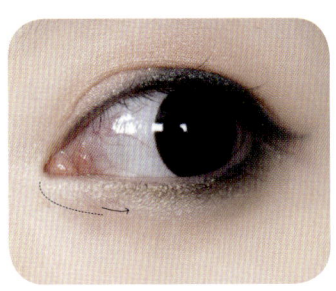

07 점선 부분에 화이트 섀도우를 이용해 베이스를 깔아주세요. 눈앞머리부터 골드 섀도우까지 베이스를 넣어주시면 된답니다. 화이트, 골드, 카키 세 가지 컬러가 어우러지면서 더욱 우아하고 자연스러우며 섹시한 눈매가 완성돼요.

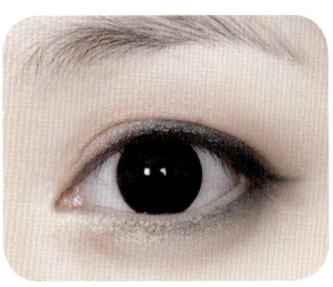

08 언더에 화이트 섀도우로 베이스를 깔아준 다음 정면을 봤을 때 모습입니다.

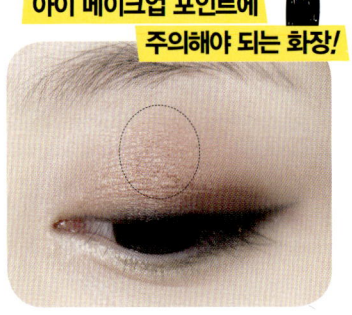

09 레드펄 글리터로 눈동자가 있는 부분에 하이라이트를 넣어주세요. 레드펄은 너무 많이 얹으면 전체적인 느낌이 너무 야해질 수 있으니 소량만 포인트가 되게 넣도록 주의해주세요.

■ ■ **브라운 컬러** 메이크업

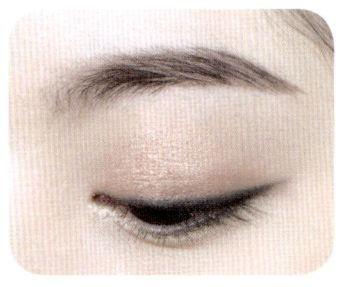 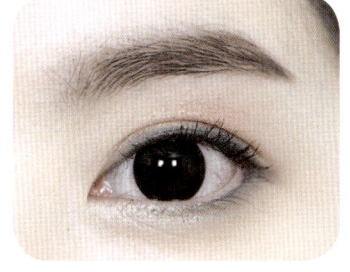 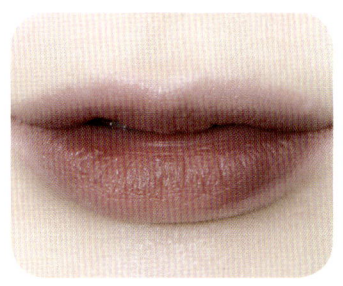

10 짙은 브라운 컬러로 무게감 있게 아이브로우를 그려주세요. 밝은 컬러로 아이브로우를 그리면 전체적으로 너무 가볍게 느껴질 수 있으니 짙은 브라운을 이용해 무게감을 주어 좀 더 우아한 느낌을 살려주세요.

11 뷰러를 꼼꼼히 찝어 컬링한 후 마스카라를 발라주세요. 마스카라는 가볍게 발라주면 된답니다. 컬러감이 많이 들어간 메이크업이라 마스카라를 부각시킬 필요는 없어요. 깔끔하게 마무리하는 게 좋습니다.

12 입술에 전체적으로 레드 틴트를 발라주세요. 입술 안쪽부터 시작해서 중앙까지 자연스럽게 발라주세요. 내장솔보다 면봉을 이용해서 발라주는 게 컬러감이 더 자연스럽답니다. 입술이 건조하다면 틴트를 바르기 전에 립밤을 발라주세요.

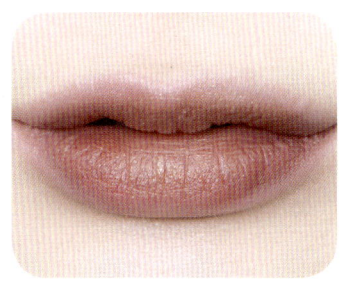 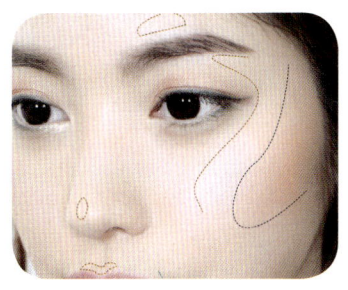

13 브라운펄 립스틱을 입술 중앙에 발라주세요. 입술 중앙에만 브라운펄 립스틱을 살짝 덧바르면 성숙하면서도 섹시한 느낌을 줄 수 있답니다.

14 검은 점선 부분에 광대부터 볼 중앙 쪽으로 블러셔를 넣어주세요. 너무 진하지 않게 주의하고 볼 외곽 쪽이 더 진하게. 얼굴 중앙 쪽은 자연스럽게 넣어주세요. 붉은 점선 부분에 소량씩 블러셔 넣은 부분과 레이어드 되게 하이라이트를 넣어주세요. 또 눈썹뼈 위, 콧등 등에 하이라이트를 넣어주세요.

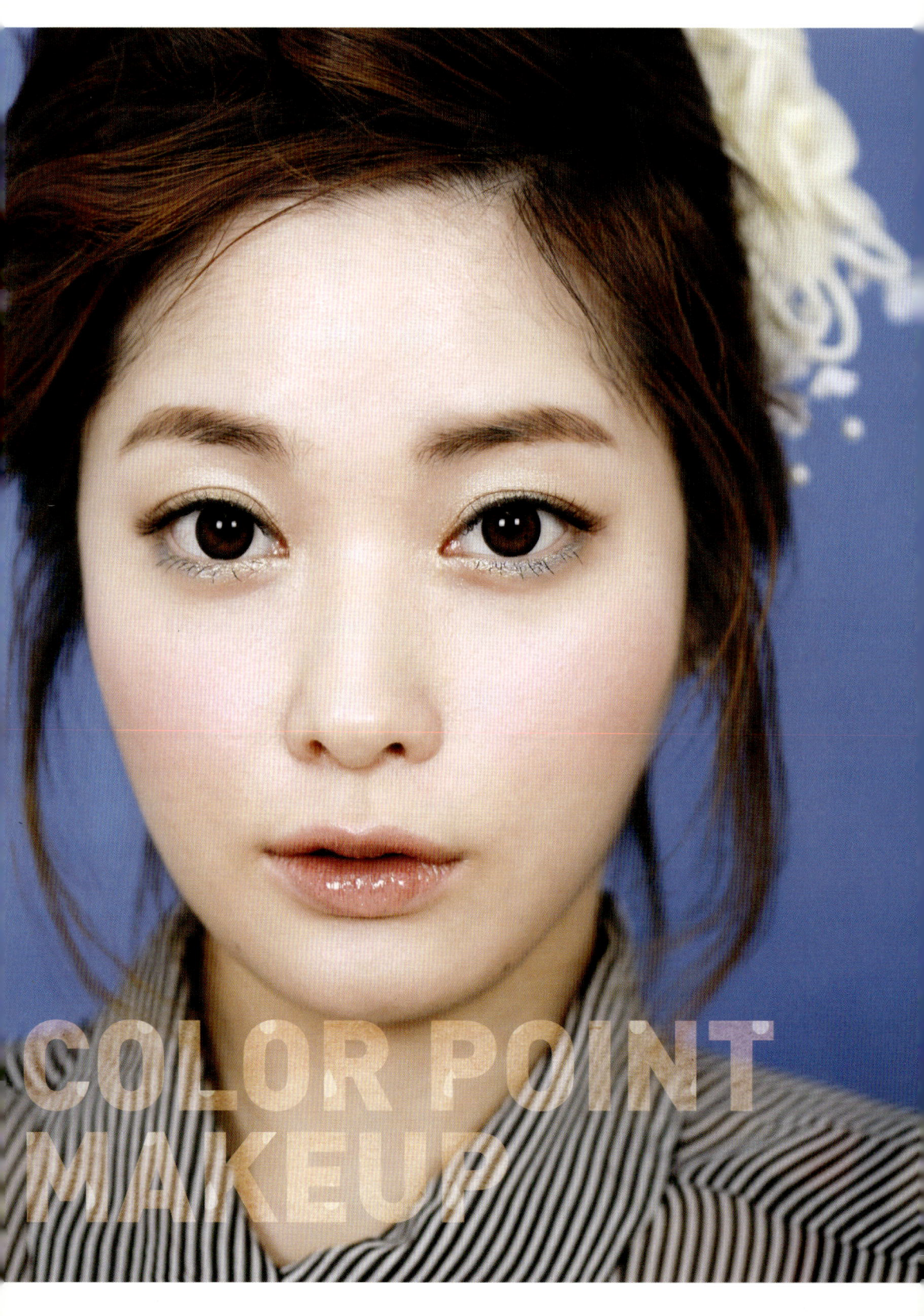

05 COLOR POINT
블루 컬러 메이크업

블루 컬러가 포인트로 들어가 맑고 퓨어한 느낌을 주며 새침하고 귀여운 느낌도 있는 메이크업이다. 블루가 포인트가 되도록 전체적으로 은은하게 메이크업을 하고, 조화를 생각해야 한다.

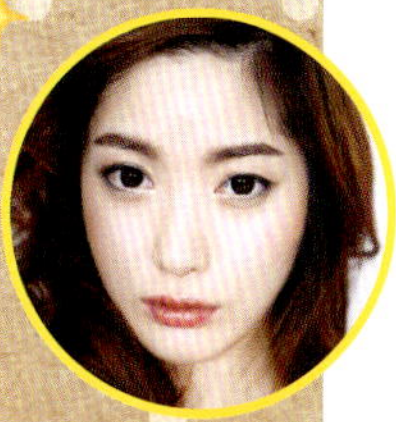

언더의 포인트 표현에 주의해야 되는 화장!

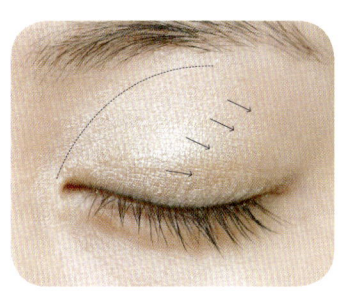

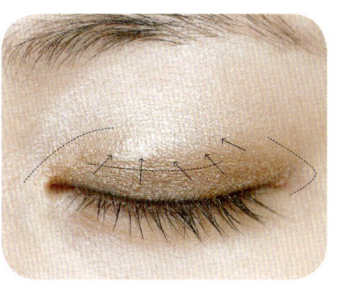

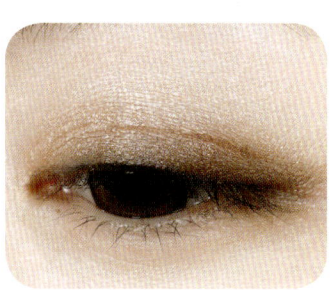

01 베이지 섀도우로 베이스를 깔아주세요. 점선 부분에서 시작해서 화살표 방향으로 베이스를 깔아주면 된답니다. 베이스는 눈 끝부분까지 갈 필요 없이 눈의 중앙에서 뒤로 넘어가면서 자연스럽게 사라지도록 해주세요.

02 브라운 섀도우를 속눈썹 가까이부터 위쪽으로 그라데이션 해서 포인트를 넣어주세요. 점선 부분에도 포인트가 들어가도록 속눈썹 가까이부터 시작해 화살표 방향으로 자연스럽게 그라데이션 해주세요. 포인트 컬러가 너무 강해지지 않게 주의해주세요.

03 브라운 섀도우로 포인트를 넣은 다음 눈을 살짝 떴을 때 모습입니다.

05 COLOR POINT

언더의 포인트 표현에 주의해야 되는 화장!

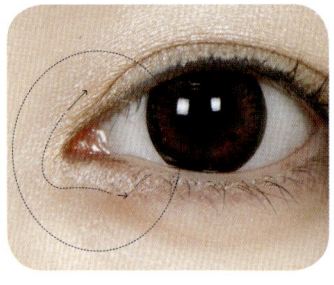 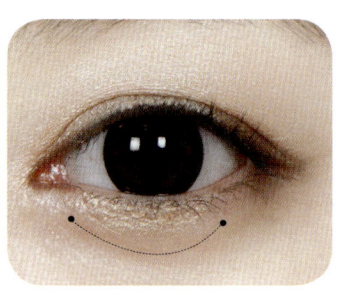 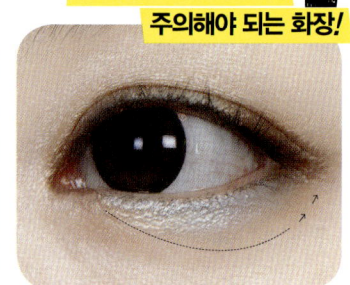

04 베이지 섀도우를 이용해 눈앞머리에 앞트임 효과를 주세요. 눈앞머리를 따라서 베이지 섀도우가 포인트가 되도록 강하게 넣어준 후 브리시에 남은 양을 화살표 방향으로 자연스럽게 그라데이션 해주세요. 이때도 마찬가지로 경계가 생기지 않도록 해주세요.

05 펄감이 강한 골드 섀도우를 이용해 눈동자 밑 부분인 눈 중앙에 하이라이트를 넣어줍니다. 눈이 똘망해집니다. 이때 언더에 전체적으로 넣지 않도록 주의해주세요.

06 블루 섀도우를 언더에 포인트로 넣어주세요. 블루 섀도우의 은은한 펄감과 하늘빛이 도는 컬러가 맑은 느낌을 줄 수 있답니다. 하이라이트를 넣어준 부분과 살짝 교차시키면서 눈꼬리까지 길게 넣어주는데 눈꼬리로 갈수록 은은해지게 해주세요.

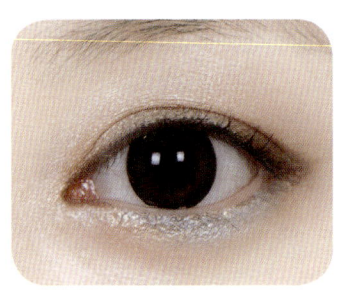 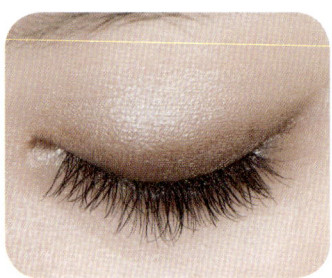 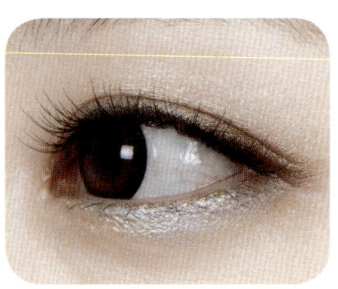

07 언더에 블루 섀도우로 포인트를 넣어준 다음 정면을 봤을 때 모습입니다.

08 뷰러는 꼼꼼히 찝어주세요. 마스카라는 속눈썹이 한올한올 살도록 공들여 발라주세요. 속눈썹을 붙일 때도 가닥가닥을 빈 곳을 채우듯 붙이면 된답니다. 속눈썹을 붙일 때는 눈꼬리쪽이 좀 더 풍성하게 붙여주세요. 전체적으로 풍성하되 깔끔한 느낌으로 마무리 해주세요.

09 인조 속눈썹과 마스카라를 완성한 다음 측면으로 봤을 때 모습입니다.

■ **블루 컬러** 메이크업

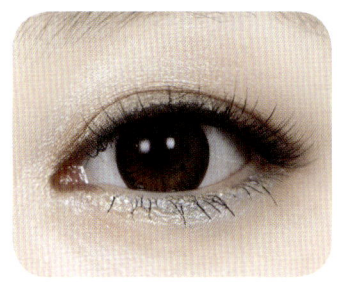 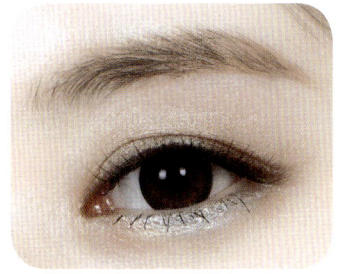 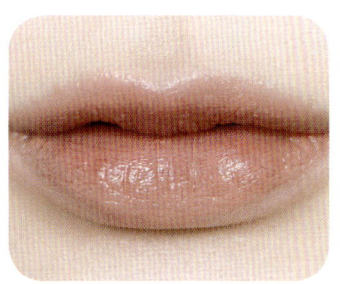

10 언더에 전체적으로 마스카라를 발라주세요. 이때 뭉치거나 떡지지 않도록 주의하면서 언더래쉬가 한가닥 한가닥 잘 살아날 수 있게 마스카라를 발라주세요. 전체적으로 발라주시되 너무 튀는 느낌이 들지 않도록 적당히 발라줍니다.

11 밝고 화사한 느낌을 위해 아이브로우도 밝은 브라운 톤을 선택해서 그려주세요. 모발색이나 눈동자 색상을 고려해주세요. 평소보다 살짝 얇게 그린다는 느낌으로 아이브로우를 그리고 모양은 평소와 같게 해주세요. 눈꼬리는 자연스럽게 흐려지도록 마무리 해주세요.

12 입술이 건조한 상태면 립밤을 미리 바르고 글로시한 타입의 코랄 립스틱을 전체적으로 발라주세요.

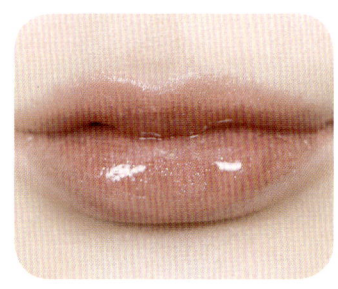 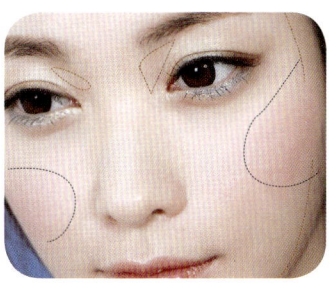

13 입술이 탱탱하면서 아기 입처럼 작게 표현될 수 있도록 펄 립글로스를 발라주세요. 광택이 최대한 살아날 수 있도록 밀지 말고 입술 중앙을 중심으로 얹어주듯 발라주세요. 이때 입술 외곽까지 너무 퍼지지 않도록 주의하세요.

14 검은 점선 부분에 핑크색 블러셔를 타원을 그리듯 얼굴 외곽부터 애플존까지 살짝 넣어 주세요. 외곽은 가볍게 브러시로 한 번 돌려주는 섀딩을 하고 노우즈 섀딩은 은은하게 넣어주세요(붉은 점선). 은은한 펄 파우더로 얼굴 전체에 하이라이트를 넣어 화사하게 마무리하면 된답니다.

하코냥의 메이크업 팁

❤ 눈썹 컬러 바꿔주기

밝은 헤어이거나 메이크업의 완성도를 위해 아이브로우 컬러를 체인지해줘야 할 때가 있죠. 어쩌다 한 번쯤 아이브로우 컬러를 바꾸고 싶은 것인데 염색을 하기는 부담스럽고, 진한 눈썹 컬러도 안 어울린다면……. 이럴 때 가볍게 아이브로우 컬러를 체인지할 수 있는 방법이랍니다.

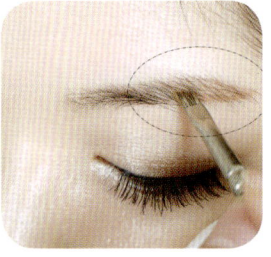

01 눈썹의 뒷부분에 밝은 컬러로 눈썹 모양을 잡아 그려주세요. 평소에 그리던 모양이나 자신이 원하는 모양대로 그려주시면 된답니다.

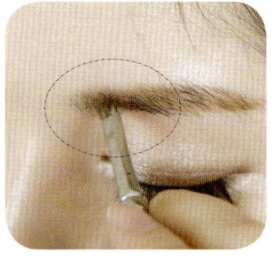

02 같은 컬러로 눈썹 앞부분을 채워서 그려주세요.

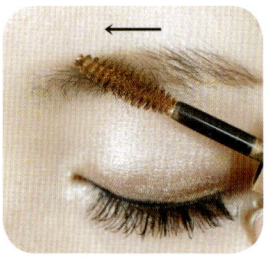

03 아이브로우 마스카라를 이용해 눈썹 컬러를 체인지시켜주세요. 눈썹 결과 반대인 화살표 방향으로 아이브로우 마스카라를 이용해 눈썹에 컬러를 입혀주는 거랍니다.

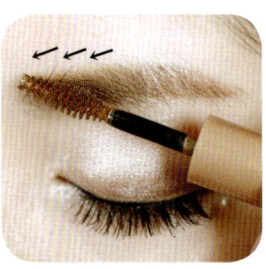

04 눈썹 앞머리 부분까지 꼼꼼하게 컬러를 입힐 수 있도록 화살표 방향으로 아이브로우 마스카라를 움직여 눈썹에 컬러를 입혀주세요.

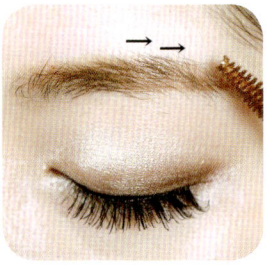

05 앞머리 부분에 컬러가 잘 입혀졌다면 뒷부분도 컬러를 입혀주세요. 화살표 방향으로 아이브로우 마스카라를 움직여주면 된답니다. 이때도 반대 방향으로 먼저 컬러를 입혀준 후 화살표 방향으로 입혀주면 더 좋아요.

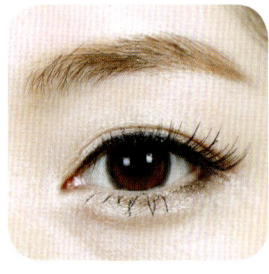

06 C존에 리퀴드 하이라이트를 소량 발라 하이라이트를 넣어주세요. C존이 잘 살아날 수 있도록 브러시를 사용해서 하이라이트를 넣어주면 된답니다.

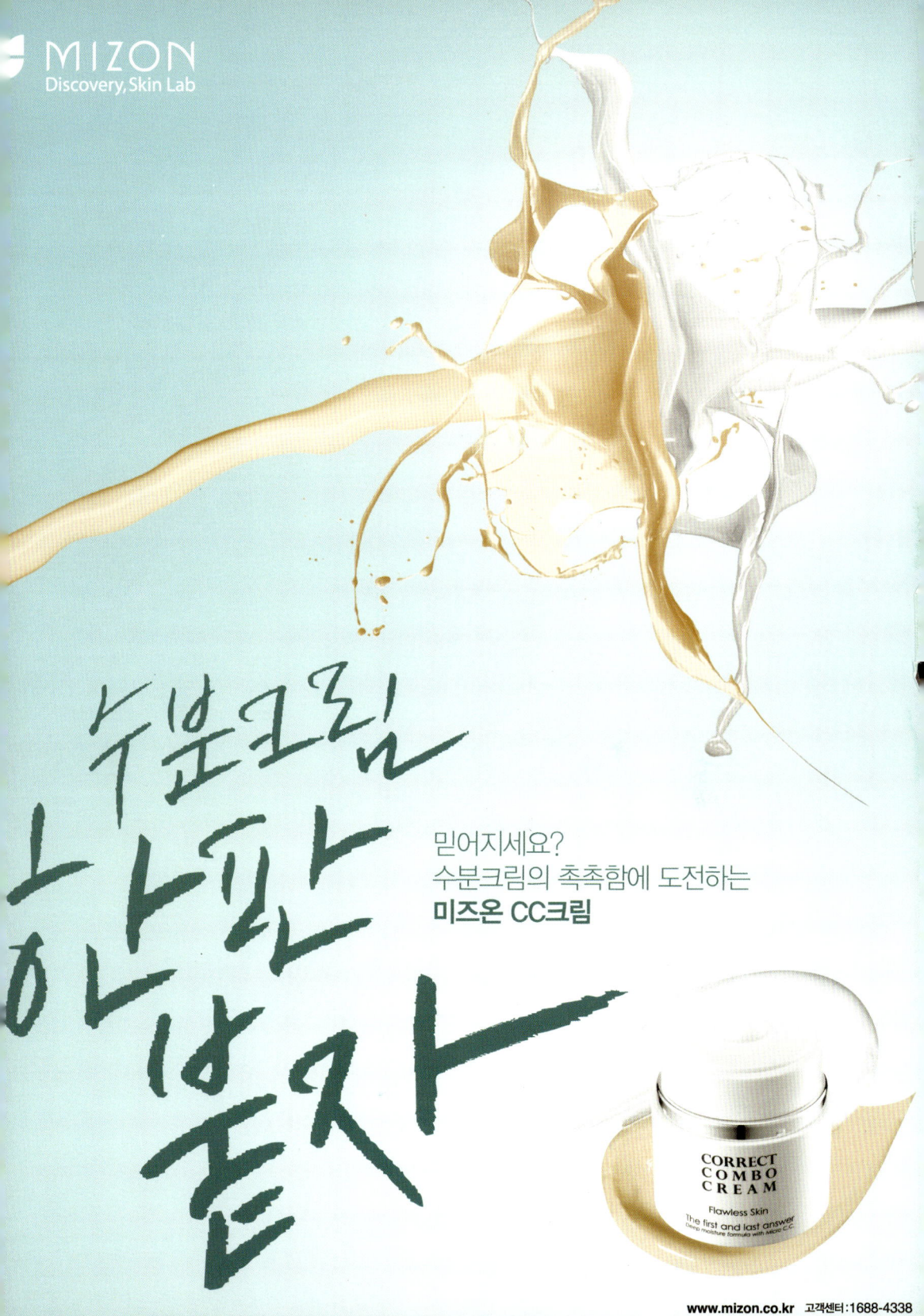

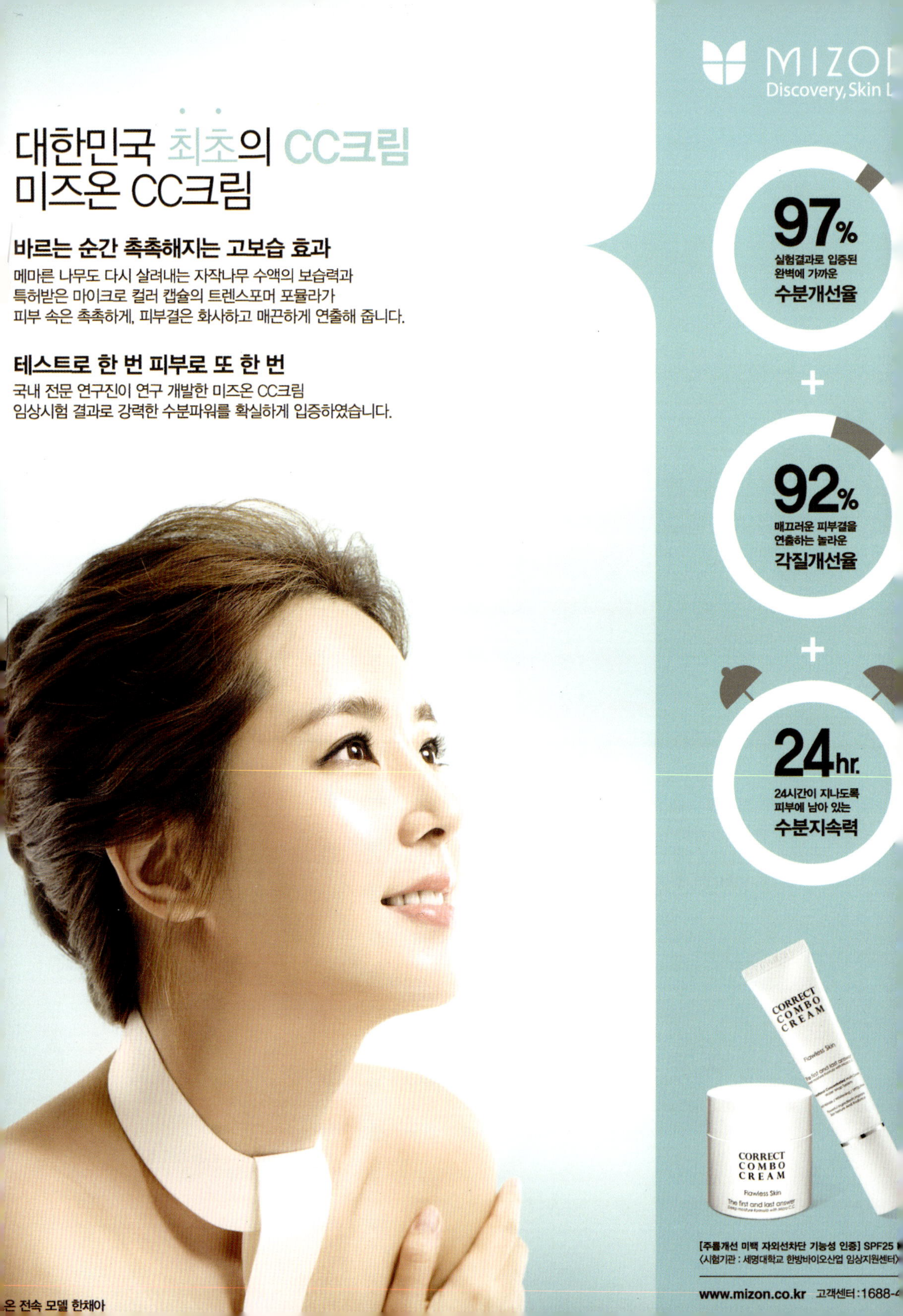

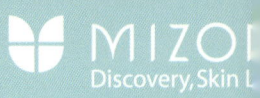

대한민국 최초의 CC크림
미즈온 CC크림

바르는 순간 촉촉해지는 고보습 효과
메마른 나무도 다시 살려내는 자작나무 수액의 보습력과
특허받은 마이크로 컬러 캡슐의 트렌스포머 포뮬라가
피부 속은 촉촉하게, 피부결은 화사하고 매끈하게 연출해 줍니다.

테스트로 한 번 피부로 또 한 번
국내 전문 연구진이 연구 개발한 미즈온 CC크림
임상시험 결과로 강력한 수분파워를 확실하게 입증하였습니다.

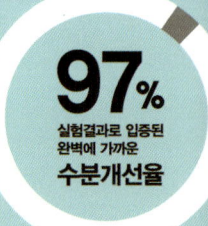

97%
실험결과로 입증된
완벽에 가까운
수분개선율

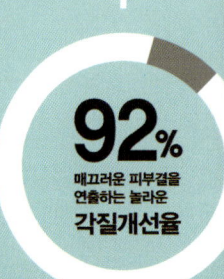

92%
매끄러운 피부결을
연출하는 놀라운
각질개선율

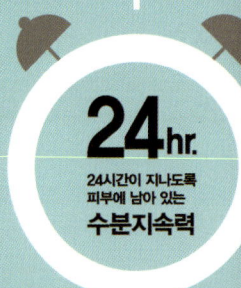

24hr.
24시간이 지나도록
피부에 남아 있는
수분지속력

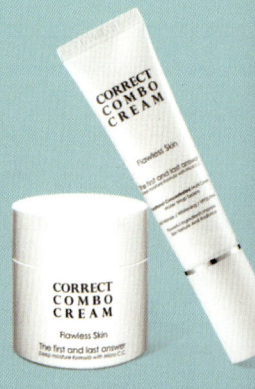

[주름개선 미백 자외선차단 기능성 인증] SPF25
〈시험기관〉 세명대학교 한방바이오산업 임상지원센터

온 전속 모델 한채아

www.mizon.co.kr 고객센터 : 1688-4